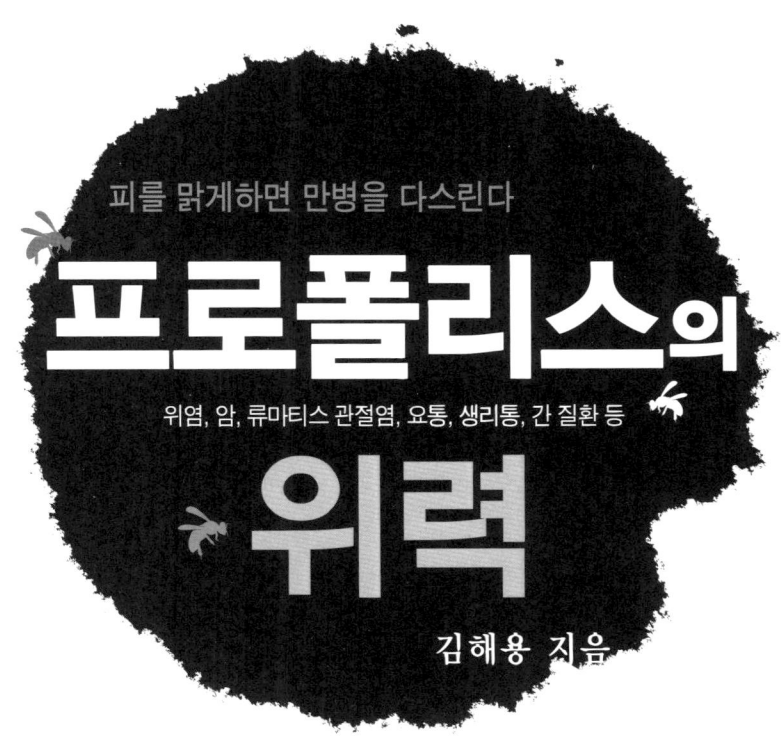

피를 맑게하면 만병을 다스린다

프로폴리스의 위력

위염, 암, 류마티스 관절염, 요통, 생리통, 간 질환 등

김해용 지음

광고를 믿고 상품을 사보면
광고내용보다 못하다는 것을 언제나 느낀다.
책도 하나의 상품으로 보면 책 내용보다 더 좋은 것은 없다.
그러나 필자가 소장하고 있는 수백 권의 건강서적 중에서 책 내용의 효능보다
더 좋다고 여겨지는 물질은 이 프로폴리스(propolis)밖에 없다.

도서
출판 두리원

프로폴리스의 위력

사과상자보다 조금 더 큰 벌통 안에는
2만 마리의 벌들이 들어 있고,
내부는 32℃의 높은 온도와 습도를 유지하고 있다.
이 환경은 병 발생에 가장 좋은 조건이지만,
벌에 질병이 없는 것은 이 프로폴리스 때문이다.
동물이나 곤충이 사용해서 질병이 없다면,
인간 역시 그 물질을 사용했을 때
병 없는 건강한 생활을 영위할 수 있다.

머리말

　우리 속담에 "우물을 파도 한 우물을 파라."는 말이 있다. 한 우물을 판 지 30년 만에 이 책을 출간할 수 있었다.
　지난 일을 생각해 보면 모든 게 우연에 의해 이루어진 것 같지만, 여기에는 하나님의 도움이 있었다는 것을 고백하지 않을 수 없다.
　67년 양봉을 처음 시작할 때 누구에게 배워서 한 것이 아니고, 병든 내 몸에 맞는 직업을 선택하다 보니 양봉을 시작하게 되었다. 책만 보고 시작한 양봉이었지만, 20년이 지났을 때 양봉인으로 성공했다는 이야기도 들을 수 있었다.
　그러나 81년 둘째 아들이 필자가 앓던 병(류마티스 관절염)을 앓게 되면서 이 비극, 이 불행에서 벗어날 길이 없을까 하고 자연의학을 연구한 것이 결국 부자(父子)의 병을 고치는 계기가 되었다.
　벌은 농약이나 진드기 같은 해충에 해를 입지 않는 한, 병으로 죽는 일은 거의 없다. 이것은 벌이 갖고 온 물질과도 연관이 있다. 그 물질을 인간이 활용하면 병 없는 생활을 영위할 수 있다는 것을 체득하고부터 봉산물(蜂産物)을 더욱 깊이 연구하게 되었다.
　봉산물을 취급해 보지 않고 자연의학만 연구하였다면 "꽃가루는 껍질을 벗겨야만 독성이 없다."고 한 국내학자의 학설이나 "프로폴리스는 브라질산이 제일 좋다."고 한 일본학자의 주장을 검증하지 않고 앵무새처럼 그대로 받아쓰는 글이 되었겠지만, 거기에 반박할 수 있는 글을 쓸 수 있었던 것은 30년간 봉산물을 취급하고 연구한 경험이 있었기에 가능했다.

　필자는 『양봉계(養蜂界)』 1992년 9월호에 5년 안에 국내에서도 프로폴리스가 식품으로 허가가 나올 것이라 예견했고, 10년 안에는 프로폴리스 시대가 올 것이라고 했던 것이 생각보다 2~3년 앞당겨졌다. 그 이유는 프로폴리스를 첨가하여 특허받은 껌까지 나왔고, 화장품, 치약 등으로 다양하게 개발되어 대중매체를 통해 많이 알려지므로 프로폴리스 시대는 자연히 앞당겨지게 되었다.

　필자가 소장하고 있는 수백 권의 건강서적 중에서 책에 소개된 효능보다 더 효과 있다고 여겨지는 물질은 이 프로폴리스밖에 없다.

　프로폴리스의 위력은 대단하다. 프로폴리스를 능가하는 자연물질을 인간이 다시 찾아내기는 어려울 것이라는 생각이 든다. 이것을 제일 먼저 찾아낸 것이 영충(靈蟲)이라고 하는 벌이었고 그다음이 인간이다. 동물이나 곤충이 어떤 물질을 사용하여 병이 들지 않는다면 인간 역시 그 물질을 과학적으로 분석하여 이용한다면 병에 걸리지 않는 건강한 삶을 영위할 수 있게 될 것이다.

  이 책을 출간할 수 있었던 것은 30년간 한 번도 결간 하지 않고 출간해 온 월간지 『양봉계』의 힘이 컸다. 자료의 많은 부분은 30년간 모아 두었던 『양봉계』에서 얻었다.

  어려운 상황에서도 대를 이어 월간 『양봉계』를 출간하고 있는 동아양봉원(東亞養蜂園) 신필교(辛珌敎) 원장께 진심으로 감사를 드리며 추천사를 써 주신 해암 조도행(趙道行) 선생께도 감사를 드립니다.

  원고 정리에 힘써 준 차연화 대리와 출판에 많은 도움을 주신 출판 관계자분들께도 깊은 사의를 표합니다.

  글 내용 중 일부는 신문이나 잡지에 게재하였던 글임을 밝힙니다.

1996년 3월 28일

저자 김 해 용

추천사

80년대 중반 김해용 선생이 『양봉계』誌에 양봉에 관한 글을 종종 기고하다가 뜸해졌다. 이 사람도 양봉이 어려워 직업을 전환했구나 생각했는데, 이후 봉산물(蜂産物)과 건강에 관한 깊이 있는 글들이 발표되었다.

그의 저서인 『건강으로 가는 길』을 읽었을 때는 평범한 사람으로서는 쓸 수 없는 글이라고 생각했다.

"토양의 병은 육체의 병이다."라며 오늘날 질병이 많아지는 것도 토양의 산성화와 무관하지는 않다는 것을 김 선생이 주장했는데 오래전 생물교사를 했던 나로서도 충분히 공감이 가는 글이었다.

『프로폴리스의 위력』에서 "동물이나 곤충이 어떤 물질을 사용하여 병이 들지 않는다면 인간 역시 그 물질을 과학적으로 분석하여 이용한다면 병에 걸리지 않는 건강한 삶을 영위할 수 있을 것이다."라고 한 것은 자연에서 찾을 수 있는 건강의 원리라고 생각한다.

프로폴리스가 우리에게 알려진 것은 80년대 초였지만, 그 당시에는 이것을 아는 사람은 불과 몇 사람에 지나지 않았다. 그러나 지금은 많은 사람에게 알려졌다.

나 자신이 프로폴리스를 알기 전에는 로얄젤리가 자연이 준 최고의 물질이라고 했는데 지병인 당뇨병을 프로폴리스로 고치고, 그 효능을 알고부터는 프로폴리스가 자연이 준 최고의 물질이라고 평하게 되었다.

  프로폴리스는 여러 질병에 다양하게 효과가 나타나고, 현대의학으로도 잘 낫지 않는 만성질환에도 높은 효과가 입증되고 있으므로 앞으로는 크게 주목받을 것으로 여겨진다.

  프로폴리스는 효능은 대단히 뛰어난 반면 부작용은 거의 없는 물질이다.

  이 책 한 권만으로도 김해용 선생이 봉산물과 자연의학의 대가라는 것을 누구도 부인하지 못할 것으로 여긴다.

  이 책에는 프로폴리스에 대한 정보뿐 아니라, 자연의학에 대한 폭넓은 지식도 습득할 수 있으므로 누구나 일독했을 때 큰 유익을 가져다줄 수 있을 것이다.

한국양봉협회 고문
해암 조 도 행 海菴 趙道行

개정판을 내면서

프로폴리스에 관한 책들이 국내에도 몇 권이 출간되어 있지만, 뿌리까지 알고 쓴 책은 『프로폴리스의 위력』밖에 없다는 이야기를 여러 사람으로부터 듣기도 했고, 좋은 책을 썼다는 이야기도 많이 들었다. 그러나 그것보다 더 기뻤던 것은 이 책을 통해 현대의학으로도 고치기 어려운 암, 혈전증(血栓症), 류마티스 관절염, 간경화 등의 난치병이 낫게 되었다고 했을 때다.

평소에 건강한 사람들은 건강보다 물질(돈)이 더 소중하다고 말할 수도 있다. 그러나 건강을 한번 상실했던 사람에게는 물질보다 건강이 더 중요하다는 것을 절실히 느끼게 된다.

이 책이 그분들에게 적은 도움이나마 드릴 수 있었다는 것이 여간 다행스럽지 않다.

저의 책을 아껴주는 분들이 많았기 때문에 지금까지 증보판을 포함하여 15쇄나 인쇄하였다. 여기에는 양봉인들도 많은 도움을 주었다. 그분들이 구입한 책만도 5,000부가 넘는다.

85년도 말 『건강으로 가는 길』이라는 원고를 들고, 행림출판 이갑섭 사장과 계약할 때 출판업계의 상황을 알기 위해 "서적의 손익분기점은 몇 부 정도입니까?" 했더니 5,000부라고 했다. "그럼, 5,000부 넘어서는 비율은 어느 정도입니까?"라고 묻자 "고작 30% 정도이고, 초판 1~2천 부에서 끝나는 책도 많다."고 했다.

  1년 만에 1만 부가 나갔으면 적은 부수가 아니다. 이렇게 되기까지는 책 내용이 좋다면서 다섯 부나 열 부씩 사서 친지나 아는 분들에게 나눠 드린 분들이 많았기 때문이다.

  프로폴리스의 위력은 피를 맑게 하는 데 있다. '피는 생명'이라고 했다. 현대병들은 모두 피의 혼탁에서 오고 있다. 프로폴리스가 만병통치약과 같이 다양한 질병에 효과가 나타나는 것도 간에 부담을 주지 않고, 피를 맑게 하는 데 그 원인이 있다.

  요통이나 디스크도 그 부위에 어혈(瘀血)이 차서 혈액순환이 잘 되지 않을 때 발병하게 된다. 집도 기둥이 약하면 기울듯이 우리 몸에서 기둥 역할을 하는 척추도 어혈에 의해 이상이 생기면 통증으로 나타난다. 어혈 부위의 피가 맑아지면 요통이나 가벼운 디스크가 낫게 되는 것도 이 때문이다.

  이 책에는 프로폴리스에 대해서 기적이라는 말을 사용하지 않았지만, 기적이라고 표현한 어떤 건강서적이나 어떤 물질보다도 더 뛰어난 효력이 있다.

1996년 『프로폴리스의 위력』이 처음 출간된 이후 학계와 의료계를 통해 프로폴리스에 대한 연구가 많이 진행되었고, 연구논문들이 많이 발표되어서 새로 수정할 때가 되었다는 생각을 오래전부터 했지만, 차일피일 미뤄오다가 처음 출간한 지 15년 만에야 새로 쓴다는 각오로 새로운 연구논문 자료들을 추가하여 개정판을 내어 놓게 되었다. 이번 개정판에서는 프로폴리스에 관한 자료들을 더 보완하여 집필할 수 있었다.

  끝으로 편집과 교정에 수고해 준 김경철 대리와 박은실 대리, 표지 및 편집디자인에 힘써 준 김주영 디자이너, 인쇄에 수고해 준 최동식 사장님께도 깊은 감사의 뜻을 표한다.

2010년 4월 15일

저자 김 해 용

차 례

머리말   4
추천사   7
개정축소판을 내면서   9

1. 프로폴리스는 어떤 것인가?

1. 프로폴리스는 책 내용보다 더 좋다   21
2. 프로폴리스의 역사   24
3. 한국 프로폴리스 소사(小史)   30
4. 기적, 신비라는 표현은 과장이 아니다   34
5. 프로폴리스는 21세기에 각광받을 물질   37
  1) 벌통 내에 병이 없는 것은 프로폴리스 때문   38
  2) 프로폴리스에도 부작용이 있다   41
  3) 식물은 왜 수지(樹脂)를 내는가?   42
  4) 프로폴리스는 국내산도 우수하다   44
  5) 10년 뒤에는 프로폴리스 시대가 온다   48
6. 프로폴리스는 왜 동유럽에서 먼저 연구되었나?   50
7. 프로폴리스는 치료제인가 치유제인가?   52

2. 프로폴리스란?

1. 나무의 수지 성분과는 다르다   55

2. 프로폴리스의 성분 분석	57
3. 프로폴리스는 약성(藥性)을 가진 물질	59
4. 프로폴리스의 항균 기능	60
5. 프로폴리스의 항산화(抗酸化) 기능	63
6. 벌집에서 추출한 항암물질	66
7. 보조치료제로도 우수하다	68
8. 봉산물에도 알레르기 반응이 있다	70
9. 혈액농도를 낮춘다	72

3. 꿀벌과 프로폴리스

1. 프로폴리스의 생산	74
1) 철저한 분업	74
2) 계절과 온도	75
3) 다양한 수목에서 채집	76
4) 프로폴리스의 보관	76
5) 몇 년 지난 프로폴리스를 사용한다	77
2. 벌통 내에 병이 없는 두 가지 요인	78
1) 벌통 안에서는 배설하지 않는다.	78
2) 항균 물질인 프로폴리스를 이용한다	79
3. 말벌에 쏘였을 때	80
4. 벌통의 내부온도는 32~35℃	82

4. 프로폴리스에는 이런 일도 있었다

1. 해독약 없습니까?   84
2. 프로폴리스와 부작용   86
3. 아르헨티나의 프로폴리스 사건을 접하고   88
   1) 우일렌 社의 프로폴리스 사고   89
   2) 식품사고 사례   90
   3) 필자의 실수   92
   4) 프로폴리스는 3년이 경과한 것이 좋다   93
4. 자국산보다 브라질산이 좋다고 하는 일본   95

5. 프로폴리스와 질병

1. 프로폴리스의 효능 범위   98
2. 프로폴리스와 오십견(五十肩)   101
3. 육류만 먹으면 체할 때   105
4. 프로폴리스와 신경통   107
5. 인후염(咽喉炎)   109
6. 프로폴리스와 담석증(膽石症)   110
7. 축농증(蓄膿症)   112

6. 위장병과 대장염에 뛰어난 효능

1. 식중독 때 처음 경험한 프로폴리스	**114**
2. 위궤양에는 특효	**116**
3. 위장병과 헬리코박터 파일로리균	**119**
4. 만성대장염이 낫다	**121**
5. 위장병이 왜 많아졌나?	**124**
6. '꿀프로-킹'은 위장병에 특효	**127**

7. 프로폴리스와 미용

1. 수지, 밀랍으로 만든 화장품	**132**
2. 여드름	**134**
3. 프로폴리스와 다이어트	**135**
4. 장운동이 활발해도 다이어트가 된다	**139**
5. 생리통에는 프로폴리스가 특효	**141**
6. 생리가 다시 시작되다	**142**

8. 성인병과 프로폴리스

1. 고혈압	**144**
2. 심장병과 프로폴리스	**146**
3. 당뇨병	**149**
1) 당뇨병의 원인	**152**

2) 당뇨병은 껍질을 버린 데서 왔다   **153**
3) 당뇨환자의 절반은 비만자   **156**
4. 간(肝)질환에 뛰어난 프로폴리스의 효과   **158**

9. 백혈병과 암

1. 프로폴리스를 부각시킨 일본의사   **160**
  1) 미조구치 가즈에 박사   160
  2) 소아백혈병에는 사재를 털어가면서   162
2. 과학적으로 규명된 프로폴리스의 항암 효과   **163**
  1) 암의 원인   163
  2) 체험사례   166
  3) 암 치유에는 복합적인 방법이 필요   167
  4) 세계양봉대회   169
  5) 항암성분의 발견   171
3. 백혈병이 낫다   **173**
4. 만성골수성백혈병 환자 성덕 바우만 군   **175**
5. 췌장암에 대한 프로폴리스의 항암작용   **179**

10. 류마티스 관절염

1. 류마티스 관절염과 역절풍   **181**

2. 류마티스 관절염은 고질병	**183**
1) 류마티스 관절염	185
2) 퇴행성관절염	186
3. 미국 류마티스학회 진단 기준	**188**
4. 류마티스 관절염도 산성체질에서	**189**
5. 류마티스 관절염과 프로폴리스	**192**
1) 베데스다 연못의 38년 된 병자	192
2) 류마티스는 고통스러운 병	193
3) 프로폴리스 한가지로만 그런 효과가 있었을까	194
6. 복합작용이 있어야 낫는다	**195**
7. 변형은 왜 오지 않았습니까?	**199**
8. 사람뼈, 호랑이뼈도 효과 없다	**201**
9. 관절염은 무서운 병	**203**
10. 염(炎)을 잡아야 관절염(류마티스·퇴행성)이 낫는다.	**206**
11. 연골은 재생되나?	**209**

11. 피가 맑으면 만병을 다스린다

1. 봉산물로 만병을 다스린다	**210**
1) 벌침과 류마티스 관절염	210
2) 만성병에는 청혈작용이 중요하다	213
2. 전립선염에는 프로폴리스보다 화분	**216**
3. 프로폴리스와 스태미나(stamina)	**219**

4. 소아기관지염에 뛰어난 효과   **221**
5. 불면증에 프로폴리스   **223**
6. 자살충동을 느끼는 분에게   **224**
7. 프로폴리스는 돌연사(突然死)를 막아준다   **226**

12. 자연의학과 민간요법

1. 자연의학을 연구하는 학자가 없다   **229**
2. 자연의학자가 있을 때 국민을 속이지 못한다   **232**
3. 항생성분을 가진 프로폴리스와 어성초   **234**
4. 프로폴리스 단방요법(單方療法)   **236**
  1) 아토피와 프로폴리스   236
  2) 프로폴리스와 볶은 소금   237
5. 식중독에는 프로폴리스, 과식에는 식초   **240**

13. 자연과 건강

1. 한민족의 우수성은 토양과 관계가 있다   **242**
2. 토양의 황폐화와 질병   **244**
  1) 토양이 나빠진 시기   245
  2) 지력이 떨어질 때   246
  3) 류마티스 관절염 유발   248

4) 토양과 인체는 동일	250
3. 산성토양과 체질개선	**253**
4. 영양학에도 허점이 많다	**256**
5. 만성병은 약만으로 고치지 못한다	**259**
6. 황장엽 씨와 후두염	**262**
7. 피가 맑으면 만병을 다스린다	**266**

14. 체험사례기

1. 아! 희망의 빛이	269
2. 만성 십이지장궤양에서 해방	272
3. 15가지 병마에서 벗어나다	275
◆ 참고문헌	284

프로폴리스는 어떤 것인가?

1. 프로폴리스는 책 내용보다 더 좋다

　인터넷이나 홍보책자에 나오는 관광지의 사진과 글을 보고 그곳에 찾아갔을 때 사진과 실제풍경이 너무 달라 실망한 분들이 있을 것이다. 이것은 관광지에만 국한된 것이 아니라 홍보되고 있는 상품 대부분이 그러하다. 믿을 만하다고 여기는 인터넷쇼핑몰도 화면만 보고 상품을 구입하면 실제와 너무 다른 경우가 많듯이, 읽는 책 역시 마찬가지이다.

　성인병에 관한 책을 읽어 보면, 그 책 한 권이면 모든 성인병은 다 나을 것으로 보이고, 암에 관한 책을 보면 암 역시 수개월 안에 모두 나을 것처럼 여겨진다. 하지만, 책의 내용 중에는 과장되거나 신뢰하기 어려운 부분도 많다. 암에 관한 책을 쓴 암 전문의가 암으로 사망하는 경우가 있고, 간에 관한 논문으로 학위까지 받은 소화기내과 전문의가 간암으로 사망한 예도 있다.

『위장병의 치료와 예방』이라는 책을 쓰셨던 김○○ 박사가 위장 계통의 질병으로 돌아가셨다는 것을 알았을 때, 그분이 그 분야를 깊이 있게 연구하여 저술한 것이 아니고, 편저(編著)한 책이 아니었을까 하는 생각도 했다.

필자는 '신비', '기적'이라는 제목의 책을 접했을 때 제일 먼저 생각되는 것이 책 내용이 과대 포장된 것은 아닐까 하는 의심을 먼저 갖게 된다. 이러한 책들이 우리 주위에 너무나 많기 때문이다. 그리고 그 분야에서 얼마나 연구한 뒤 그 책을 썼을까 하는 의구심도 생긴다.

한 분야의 전문가가 되려면, 보통 그 분야에 10년 이상 몸담으며 연구한 경력과 관련 전문서적 수십 권 이상 읽은 학식을 갖췄을 때 그 분야에서 전문가라고 인정받을 수 있다. 몇 년 습득한 옅은 지식만으로 신비나 기적 같은 말은 함부로 사용할 수 없다.

『건강만세』에 '봉산물의 신비'를 기고한 필자는 봉산물(蜂産物)을 40여 년간 다루었고, 화분은 35년간을 접하면서 연구하였기 때문에 화분의 색과 맛만 보아도 벌이 무슨 나무에서 채취한 화분이라는 것을 분별할 수 있다. 그리고 어떤 화분은 어떤 질환에 더 좋다는 것을 필자 나름대로 정의를 내리고 있다.

화분은 몇 개월만 섭취해도 체질개선 등으로 확실한 효과를 가져다준다. 화분에 그만한 위력이 있는 것은 식물의 생식세포(生殖細胞)이기 때문이다. 생식세포라는 말은 '생명의 핵'이라는 뜻이다. 생명의 핵에는 생명을 탄생시키는 귀중한 여러 가지 영양소를 갖고 있다.

생명의 핵인 쌀눈이 쌀에서 차지하는 비율은 2%에 지나지 않는다. 그러나 쌀눈에는 쌀 전체 영양성분의 66%가 함유되어 있다. 토양이나 공해의 오염이 없는 곳에서 생산한 화분은 쌀눈의 효과보다 몇 배가 높은 영양소를 함유하고 있기 때문에 뛰어난 효능을 나타낸다.

봉산물 중에서 화분이나 로얄젤리 외에 주목을 받고 있는 것이 프로폴리스이다. 프로폴리스가 이전에는 일반인에게 다소 생소하였지만, 지금은 많이 알려지면서 21세기에는 큰 붐을 일으킬 물질이다.

효능이 뛰어나고 부작용이 극소한 물질이라면 어느 시점에 가서는 크게 부각될 수 있는 요인이 된다. 국내에서 양봉인들과 전문가들에게 알려진지도 이미 오래되었고, 의학적으로도 그 효능이 입증되어 어떤 질환에는 어느 정도의 효과가 있다는 것이 정립되어 있다.

일본 (주)나까시마 자연과학연구소의 나까시마 타다타카(中島忠考) 사장은 1985년 10월 일본 나고야에서 개최된 제30차 세계양봉대회(APIMONDIA) 심포지엄에서 프로폴리스의 효능에 대해, "프로폴리스 섭취로 위염이나 위궤양은 2개월, 축농증은 3~6개월이면 낫고, 소아천식에는 100%의 효과가 있다."고 했다. 처음에는 다소 과장된 내용이라고 여겼지만, 20년간 경험하면서 이 말은 조금도 과장된 내용이 아니라는 것을 알게 되었다.

만성 위염은 3~4개월이면 낫게 되고, 잘 낫지 않는 위궤양도 4~5개월이면 낫는 예도 있었다. 비염이나 신장염도 잘 나을 뿐 아니라, 여자들의 생리통도 2개월이면 없어지는 사례들이 많았다.

'신비', '기적'이라고 소개된 기능성 물질도 실제 사용해 보면 과장된 것이 대다수이지만, 프로폴리스만은 책에 나오는 효능보다 더 좋은 효과를 가져다주는 물질이다.

　소장하고 있는 수백 권의 건강서적 중에서 책에 소개된 효능보다 더 효과 있다고 여겨지는 물질은 이 프로폴리스밖에 없다.

2. 프로폴리스의 역사

　성경의 창세기 6장에 보면 하나님께서 사람의 죄악이 세상에 가득함과 그의 마음으로 생각하는 모든 계획이 항상 악함을 보시고 한탄하사 마음에 근심하시고 물(홍수)로 사람을 심판할 계획을 세우신다. 이 비밀을 의인이요 당대에 완전한 자였던 노아에게 미리 알려 주시면서 길이 삼백 규빗(약 135m, 1 cubit은 팔꿈치에서 손끝까지의 길이), 너비 오십 규빗(약 22.5m), 높이 삼십 규빗(약 13.5m)의 거대한 방주를 만들라고 명하신다. 현재의 축구장보다 길이는 더 길고 폭은 약간 좁은 크기로 이것의 넓이를 계산하면 4만 1006.25㎥나 되는 큰 선박이었다.

　방주의 재료는 고페르 나무(gopher wood, 소나무, 전나무 등으로 추정)로 만들되 그 안에 칸들을 막고 역청(瀝靑, pitch)을 그 안팎에 칠하라고 하였다. 창세기 6:14절에 나오는 역청의 히브리어는 '코-페르(kopher)'로 원유에서 얻어지는 고체나 반고체 형태의 천연 아스팔트를 뜻한다. 그러나 고대 유럽에서는 선박의 방수처리에 송진과 숯 분말을 혼합하여 만든 역청을 사용하였다는 기록을 볼 때, 노아의 방주에 사용한 역청이 나무의 송진이나 수지성분을 혼합한 재료일 수도 있음을 가능케 한다.

출애굽기에는 모세를 갈대상자에 넣어서 나일강에 띄워 보낼 때 갈대상자에 역청(지력청(地瀝靑), 히브리어: 헤-마-르(chemar))과 나뭇진을 칠해서 물이 스며들지 않게 하였다는 내용이 있다. 여기 나오는 나뭇진이 송진과 같은 식물의 수지이다.

또 동방박사들이 아기 예수께 예물로 드렸고, 예수님이 십자가에 못 박히실 때 로마의 병사들이 포도주에 타서 마시게 하려 했던 몰약(沒藥, myrrh)은 소염작용, 항균작용, 진통작용을 하는 수지성분으로 고대 이집트인들은 미라를 만들 때 방부제로 사용하였다.

이상은 필자가 성경에서 찾아본 것들이지만, 이외의 많은 수지성분이 고대로부터 질병치유 등의 목적으로 널리 사용되었다.

프로폴리스(propolis)는 꿀벌이 꽃과 수목에서 모은 끈적끈적한 수지(樹脂)에 벌의 타액, 밀랍, 꽃가루 등을 혼합하여 만든 물질로써 자신들의 생존과 번식을 유지하기 위하여 벌집의 살균과 소독에 사용하고 있다.

'프로폴리스'란 말은 그리스어 pro(앞)와 polis(도시)의 합성어로 두 단어를 합하면 '도시(벌집)의 앞'을 의미하고 넓게 해석하면 '벌집 앞에서 안전과 질병을 막아주는 물질'이라는 뜻이다.

프로폴리스의 역사를 보면 고대 이집트에서는 미라를 만들 때 부패 방지를 위해 프로폴리스를 사용하였다고 한다.

2,400여 년 전 의학의 아버지라고 불리는 그리스 의학자 히포크라테스(Hippocrates, B.C.460?~377?)는 체내 외의 상처나 궤양을 치료하는 데 프로폴리스를 이용할 것을 권장한 바 있고, 아리스토텔레스(Aristotles, B.C.384~322)는 그의 저서 『동물지(動物誌, Historia animalium)』에서 타박상과 곪는 상처에 치료용으로 프

로폴리스를 사용한다고 기록한 바 있다[동물지 9권 40장].

고대 로마의 철학자이자 로마 최초의 공공 도서관장이었던 바로(Marcus Terentius Varro, B.C.116~27)가 저술한 『농업론(on Agriculture)』에는 다음과 같이 소개되고 있다.

"꿀벌이 특히 여름에 벌통 앞부분 입구 틈 위의 칸막이를 만드는데 사용하는 물질은 '프로폴리스'라고 불리고 있다. 이 프로폴리스를 의사들은 찜질약을 만드는 데 사용하는데, 이러한 이유 때문에 프로폴리스는 비아 사크라(Via Sacra, 聖道)에서 벌꿀보다 더 고가로 판매된다[농업론 3권]."

고대 로마의 정치가이자 박물학자였던 플리니우스(Gaius Plinius Secundus, A.D. 23~79)는 고대 자연학에 관한 백과사전으로 알려진 그의 저서 『박물지(博物誌, Historia Naturalis)』에서 "(벌집에서 구하여 얻은) 이 프로폴리스는 피부의 이물질과 찔린 가시를 뽑아내고 부어오른 종양을 낫게 한다. 그리고 단단하게 굳어진 조직을 부드럽게 하고, 근육의 통증을 완화하며 고치기 어려운 궤양을 낫게 한다."고 기술하고 있다[박물지 22권 50장].

그리스의 의학자 디오스코리데스(Dioscorides, A.D.40~90)가 A.D.77~78년에 저술한 약학, 의학, 식물학의 원전인 『약물지(藥物誌, De Materia Medica)』에는

"노란색 봉교(蜂膠, bee-glue(propolis))는 감미로운 향을 지니고 있다. 이 향이 안식향과 비슷한 것을 선택하면 좋다. 적절히 건조시켜도 굳어지지 않고, 발랐을 때는 유향(乳香)처럼 잘 퍼진다. 이것은 가시 등을 뽑아낸다. 훈증에 사용하면 오랜 기침을 멈추고, 피부병(태선(苔癬))을 제거하는데도 적용된다. 프로폴리스는 벌통 입

구 주위에서 발견되는 자연의 밀랍과 유사한 것이다."라고 기록되어 있다.

프로폴리스는 고대 로마시대 이후 상처와 염증 치료제 등으로 이용되면서 유럽을 중심으로 아시아지역까지 널리 퍼져 나갔다.

서구에는 '아비센나(Avicenna)'란 이름으로 알려진 11세기 페르시아의 철학자이자 의사인 이븐 시나(Ibn Sīnā, A.D.980~1037)는 "프로폴리스는 화살이나 가시를 뺀 자리에 발라주면 덧나지 않고 통증이 진정된다."고 했다.

12세기경, 남미의 잉카제국에서도 발열성 감염증의 치료와 화농 방지 및 해열제로 사용되었다는 것이 전해지고 있고, 같은 시기 유럽의 의학서에도 여러 가지 치료약의 조제에 프로폴리스를 사용한 기록이 있다.

이후 남아프리카에서 영국과 보어인이 싸운 보어전쟁(Boer War, 1899~1902)때는 병사들이 베인 상처 치료용으로 바셀린과 프로폴리스를 섞어 사용해 효과를 보자, '프로폴리스 바셀린(propolis-vasogen 또는 propolisin)'이라는 이름으로 불리면서 많이 알려졌다.

프로폴리스는 고대 이집트로부터 지금까지 민간 치료제로 널리 이용되었지만, 의학적인 연구가 진행되고 관심 받기 시작한 것은 금세기 후반부터이다.

유럽에서는 프로폴리스의 항균작용과 진통작용 등이 인정되어 연구가 활발히 진행되었다. 특히 구소련에서는 프로폴리스를 폐결핵 환자에게 적용하여 치료하였고, 루마니아, 헝가리, 체코슬로바키아 등의 동유럽 국가에서는 민간 전통약으로 이용되면서 많은 연구가 진행되었다.

 그러나 아스피린(aspirin)같은 해열·진통제나 1세대 항생제인 페니실린(penicillin)류, 세팔로스포린(cephalosporin)류 등의 합성 의약품들이 개발되어 보급되자 이것이 인류를 위한 최고의 약으로 인정되면서부터 자연물질을 이용하는 연구는 주춤하기 시작했다.

 민간요법으로 이용되던 자연 물질이 20세기 후반에 들어와서야 여러 나라에서 급격히 연구하기 시작했다. 이는 현대의학으로 해결할 수 없는 난치병들이 너무 많아지자 일부 서양의학자들 사이에서 "자연에서 답을 찾자"며 약초요법(herbal therapy) 등 대체의학의 연구가 활발히 진행되었기 때문이다.

 우리나라도 여기에 대한 연구가 없었던 것은 아니다. 우리 조상들은 프로폴리스의 원료물질인 송진이나 옻나무진 같은 수지가 부스럼, 악창, 위궤양, 기관지염, 폐농양 등 다양한 질병에 효과가 있다는 것을 밝혀냈다.

 『동의보감(東醫寶鑑)』, 『묘약기방(妙藥奇方)』 등의 한의서를 보면 유향과 몰약, 송진, 복숭아나무 수지, 붉나무 수지, 단풍나무 수지 등 여러 수목의 수지에서 효능이 있다고 했다.

 그러나 프로폴리스에 대한 연구는 거의 없다시피 했다. 이것은 프로폴리스가 재래벌통에서는 생산이 어렵고, 수시로 벌통 안을 내검(벌통 안을 검사하는 것)할 수 있는 개량된 벌통 안에서만 대량생산이 가능한 물질이기 때문이다. 우리나라의 토종벌은 서양꿀벌과 같은 굵은 벌이 아닌, 몸길이가 평균 12mm인 작은 벌이다. 서양꿀벌과 싸움을 하면 백이면 백 모두 지지만, 채밀활동이 부지런하고 내한성이 뛰어나 도리어 서양꿀벌보다 더 많은 꿀을 모으는 것이 토종벌이다.

그러나 나무의 수지를 모으는 데는 서양꿀벌에 미치지 못한다. 토종벌이 모아온 수지(프로폴리스)는 모았다는 표현을 할 수 없을 정도의 소량이다. 그것을 채취하는 데는 너무 힘이 들어 꼭 필요한 양만큼만 벌들이 채취해 오기 때문이다. 수지가 흐르는 나무에 찾아가서 벌들은 턱으로 그것을 뜯어낸다. 이때 뜯는 힘은 큰 엿 덩어리를 입으로 뜯어 먹는 것과도 같이 힘이 든다. 그렇게 힘들게 뜯어낸 수지를 발에 감아 가지고 오는데 그 양은 몸에 비하면 너무 적다.

그래서 프로폴리스는 덩치가 큰 말벌과 같은 야생벌의 벌집에 많이 함유되어 있다. 큰 집을 짓고 사는 말벌들이 밀랍만 갖고 지었을 때는 벌집이 약하기 때문에 프로폴리스를 벌통 내벽에 얇게 발라 벌집이 튼튼하도록 보강한다. 말벌집(노봉방)을 중탕으로 끓여 먹으면 기관지나 위장병에 효과가 있다는 것은 벌집 내부에 많이 함유된 프로폴리스에서 얻어진 효능으로 볼 수 있다.

허준이 쓴 『동의보감』을 보면 프로폴리스 성분이 함유된 말벌의 벌집 '노봉방(露蜂房)'의 효능에 대해 "간질, 종기, 유방염 및 치통, 악창(惡瘡)을 치료한다."고 기록하였다. 또한, 명나라의 약학서 『본초강목(本草綱目)』에서는 '노봉방'의 효능을 거풍공독(祛風功毒, 풍을 물리치고 독을 없앰), 산종지통(散腫止痛, 종기를 없애고 통증을 멎게 함)이라고 하였다. 외용으로는 노봉방만을 다려서 유방염, 큰 종기, 악창에 발라 씻어 주라 하였고, 외과나 치과 질환에 살균 및 치료 효과가 있다고 소개하고 있다.

말벌집을 중탕으로 끓여 먹는 것보다 가루 내어 먹으면 효과가 더 좋다고 할 수 있는 것은, 프로폴리스를 끓여서 먹었을 때는 본연의 효과에 비해 많이 떨어지기 때문이다.

1980~90년대 프로폴리스를 연구하는 의사나 학자가 국내에 없음을 필자는 몹시 안타까웠다. 그래서 『부산보건신문』에 프로폴리스에 대해서 수십 회 연재하면서 한 번은 프로폴리스를 연구하려는 의사나 학자가 있으면, 필자가 가진 모든 자료를 제공할 것이고 필요한 프로폴리스도 무료로 드리겠다는 글을 쓴 바 있었다.

그러나 그 글을 보고 찾아온 사람은 의사나 학자가 아닌, 병원에 근무하는 임상병리사 한 명뿐이었고, 자신의 질병에 시험적으로 써 보겠다면서 2개월분을 얻어간 것이 고작이었다.

3. 한국 프로폴리스 소사(小史)

프로폴리스에 대한 국내 소사(小史)를 쓴다는 것이 쉬운 것은 아니지만, 그렇다고 해서 크게 어려운 것도 아니다. 양봉전문지인 월간 『양봉계(養蜂界: 동아양봉원 발행)』에 발표된 것을 중심으로 해서 쓰려고 한다.

『양봉계』는 페이지 수는 많지 않지만, 자랑할 수 있는 것은 1967년 4월 창간호가 발간된 이후 지금까지 한 호의 결간(缺刊)도 없이 발행된 잡지이다.

국내에서 무수한 잡지가 창간되지만, 수년이 지나지 않아 폐간되는 잡지가 너무나 많았고, 발간 10년이 넘는 잡지 가운데는 몇 개월간 휴간했다가 복간된 잡지도 있다. 그런데 이 잡지가 40년이 넘는 기간 동안 한 번도 빠진 적 없이 매월 발행되었다는 것은 발행인의 집념이 정말 대단하다는 것을 그대로 보여준다.

이 잡지를 발행하신 분은 양봉업계의 거목이셨던 신장환(辛章煥) 씨였지만 그분은 고인이 되셨고, 지금은 그 자제분인 신필교(辛珌敎: 동아양봉원 원장) 원장이 대를 이어서 발간하고 있다. 『양봉계』 창간과 같은 시기에 필자도 양봉업을 시작했지만(1967. 4), 『양봉계』가 있다는 것은 1년 지난 뒤에야 알게 되었다. 양봉을 시작할 때 누구에게 배워서 한 것이 아니고, 양봉종전(養蜂綜典) 한 권을 정독하고 나서 병중에(류마티스 관절염 앓은 지 6년째) 시작하였기 때문에 정보를 얻는데 그만큼 늦었다. 그러나 그 이후에 창간호부터 모두 구해 다 소장하고 있다.

이 잡지는 한국 양봉의 산 역사라 할 수 있을 정도로 양봉에 관해서는 모두 기록되어 있다. 프로폴리스가 국내에 처음 알려진 것은 외국 양봉전문지의 기사가 『양봉계』에 소개된 것이 효시였다. 『양봉계』 1973년 11월호에 "프로폴리스(蜂膠)는 고가로 거래된다."라는 『비 월드지(Bee World 誌)』의 짧은 토픽기사가 실렸는데, 기사에서 "외국에서는 프로폴리스 1파운드(450g)가 12만 원 정도에 거래된다."고 했다. 당시 하급 공무원의 월급이 7,000원 정도였으니 프로폴리스는 고가 중의 고가였다.

1975년 12월호에 프로폴리스는 어떤 질병에 어떤 효과가 있다는 치료 효과에 관해서 처음으로 소개되었다. 이것도 일본 잡지 기사를 『양봉계』 주간으로 계셨던 정도영 선생께서 번역해 3회로 나누어 연재한 것이다. 이것이 소개됨으로써 프로폴리스는 자연 항생 성분을 갖고 있다는 사실이 국내에 알려지게 되었다.

프로폴리스가 알려지긴 했지만, 추출 방법과 용법에 관해서는 일절 알려지지 않았다. 관심을 둔 양봉인들 중에는 비위생적인 방법으로 채취한 것을 사용하기도 했지만, 용법·용량은 사람마다 모두 다를 정도로 각양각색이었다.

  1984년도에 들어 와서 "신비의 프로폴리스"로 몇 회에 걸쳐 특정신문에 소개되면서 더욱 알려졌지만, 이것보다 더 큰 요인은 미국의 예방 의학자인 칼슨 웨이드(Carlson Wade)의 저서 『프로폴리스: 자연의 활력제-벌집에서 얻은 기적의 치료제(Propolis: Nature's Energizer-Miracle Healer from the Beehive)』라는 소책자가 이길상(李吉相) 박사와 성은찬(成銀贊) 선생의 공역으로 국내에서 출간되자, 봉산물을 취급하던 몇몇 분들에 의해 프로폴리스에 대한 연구가 시작되면서 프로폴리스에 대한 관심도 높아졌다.

초창기 프로폴리스 연구자들

지 역	성 명	비 고
서 울	성은찬	『꽃가루의 신비』 著. 작고
	박노경	한국벌침요법연구회 회장
경기도	조도행	양봉가. 한국양봉협회 고문
	문옥대	프로폴리스 연구가. 『세계의 프로폴리스』 著
광 주	최대봉	유밀농원 봉독산업(주) 대표. 한국양봉협회 부회장 역임
대 구	신필교	동아양봉원 원장. 월간 양봉계 발행인
	고상훈	고려양봉원 원장
부 산	조광일	대한봉독연구인협의회 회장 역임. 작고
	김해용	자연의학 연구가. 『건강으로 가는 길』, 『프로폴리스의 위력』 著

이외에 양봉계에서 빼놓을 수 없는 분이 김명수 선생과 유영수 선생이다. 김명수 선생은 공직에서 은퇴하신 뒤 봉산물 관련 일본 서적을 번역하여 『양봉계』에 계속 연재하면서 새로운 지식 전파에 크게 이바지하신 분이고, 유영수 선생님은 한국양봉협회 사무국장으로 10여 년 재직하면서, 뛰어난 문장력으로 봉산물 홍보에 크게 기여하였다. 협회보에도 수차례에 걸쳐 양봉과 프로폴리스에 관한 글을 연재하였고, 『한국근대양봉연구』, 『꿀벌과 자연이 주는 선물』 등 양봉과 봉산물 관련 서적 여러 권을 저술하였다.

프로폴리스가 국내에서 알려지기 시작하자 기회를 놓치지 않고 뛰어든 사람들은 프로폴리스 수입업자들이었다. 이들은 미국, 브라질, 칠레, 아르헨티나, 일본, 호주, 헝가리, 캐나다 등 각국의 프로폴리스를 수입하였다. 이 시기 국내 프로폴리스 산업도 육성시켜야 한다는 소리가 여기저기에서 나오기 시작했다. 이 소리를 한데 묶는 데 크게 기여한 단체가 한국건강보조식품협회이다. 이 단체가 주축이 되어 노력한 결과, 1995년 프로폴리스 품목이 식품공전에 신규로 등재되어 건강보조식품으로 제조가 가능해졌다

이후 프로폴리스에 대한 학계의 연구도 활발해져 전북대학교 박형기 교수, 경북대학교 차용호 교수, 강원대학교 권명상 교수, 동아대학교 방극승 교수, 한국원자력연구원 조성기 박사, 농촌진흥청 우순옥 박사, 세명대학교 송효남 교수 등 여러 학자들에 의해 프로폴리스의 다양한 약리작용과 기능성에 대한 연구가 발표되었고 의학계에서도 프로폴리스에 대한 연구가 진행되고 있다.

프로폴리스에 대한 연구와 생산이 선진국에 비해 늦은 편이지만, 합성물질보다는 천연의 기능성 물질에 대한 국민들의 선호도

가 높아지고 있고, 프로폴리스는 뛰어난 효능에 비해 부작용은 너무나 적은 물질이기 때문에 머지않아 프로폴리스 시대가 올 것으로 여긴다.

4. 기적, 신비라는 표현은 과장이 아니다

　책 표지에 '기적, 신비, 경이적인 물질' 등으로 표현된 건강서적을 여러 권 갖고 있다 보니 책도 하나의 상품으로 보게 되는 경향이 생겼다.
　제품을 구입해 보면 겉포장은 너무 화려한 반면 내용물은 부실한 경우가 많다. 책의 표지도 이것과 같다고 생각하니 신비, 기적이라고 한 책들은 도리어 경시하는 편이었다.
　미국의 칼슨 웨이드가 쓴 프로폴리스 서적의 번역판이 1984년에 출간되었다. 책 표지의 "기적의 치료제(Miracle Healer) 프로폴리스(Propolis)"라는 문구를 보면서, 나 자신이 프로폴리스를 남에게 주면서도 이 책도 과장되었을 거라 생각했다.
　1986년, 필자와 친교가 있는 박광수(朴廣守) 원장(봉생방한의원, 부산광역시 동래구 칠산동)으로부터 "미국에 있는 친구가 보내준 프로폴리스 연고와 잇몸 치료약을 사용해 보니 정말 좋던데, 김 선생이 좀 만들어 줄 수 없겠습니까?" 하는 부탁을 받았을 때 프로폴리스에 무언가가 있다는 생각이 들어 20년간 모아 두었던 『양봉계』를 뒤지며 프로폴리스에 대한 자료를 찾기 시작했다. 양봉서적과 봉산물에 대한 외국 문헌을 많이 갖고 계시는 광주의 최대봉

장로님(유밀농원 봉독산업(주) 대표, 한국양봉협회 부회장 역임)께 부탁하자 일본과 프랑스 학술지에 발표된 논문 다수와 루마니아에서 출간된 프로폴리스 책(1978년 刊)을 복사해 주는 호의까지 베풀어 주었다.

여러 권의 프로폴리스 서적을 접하는 가운데 과장된 표현보다는 잘못된 부분을 곳곳에서 찾을 수 있었다.

프로폴리스에 대한 주장 비교

타 프로폴리스서적 저자들의 주장	필자의 주장
프로폴리스는 꿀벌에서 생산된 식품이다.	프로폴리스는 꿀벌에서 생산되었지만, 약에 가까운 물질이다.
부작용은 없다.	경한 부작용은 있다.
효소에 의한 강한 작용이 있다.	효소에 의한 작용은 미약하다.
세균에 강하다.	바이러스에 강하다.
지혈작용을 한다.	혈액순환을 촉진시킨다.
일치하는 견해	
기적의 물질이다.	
앞으로 주목받을 물질이다.	
꿀, 로얄젤리와 같이 영구히 사랑받을 물질이다.	
효능 면에서는 화분이나 로얄젤리보다 앞선다.	
식품이나 의약품 외에 화장품, 치약, 비누 등으로도 개발될 수 있다.	
10년 이내 세계적으로 프로폴리스 붐이 일어난다.	

식품이라고 하면 5대 영양소 중에 열량(칼로리)을 낼 수 있는 단백질이나 탄수화물(당질), 지방이 함유되어 있어 언제나 변질될 수

있다. 수분의 함량이 적으면 일시적 변질은 없다 해도 습도가 많은 여름이면 자체적으로 수분을 흡수하기 때문에 자연히 부패한다. 그러나 프로폴리스는 10년이 지나도 부패하지 않고 효능은 거의 동일하게 나타난다.

벌이 식량으로 쓰려고 갖고 온 물질이라면 여기에는 5대 영양소가 함유되어 있기 때문에 당연히 식품이지만, 벌이 질병 예방을 위해 갖고 온 물질이라면 이것은 식품이 아니라 약에 가까운 물질이다.

프로폴리스추출물제품은 현재 건강기능식품에 속해있으므로 약이라고 하였다가는 허위·과대광고로 건강기능식품법에 위반된다. 필자도 판매할 때는 건강기능식품이라고 말해도, 속으로는 약에 가까운 물질이라고 버릇처럼 늘 되뇐다. 갈릴레이가 법정에서는 지구가 우주의 중심이라는 천동설이 옳다는 자백을 했지만, 종교 재판을 받고 나오면서 "그래도 지구는 돈다."고 중얼거린 것과 비슷한 입장이다.

벌이 수목의 수지를 입으로 뜯어낼 때 타액이 섞이므로 효소가 첨가되는 것은 사실이다. 그러나 주정알코올에서 추출되는 과정에서 효소의 위력은 일부 상실된다. 고체상태에서의 효소의 활성을 보고 프로폴리스에는 강한 효소 작용이 있다고 말할 수는 없다. 프로폴리스의 효능은 항균·항바이러스 및 항염증 활성이 있고, 생체 내 산화작용을 억제하는 플라보노이드(flavonoid)에서 나타난다.

필자는 여러 환자들의 프로폴리스 섭취 후 경과를 살펴보았을 때 중이염이나 임질, 화농성 질환, 여성 대하증 등 세균성 질환에는 프로폴리스의 효과가 미미했지만, 바이러스 감염, 유행성 감기, 알레르기 비염 등의 바이러스 질환에는 효과가 뛰어났다.

혈액을 응고시키는 역할을 하는 비타민 K나 미량성분을 하나 찾아내어 그 성분을 부각시켜 지혈이 잘 된다고 표현할 수는 없다. 지혈작용보다는 혈액순환 촉진작용이 너무 강하기 때문에 정상적인 생리가 있는 분에게는 생리기간에 양이 많아지므로 프로폴리스를 섭취하지 말라고 권유한다.

이런 강한 작용이 있는 프로폴리스에 부작용이 없다면 도리어 이상하다. 효능보다 그 반응은 너무 약하기 때문에 없다고 표현한 것으로 보인다.

프로폴리스는 책의 내용보다도 더 효과 있는 물질이기 때문에 "금세기 최후의 생약"이라고 한 일본 의학자의 글이나 "21세기에 주목받을 물질"이라고 한 필자의 글도 과장은 아니다. 과장으로 여겨지는 '기적'이나 '신비'라고 한 책의 표지도 프로폴리스의 효능을 알면 과장이 아니라는 것을 알게 된다.

5. 프로폴리스는 21세기에 각광 받을 물질

양봉인들이 벌통을 내검하다 보면 손에 묻는 끈적끈적한 봉교(蜂膠, 프로폴리스)가 없었으면 좋겠다며 가벼운 불평들을 하게 된다. 내검 시 손에 묻은 것을 지우려고 하면 잘 지워지지 않는다. 씻을 때 비누보다는 소주가 낫고, 소주보다는 알코올이 더 잘 지워진다.

양봉인들에게 귀찮게 여겨졌던 프로폴리스가 서서히 각광을 받고 있다. 이렇게 되기까지는 『양봉계』가 선구적인 역할을 해왔음은 자타가 공인하고 있다.

필자는 60년대 중반부터 양봉을 한 사람이고, 80년대에 들어와서 봉산물과 자연요법을 연구하고 있는 한 사람의 입장에서 이 글을 쓰게 되었다.

1) 벌통 내에 병이 없는 것은 프로폴리스 때문

벌들이 수지를 뜯어서 다리에 묻혀서 가지고 오는 이유를 양봉 초기에는 벌통의 틈이나 개포(蓋布, 벌통 안에 덮는 천)의 공기유통을 막고 그들의 공동생활에 필요하기 때문에 가지고 오는 것으로 생각해 왔다.

그러나 수년이 지나고서 벌들이 병에 잘 걸리지 않는 것은 야생(野生)인 원인도 있지만, 프로폴리스로 소방(巢房)과 소문(巢門)을 소독하고 외부의 침입자가 들어와 벌통 안에서 죽었을 때는 프로폴리스로 도포하여 병균의 발생을 미리 예방하므로 병 발생이 없다는 것을 알게 되었다. 그렇다면, 여기에는 항생성분이 있어서 인체에도 도움이 되지 않을까라는 생각에서 먹어보기도 하였다. 산중에 있는 양봉장에서 설사를 해도 약이 없을 때는 프로폴리스를 몇 번 먹으면 쉽게 낫는 경험도 얻었다. 전립선염으로 고생하는 친구에게 시험 삼아 주기도 했지만, 확실한 성분분석이 나오지 않은 상태에서 무조건 줄 수는 없었다.

언젠가는 인체에 적용될 날이 있지 않을까 하고 수집한 것을 10여 년간 버리지 않고 모아 왔고, 프로폴리스의 성분이 알려지기 시작한 직후부터 사용하기 시작했다. 영양성분이나 거기에 대한 연구 논문이 나오지 않은 상태에서 임의로 사용하는 것은 간혹 위험할 수도 있다는 생각을 해왔기 때문이다.

오늘날 프로폴리스의 진가는 해마다 더욱 높아지고 있다. 처음에는 자연을 배척하다가도 결국 자연에 귀착하려고 하는 것이 인간의 본능이다. 합성약품이 나왔을 때도 처음에는 그것을 완전한 약으로 여겼지만, 인체에 오는 부작용과 한 가지를 좋게 하면 다른 한 가지를 나쁘게 한다는 평범한 진리를 체득하고부터는 외국이나 우리나라 할 것 없이 합성약품보다는 자연물질에 대한 선호도가 더욱 높아지게 되었다. 거기에 대한 관심이 높다 해도 효능이 뒷받침되지 못하면 무용지물에 가깝지만, 생각한 것보다 그 이상의 효능이 나타나면 그 진가는 더욱 높아지게 된다.

필자는 국내에서 출간된 건강서적은 거의 탐독했을 정도이고, 소장하는 건강 전문서적만도 수백 권이 된다. 이 책들 가운데 책에서 소개하는 효능보다 더 좋다고 여겨지는 건강법이나 약재, 식품은 거의 없었다. 그러나 프로폴리스만은 필자가 읽은 몇 권의 프로폴리스 책에 나오는 효능보다 더 뛰어난 효능이 있었다.

프로폴리스의 주작용은 소염, 항균, 혈액순환 작용이다. 소염과 항균작용은 염증질환에 적용된다. 염증질환으로는 위염, 위궤양, 치은염, 축농증, 기관지염, 장염, 십이지장궤양, 전립선염 등이 여기에 속한다.

혈액순환이 잘 되지 못해서 오는 질병으로는 고혈압, 심장병, 동맥경화가 있고, 바이러스에서 오는 병에는 B형 간염, 인플루엔자, 자가면역 이상과 결핍에서 오는 질환으로는 류마티스 관절염, 암,

알레르기 등이 있다. 고지방·고칼로리 섭취 시에는 섬유질과 미량 영양소의 부족이 올 수 있다. 이때 잘 오는 병은 암, 당뇨, 고혈압, 심장병 등이 있고, 이러한 병은 세포에 활력이 없어 생기는 병들이다.

세포에 활력이 없다는 것은 세포에 산소공급이 덜 된다는 것이고, 산소공급이 안 된다는 것은 혈액순환이 안 된다는 것이다. 혈액순환이 잘 안 되는 것은 혈액 속에 산성물질인 요산(尿酸), 젖산(乳酸), 탄산, 케톤산이 많기 때문이다.

항균, 소염, 혈액순환까지 잘하게 되면 위에 열거한 모든 질환에도 도움이 된다. 류마티스 관절염이나 전립선염은 책의 내용보다는 다소 효과가 떨어지지만, 프로폴리스는 이 모든 질환에 다 적용할 수 있다. 이 병들은 현대의학으로는 고치기 어려운 난치병이지만, 프로폴리스를 섭취하면 체질에 따라 호전반응들이 나타나면서 좋은 반응도 얻을 수 있다.

위장병, 기관지염, 축농증, 알레르기 비염 같은 질환에는 뛰어난 효능이 있고, 그중 위장병에는 특효라는 말을 붙여도 괜찮을 정도다. 아무리 심한 위장병도 4개월 정도 섭취하면 좋은 효과를 얻게 된다.

오○○(KT 부산본부 근무) 씨는 고등학교 때부터 위장병으로 고생하였으나 '꿀프로-킹(꿀, 화분, 프로폴리스추출물을 혼합한 제품)'을 몇 개월 섭취하여 완치하였다. 위장병은 20~30년 만에 완치된 분들도 많다.

고혈압, 심장병, 동맥경화에도 2개월만 섭취하면 효능이 나타난다. 기관지염은 소모성 질환이기 때문에 저항력을 길러 주는 방법을 병행하면 수개월 만에 낫기도 한다. 알레르기 가운데도 알레르기 비염이 가장 빨랐고, 축농증도 3~4개월이면 호전되는 경험을 얻는다.

2) 프로폴리스에도 부작용이 있다

프로폴리스와 관련된 여러 책자에서는 프로폴리스를 부작용이 없는 물질로 표현하고 있다. 효능에 비하면 부작용이 너무 미미하기 때문에 의도적으로 밝히지 않았는지, 아니면 몰라서인지 모르겠지만 가벼운 부작용은 갖고 있다.

모든 물질에 효과가 있다고 하면 효능에 비례하여 약간의 부작용은 있게 마련이다. 그러나 그것을 잘 활용했을 때는 효능을 더 높일 수 있다.

오래전 아들이 중학생 때, 방학을 맞아 친구들과 함께 포경수술을 했다. 양봉인들이 모인 자리에서 한 양봉가가 자신은 수술 뒤에 프로폴리스를 먹고 빠른 효과를 얻었다고 한 이야기가 생각나 아들의 수술부위가 빨리 아물기를 바라며 프로폴리스를 먹였다. 그런데 수술부위가 아물지는 않고 출혈이 심해지고 화농까지 되어 오랫동안 고생을 했다.

우리 가정은 오래전부터 현미식을 해왔기 때문에 다른 집 아이들 보다 저항력이 강하여 빨리 나을 것으로 생각했는데 오산이었다. 원인이 프로폴리스에 있다고 보고 프로폴리스에 대해서 남다른 관심을 갖고 자료조사와 연구를 하게 되었다.

프로폴리스에는 항균·항산화 작용 이외에 지혈작용과 모세혈관을 튼튼하게 하는 작용까지 있다는 것이 발표되었지만, 지혈작용보다는 혈액순환을 촉진하는 비타민 P라 불리는 플라보노이드(flavonoid) 성분이 더 많이 함유되어 있다. 플라보노이드는 플라본류를 총칭하는 화합물로써 루틴(rutin) 외에 케르세틴(quercetin), 헤스페리딘(hesperidin), 시트룰린(citrulline) 등이 있는데 이중 프로폴리스에는 케르세틴이 다소 함유되어 있다.

플라보노이드의 혈액순환 촉진작용 때문에 수술 직후의 환자가 아직 상처가 아물지 않은 상태에서 프로폴리스를 많이 섭취하면 지혈을 더디게 하여 수술부위에 염증을 유발할 수도 있다. 필자의 아들 경우도 수술 직후 항생기능만을 생각하고 먹었던 것이 지혈이 안 된 상태에서 상처에 화농이 되었던 것이다.

코피를 자주 흘리는 사람이 섭취하면 코피가 더 잘 나오고, 생리 중인 여성이 섭취하면 다음 날 양이 더 많아진다. 여성고객 중에는 생리 중에 섭취했더니 생리의 양이 갑자기 많아져서 당황했다는 분도 여러 명 있었다.

프로폴리스의 이러한 기능을 모르고 함부로 과용했을 때는 부작용이 올 수 있지만, 혈액순환이 잘되지 않아서 온 질환에 적용하면 좋은 효능을 얻을 수 있다.

3) 식물은 왜 수지(樹脂)를 내는가?

프로폴리스를 생각하기 전에 프로폴리스의 원료 물질인 수지를 생각해 볼 필요가 있다.

벌이 봉독을 가진 것은 천적을 죽이거나 스스로 방어하려는 것이다. 이것을 비상 시 사용하면 곤충들에게는 살상의 무기요 사람에게는 통증과 가려움, 두드러기를 가져다준다.

벌침의 독을 공격형 물질이라고 표현한다면 수지는 살균과 자가치유물질이라고 할 수 있다. 나무에 상처를 입었을 때 방어물질인 수지가 없다면 바이러스와 곰팡이의 침입을 받아 곧 썩게 된다. 이러한 상처를 치료하고 손상된 관다발(영양공급관: 인체에 비유하면 혈관)을 복구시키는 데 항생물질이 필요하기 때문에 하나님은 식물의 자생을 위해서 이러한 물질을 만드신 것이다.

영충(靈蟲)이라고 하는 벌이 이것을 놓치지 않고 다양한 식물에서 다양한 수지(식물에 따라 성분의 차이가 있음)를 뜯어 와서 거기에 타액, 밀랍, 꽃가루 등을 첨가하여 수지의 효과를 극대화 시킨 물질이 프로폴리스이다.

바이러스와 세균을 죽이려고 식물이 내어 놓은 수지에 벌의 지혜와 노력, 거기에 벌의 타액까지 첨가한 물질이기 때문에 암, 간경화, 당뇨에 효과가 있다는 것은 임상학적으로 밝혀진 사실이고, 근래에 와서는 에이즈(AIDS, 후천성면역결핍증)에 까지 효과가 있다는 발표도 있다.

이러한 프로폴리스에 부작용이 조금도 없다면 도리어 이상하다. 그러나 항생제나 합성 의약품에서 올 수 있는 부작용과는 근본적으로 다르다.

감기약 중에서 항히스타민 성분은 입이 바싹바싹 마르거나 현기증, 졸음 등을 유발하는 부작용이 있다. 또 일부 항생제나 해열제는 장기 복용하면 기존 질환에 나쁜 영향을 미치거나, 아니면 신장과 간 등 다른 장기에까지 손상을 주는 성분도 있어 심각한 부작용을 초래하기도 한다. 그러나 프로폴리스는 과용해도 간에는 무리가 없고 도리어 간 효소 수치인 혈청 GPT(ALT), GOT(AST) 수치를 떨어뜨리는 기능을 한다.

프로폴리스에 함유된 플라보노이드는 지방분해 작용이 강하기 때문에 장기간 섭취하였을 때 살을 빠지게 하며, 굳은 간의 지방까지도 분해한다.

4) 프로폴리스는 국내산도 우수하다

『양봉계』 1992년 8월 호에 번역된 미조구치 가즈에(溝口一枝) 박사의 글에서 "일본에서는 프로폴리스 생산이 잘 안 되고 효과가 없으며, 야생적이고 공격적인 브라질벌(서양 꿀벌 아프리카종)이 채취한 프로폴리스만이 효과가 있다."라고 한 것은 이분이 양봉가가 아니어서 채취과정을 잘 몰라 일부 수입업자의 상술에 따라 잘못된 정보를 받아들이고 그러한 글을 썼을 것으로 필자는 판단하고 있다.

국내 수입업자들 가운데도 국내산 프로폴리스는 효능이 없고 브라질산이 효능이 있다고 공공연히 말하고 있다.

필자는 좁은 식견밖에 없지만, 이것을 반박하려고 한다.

프로폴리스의 효능에 영향을 미치는 요소가 여러 가지 있겠지만, 기후나 토양의 성분에 따라 수목의 수지성분에도 큰 차이를 나타낸다.

우리나라는 위도상 온대(溫帶)에 속하므로 다른 나라보다 수종이 다양하고, 사계절의 변화가 뚜렷해 수목이 추운 겨울을 지내고 난 후 외부의 유해환경으로부터 새싹과 수피(樹皮)를 보호하기 위한 수지를 많이 분비하게 된다. 이 수지에는 해충과 세균에 의한 세포조직의 궤멸을 방지하는 항균성분이 많이 함유되어 있다. 벌이 이것을 모아 채취한 국내산 프로폴리스의 성분이 고온다습한 아열대기후의 수목에서 채취된 외국산 프로폴리스보다 더 우수하다고 할 수 있다.

브라질에 자생하는 수목들도 수지를 많이 분비하지만, 일정한 기온 속에서 자라는 식물의 수지가 갖고 있는 항균력은 자연히 낮을 수밖에 없다. 수지의 효능은 결국 프로폴리스의 효능과도 연결된다.

프로폴리스는 사시사철 기온의 변화가 적은 지역에서 채취되는 것보다 사계절이 뚜렷하여 온도 변화가 큰 곳에서 채취된 것이 효능이 좋고, 겨울이 다소 추웠던 지역에서 채취한 것이 더 좋다. 국내에서 프로폴리스를 채취할 수 있는 기간은 3~4개월밖에 되지 않고 생산량도 소량이지만, 질적으로는 우수하다.

필자가 35년간 화분을 채취·판매하면서 얻은 경험에 의하면 우리나라 남부지역에서 채취한 화분보다 강원도지역에서 채취한 화분의 효능이 더 좋았고, 대체적으로 나무의 크기에 비해 꽃가루의 양이 적은 나무에서 채취한 화분의 효능이 더 우수했다.

수목이 자라는 지역의 토양에 따라서도 수지 성분에 차이가 있다. 도심지의 척박한 땅에서 자라는 식물보다는 유기질이 풍부한 산지에서 자라는 식물이 더 튼튼하고 병충해에도 잘 견딘다. 좋은 토양이라고 하면 유기질 함량이 4% 이상이고, 다양한 무기질을 가진 토양이다. 지금 우리나라의 경작지는 화학 비료와 농약의 남용으로 많이 나빠졌지만, 본질적으로는 좋은 토양이다. 우리 민족이 우수한 민족에 속하는 것도 우연이 아니고, 토양의 표본이라고 할 만큼 다양한 광물질을 가진 우리나라 토양이 한민족에게는 우수한 두뇌를 갖게 한 원동력이 되었다. 그 예로 인삼의 우수성은 세계적으로 정평이 나 있고, 그 외의 많은 농산물도 맛과 품질면에서 우수성을 인정받고 있다. 한국산 송아지를 일본에 갖고 가 키웠을 때는 한국산 쇠고기 맛이 나지 않았지만, 한국산 짚을 먹였을 때는 한국산 쇠고기 맛이 있었다고 했다.

방극승, 차용호 교수가 공동 연구한 '국내에서 수집한 프로폴리스의 품질 특성에 관하여(2001)'라는 논문에서는 경북 상주, 경남 양산에서 수집한 프로폴리스의 추출물에서 그람 양성 세균에 탁월한 효과가 있었고, 국내 수집 프로폴리스의 항산화 능력도 우수하다고 발표하였다.

한국원자력연구원 조성기 박사는 2006년 '국산 프로폴리스의 항산화 효능 검증'이라는 주제의 논문에서 프로폴리스 최대 생산지인 브라질산과 중국산, 국내 18개 지역의 프로폴리스를 시험관 실험과 동물실험으로 비교한 결과 국내산 프로폴리스의 항산화 활성이 브라질산이나 중국산보다 높게 나왔고, 특히 삼척産 등 2종은 활성도가 월등히 높아 골수세포와 조혈모세포를 보호하는 효과를 보였다고 발표하였다.

국내산 프로폴리스의 효능이 뛰어나다는 것을 전문가들은 말하고 있지만, 수입업자들의 마케팅력이 워낙 뛰어나 언론과 프로폴리스 관련서적을 통해 브라질산의 장점만을 적극 홍보하고 있어, 아직도 대부분의 사람들은 브라질산 프로폴리스가 가장 뛰어난 것으로 인식하고 있다.

브라질산 프로폴리스 효능 논란은 마치 80년대 중반 화분(pollen) 붐이 일 때 있었던 꽃가루껍질제거 논란과 너무나 비슷하다. 서울대학교 약학대 K 교수는 "꽃가루 껍질에는 알레르기 독소가 있어 이것을 벗기지 않고 먹으면 전신 알레르기 증상과 각종 피부질환을 일으킨다."는 논문을 발표하고 세미나와 매스컴을 통해서도 여러 번 주장해 왔다. 권위 있는 서울대학교 교수의 말이다 보니 모든 국민은 믿게 되고 건강식에 관해서 글을 쓰는 사람마다 화분에 대해서는 K 교수의 글을 인용하였다. 여기에 부응하여 화분을 수입해서 제품을 만든 회사에서는 화분의 껍질을 벗긴 자기회사 화분제품만이 온전한 제품이라고 광고해 왔다.

국내산 화분으로 제품을 만들려고 하면 껍질을 벗기지 않았다는 이유 때문에 수년간 품목제조허가를 받을 수 없었다.

씨앗 종류의 껍질은 벗길 수 있어도 꽃가루 껍질은 벗길 수 없다. 꽃가루 입자는 지름이 보통 30~50㎛(마이크로미터: 1,000분의 1 mm)로, 10㎛ 이하의 작은 것에서 100~200㎛ 이상인 큰 것도 있다. 이것은 눈에 들어가도 표가 나지 않는 미세한 먼지 정도의 크기이다. 이러한 작은 입자가 수십만 개 모였을 때 겨우 성냥개비 알만한 크기가 된다. 현대의 과학이 아무리 발달하여도 먼지 크기 입자의 껍질을 인위적으로 벗길 수는 없다. 만일 화학약품을 이용하여 벗긴다고 하면 거기에서 오는 부작용은 더욱 클 수밖에 없다. 이러한 논란이 있자 '껍질을 벗겨야 한다.'는 이론에서 '껍질을 파쇄시켜야 한다.'는 이론으로 슬그머니 바뀌었다.

앞으로 프로폴리스 판매에 있어서도 화분껍질제거논란 때와 같은 얄팍한 상술이 그대로 되풀이되어서는 안 될 것이다.

5) 10년 뒤에는 프로폴리스 시대가 온다.

10년 뒤에 프로폴리스 시대가 온다고 한 것은 웬만한 건강식품 소재가 국내에서 특정인에게 알려지고 나서 빛을 보기까지 보통 20년이 걸렸기 때문이다. 로얄젤리는 60년대부터 국내 양봉업자들이 생산하기 시작했지만, 매스컴의 보급률이 낮아 일반인에게 알려지기까지 거의 30년이 걸렸고, 화분은 20년, 지금 붐을 일으키는 알로에도 20년이나 걸렸다. 이 소재들보다 더 효능이 있는 것이 프로폴리스이기 때문에 대중화되기까지 20년은 걸리지 않을 것으로 여겨진다.

프로폴리스가 국내에 알려진 것은 7~8년에 불과하기 때문에, 식품공전에 등재되려면 빠르면 5년 그렇지 않으면 10년은 지나야 할 것이다.

화분이 제약회사에서는 오래전에 pollen제품, pollen extract제품으로 제조허가가 나왔지만, 건강보조식품으로 제조·유통할 수 있게 된 것은 1989년 식품위생법에 따라 화분이 건강보조식품 품목으로 지정됨으로써 가능해졌다. 국내에서 본격적으로 유통된 지 20여 년 만에 건강보조식품으로 제조허가를 받을 수 있게 되었다.

우리나라 정부에서는 어느 나라보다 앞서 주도적으로 선별하고 분석해서 식품공전에 올리는 것이 아니라, 특정 소재에 대한 붐이 일어나고 수입업체들의 요청이 증가하면 그때서야 관련기관에서 소재에 대한 안전성 검사 등을 거쳐 식품공전에 등재하게 된다.

프로폴리스가 외국에서는 의약품뿐만 아니라 건강식품으로도 허가가 나와 있기 때문에 지금 무제한으로 수입되고 있다. 이것이 국내에서 큰 붐을 일으킨다면 5~10년 뒤에는 제조허가가 나올 수밖에 없을 것이다.

과대광고를 합리화시키는데 제일 좋은 방법이 지명도 있는 교수를 이용하는 것이고, 그다음이 의료계에 종사하는 의사나 약사를 이용하는 것이다. 저명인사를 통해 매스컴을 타면 좋은 것(국내산 화분)을 최하품으로, 나쁜 것을 최상품으로 만들 수도 있다.

- 필자가 『양봉계』 1992년 9월호에 기고한 글을 수정·보완하여 실은 것입니다. -

1992년 위의 글을 기고하며 프로폴리스가 5년 내에는 건강보조식품으로 허가가 나오지 않을 것으로 생각했는데 1995년부터 식품공전 건강보조식품 품목군에 새로 추가되면서 프로폴리스제품을 건강보조식품으로 제조·판매할 수 있게 되었다.

일본에서는 85년 나고야 세계양봉대회부터 프로폴리스가 주목받기 시작하면서 87년 '일본 프로폴리스협의회'가 구성되어 연구와 생산이 활성화되었고, 94년 프로폴리스 단일 품목의 매출액이 200억 엔(1,600억 원)에 이를 정도로 급성장하였다. 이러한 영향으로 우리나라에도 많은 프로폴리스제품이 수입되었고, 국내에서도 생산할 수 있도록 해야 한다고 건의하는 단체도 있었기 때문에 예상보다 빨리 가능했다.

이후 프로폴리스는 효능의 우수성 때문에 건강식품뿐 아니라 치약과 화장품, 껌, 사탕 등 다양한 가공품으로 생산되고 있어 그 인기가 더욱 높아질 것으로 여겨진다.

6. 프로폴리스는 왜 동유럽에서 먼저 연구되었나?

헝가리, 체코슬로바키아, 루마니아, 불가리아 같은 동유럽 국가들이 공산국가가 되면서 국력은 점점 쇠퇴해져 국민의 생활환경은 바닥권에 머물렀다. 그러나 그들은 높은 교육 수준과 찬란한 문화를 가진 국가들이었다.

근세 문학과 예술을 발전시킨 르네상스시기를 거치면서 건축과 문화적인 황금기를 맞이했고, 19세기 말부터는 제철, 기계공업 등의 중화학공업이 육성되기도 했다.

그러나 2차 세계대전 이후 소련의 영향력으로 동유럽이 공산화되면서 경제적인 어려움을 겪게 되었고, 과학, 의학 분야도 다른 서유럽국가들보다 낙후되었다.

현대의학을 발전시키려면 많은 연구비와 시설비가 들어간다. 일반적으로 특정질병을 치료할 신약개발에 걸리는 시간은 약 10년 정도이고, 비용은 수천억 원 정도 소요된다고 한다. 또한, 경제수준이 높지 않은 나라에서 수억에서 수십억 원에 이르는 고가의 의료장비를 종합병원에서도 갖춘다는 것은 어려운 일이다.

경제수준은 낮지만, 정신적 문화수준이 높은 동유럽에서는 현대의학을 발전시키기 위해 막대한 비용을 들여 의약품을 개발하는 것보다는 돈이 적게 드는 전통 민간약재들을 과학적으로 규명하는 것이 국가적 차원에서 더 이익이었다. 그래서 연구개발에 막대한 비용이 소요되는 항생제 등의 합성신약을 대체할 수 있는 민간의약 소재를 찾아 연구하기 시작했다.

이들이 연구하던 물질 가운데 하나가 프로폴리스였다. 그들이 임상시험의 놀라운 효능에 매료되어 지속적으로 연구하였고, 연구하는 학자들이 수십 명에 이르자 그 열기가 동유럽에서 먼저 일어나기 시작했다. 이후 이 연구 자료들이 프랑스, 덴마크, 스웨덴 등의 나라로 전해지면서 프로폴리스제품 개발이 활성화되었다.

프로폴리스에 관한 연구논문 실적을 연도별로 보면 1970년도 이전에는 150편, 1971년~1980년에는 732편, 1981년~1990년에는 721편으로 계속 증가하는 추세이다. 연구논문 수를 나라별로 조사한 결과, 루마니아 510편, 구소련 212편, 폴란드 135편, 불가리아 98편, 유고슬라비아 57편, 독일 43편, 체코 41편, 일본 36편, 이탈리아 33편, 쿠바 23편 등으로 동유럽 국가에서 프로폴리스에 대한 연구가 더욱 활발했음을 뚜렷하게 확인할 수 있다.

전통 민간요법으로 사용하던 물질을 과학적으로 규명하는 연구는 경제적으로 열악한 공산국가에서 더 많이 진행되었다. 공산국가가 되기 전 선진국 수준이었던 쿠바가 그러했고, 60년대 말까지만 해도 GNP(국민 총생산)가 우리보다 높았던 북한도 그러했다.

북한은 현대의학을 발전시킬 수 있는 경제적인 여력이 없다 보니 집중적으로 연구한 분야가 그들이 동의학(東醫學)이라고 하는 한의학이다.

값싼 인력을 동원하여 국가적인 차원에서 집중적으로 발전시킨 동의학이 우리의 한의학보다 한발 앞선 듯한 모습을 보였다. 우리나라에서 소홀히 하였던 약재를 북한에서는 동물실험을 거쳐 상품화시킨 것도 상당수에 이른다. 필자가 가진 수십 권의 북한 한의학 서적 가운데 두세 권은 높이 평가할 수 있는 전문적인 책이다.

우리나라에서도 90년대 들어와 한의학에 대한 지원이 확대되면서 전통약재의 의학적 효능을 연구하는 학자들도 늘어났고, 전문 연구서적도 많이 출간되었다.

7. 프로폴리스는 치료제인가 치유제인가?

'치료제'와 '치유제', 이 두 단어가 어휘는 달라도 뜻은 같을 것으로 생각하는 사람도 있을 것이다. 낱말도 다르지만 뜻도 다르다. 국어사전에는 '치료'를 '병이나 상처를 잘 다스려 낫게 함.'이라고 했고, '치유'는 '치료하여 병을 낫게 함.'이라고 했다. 한자로 '治療(치료)'는 다스릴 치(治)와 병 고칠 료(療)를 사용하고, '治癒(치유)'는 다스릴 치(治)와 병 나을 유(癒)를 사용한다.

한자에는 '치료'에 타인(의술인)의 힘으로 고침을 받는 것을 다소 강조하는 뜻이 나타나고, '치유'에서는 자기 힘(면역기능)으로 스스로 고침을 받는다는 뜻이 더 내포되어 있다.

이것이 영어에서는 더욱 분명히 표현된다. 치료를 'medical treatment', 'medical cure' 즉 의학적인 치료의 뜻을 나타냈고, 치유는 'recovery'라 하여 '되찾다, 고치다, 회복' 등의 뜻이 있다.

'치료'는 약이나 의술로 고친다는 의미로 해석할 수 있고, '치유'는 면역력에 의해 병이 낫는다는 의미로 해석할 수 있다.

의사가 치료해서 낫는다고 할 때는 합법적인 용어가 되지만, 안마사가 몇 달 동안 지압이나 안마를 해서 치료가 된다고 하면 용어상 의료법위반이 된다. 그러나 치유가 된다고 할 때는 의료법위반에 적용되지 않는다.

제목을 쉽게 풀어서 이야기하면 프로폴리스는 약인가? 그렇지 않으면 면역을 강화시키는 식품인가? 라는 뜻이 된다.

프로폴리스는 건강기능식품법상 건강기능식품에 속한다. 법적인 측면에서 본다면 프로폴리스는 엄연히 건강기능식품이지만, 프로폴리스의 작용을 보면 기능성을 넘어서 약성(藥性)에 가까운 물질이다.

전장에서 논한 바 있지만 하나를 먹으라고 할 때 한두 개까지는 괜찮아도 그 이상을 먹어서 몸에 큰 부담을 준다면 이는 약성을 가진 물질이고, 정식 용량의 서너 배를 먹어도 인체에 부담이 없다면 이는 식품이라고 할 수 있다.

약리작용이 있을 때는 며칠 먹으면 낫지만, 영양기능만 있는 식품은 1~2개월 먹어도 큰 효과가 나타나지 않는 것이 특징이다. 그런데 프로폴리스는 치은염(齒齦炎)에 몇 번만 발라도 효과가 있다. 이런 것을 보면 프로폴리스는 엄연히 약에 속할 수 있는 물질이다.

약의 단점은 저항력을 약화시키고, 근본적인 치료가 잘되지 않는다. 외관상으로는 나은 것으로 보였다가도 면역기능이 떨어지면 다시 재발할 수 있고, 때로는 부작용도 유발할 수 있다. 그러나 약의 장점은 며칠 복용으로도 병이 나을 수 있고, 약에 따라서는 바로 효과가 나타난다.

식품의 단점은 바로 효과가 나타나는 것이 아니고, 장기간 섭취하였을 때 효과가 나타난다. 장점은 부작용이 없다는 것과 한곳이 좋아지기 시작하면 모든 기능이 다 좋아진다는 것, 그리고 식품으로 치유되었을 때는 재발성이 없다는 것이 특징이다.

프로폴리스는 피를 맑게 하면서 면역력을 키워 준다. 그리고 합성약품에서 올 수 있는 강한 부작용이 없기 때문에 식품에 속할 수 있는 물질이다.

프로폴리스는 약과 식품의 양면성을 갖고 있기 때문에 치료라는 말과 치유라는 말을 겸해서 사용할 수 있는 물질이기도 하다.

프로폴리스란?

1. 나무의 수지 성분과는 다르다.

프로폴리스의 주성분이 나무의 수지(송진 등)이므로 그냥 나무의 수지를 먹으면 프로폴리스와 같은 효과가 있지 않으냐 하고 문의하는 사람도 있다.

사람이 수지를 직접 채취한다고 하면 한 나무의 수지 밖에는 얻을 수 없지만, 꿀벌은 여러 수목에서 다양한 수지를 채집한다. 채집한 수지에 꿀벌의 타액과 밀랍, 꽃가루 등이 첨가되어 벌통 내 32~35℃ 온도에서 장기간 보존되는 과정에 여러 기능성분이 $+\alpha$ (플러스 알파)가 되어 새로운 기능을 가진 물질로 변화된 것이 프로폴리스이다.

로얄젤리도 꿀과 화분을 먹은 유봉(幼蜂)들이 인두선(咽頭腺)에서 분비하는 점액물질이지만, 꿀이나 화분에서 낼 수 없는 특별한 효능을 지니고 있다.

소나무나 오리나무 꽃가루는 견고한 피막으로 덮여 있어서 체내에 들어가도 흡수가 잘 안 될 정도로 단단하다. 이렇게 되어야 수술과 암술이 수정했을 때 다른 이물질이 침투하지 못하고 열매의 결실이 잘 이뤄진다.

그러나 꿀벌이 꽃가루를 채취할 때는 타액과 꿀을 다리에 발라가면서 꽃가루를 묻힌다. 꽃가루에 타액, 꿀이 닿으면 단백질과 수분 함량이 많아져 발효작용을 일으키는데, 발효가 되면 아무리 단단한 외피도 힘없는 보호막으로 변한다. 꿀벌의 타액이 첨가되지 않은 꽃가루는 체내에서 흡수가 더디지만, 타액이 첨가된 화분은 수분 흡수가 잘 되어 체내에서도 빠르게 흡수된다.

이처럼 벌의 타액과 꽃가루 등이 첨가되었을 때 다른 물질로 변화되어 특이한 효능을 주는 것이 봉산물의 특징이다.

필자가 참고한 『본초학』, 『실용동의약학』 등 여러 책에서는 "수지는 거담, 염증, 습진에 관계되는 질병의 연고제로 사용한다."고 했다. 혈액순환과 관계되는 질병에 효과가 있다고 한 문헌은 아직 찾지 못했다.

프로폴리스가 박테리아, 바이러스, 곰팡이 질환에만 효과가 있는 것이 아니라 암, 심장병, 동맥경화, 고혈압, 신장염, 관절염, 신경통, 간경화, 당뇨병 등 다양하게 효과를 나타내는 것은 수지에 꿀벌의 타액, 꽃가루 등 여러 가지 물질이 더 첨가되었기 때문이다.

2. 프로폴리스의 성분 분석

프로폴리스의 구성 성분은 벌들이 갖고 오는 식물의 종류에 따라 조금씩 다르게 나타나지만, 여러 가지 화합물로 구성된 복합 물질이다. 채집되고 나서 가공하지 않은 프로폴리스는 일반적으로 다음과 같은 성분으로 구성되어 있다.

프로폴리스 구성성분

구 성 성 분	함 량 (%)
수지(樹脂, resin)	50
밀랍(蜜蠟) 및 지방산(脂肪酸)	30
정유(精油, 방향유)	10
화분(pollen)	5
다양한 유기화합물과 미네랄	5

[Bankova et al. 2000, Langer and Schilcher 1999]

프로폴리스 성분분석

검 사 항 목	함 량 (%)
수 분	평균 3.9
수 지	50 ~ 55
정 유	8 ~ 10
밀랍(wax)	10 ~ 40
화 분	5 ~ 8
케르세틴(quercetin)	0.84 ~ 2.01
광물성분	철, 아연, 망간, 알루미늄, 마그네슘, 칼슘
비타민성분	프로비타민 A, 비타민 B_1, B_2, D, 니코틴산, 베타카로틴

* 케르세틴(quercetin): 플라보노이드계(flavonoid) 성분
출처: 「꿀벌의 활용과 고품질 양봉산물의 생산기술 개발(농림부. 1998)」

근래에 와서는 유기물과 무기물, 효소, 미량 물질들이 많이 밝혀지고 있다. 지금까지 고성능 액체 크로마토그래피(HPLC) 기기로 분석되어 밝혀진 프로폴리스 성분을 열거하면 다음과 같다.

유기산류 (organic acid)	안식향산(安息香酸; benzoic acid), 몰식자산(沒食子酸; gallic acid) 등
페놀산류 (Phenolic acid)	카페인산(caffeic acid), 계피산(cinnamic acid), 페룰린산(ferulic acid), 이소페룰린산(isoferulic acid), p-쿠마린산(p-coumaric acid) 등
방향족 알코올류 · 알데히드류	바닐린(vanillin), 이소바닐린(isovanillin), 계피알코올(cinnamic alcohol), 3,5-디메톡시벤질 알코올(3,5-dimethoxybenzyl alcohol), 유게놀(eugenol) 등
쿠마린류 (coumarines)	에스쿨레틴(esculetin), 스코폴레틴(scopoletin)
플라보노이드류 (flavonoids)	▶ 플라본류(flavones) : 크리신(chrysin: 이 성분으로 프로폴리스나 밀랍은 황색을 띤다), 텍토크리신(tectochrysin), 아카세틴(acacetin), 펙토리나리게닌(pectolinari-genin), 아피게닌(apigenin) 등 ▶ 플라보놀류(flavonols) : 케르세틴(quercetin), 케르세틴-3, 3'-디메틸에텔(3'-dimethylether), 캠퍼라이드(kaempferide), 갈랑긴(galagin), 캠퍼롤(kaempferol, 흥산화작용·암세포형성억제), 람네틴(rhamnetin), 이소람네틴(isorhamnetin), 람노시트린(rhamnocitrin), 이잘피닌(isalpinin) 등 ▶ 플라보논류(flavonones) : 피노셈브린(pinocembrin), 피노스토로빈(pinostrobin), 사쿠라네틴(sakuranetin), 이소사쿠라네틴(isosakuranetin), 피노반크신(pinobanksin), 3-아세틸피노반크신(3-acetyl pinobanksin) 등
미네랄	알루미늄, 바륨, 붕소, 크롬, 코발트, 구리, 철, 납, 망간, 몰리브덴, 니켈, 은, 셀레늄, 실리콘, 스트론튬, 티타늄, 바나듐, 아연, 칼슘, 규소, 마그네슘 등
비타민류	비타민 A, 비타민 E, 비타민 B군(B_1, B_2, B_6), 니코틴산아미드(nicotinic acid amide) 등
효소	아밀라아제(amylase), 카텝신(cathepsin), 리파아제(lipase), 이눌라아제(inulase) 등
기타성분	젠토로헤올(xanthorrhoeol), 프테로스틸벤(pterostilbene), 아미노산, 락톤(lactones), 폴리사카라이드(polysaccharides, 다당체), o- 및 m-쿠마린산, 겐티진산(gentisic acid) 등

이상의 성분들은 생산지역에 따라 다소 다를 수도 있겠지만 대부분이 비슷하다. 프로폴리스에는 아직도 밝혀지지 않은 미지의 성분이 더 함유된 것으로 보고 있다. 프로폴리스에 대한 연구가 더욱 늘어나고 있으므로 프로폴리스의 기능성도 점점 더 밝혀질 것으로 보인다.

3. 프로폴리스는 약성(藥性)을 가진 물질

프로폴리스에는 5대 영양소뿐 아니라 액상으로 추출하였을 때는 식이섬유도 들어 있지 않다. 이런 것을 보면 프로폴리스는 엄밀히 말해 식품이 아니고 약에 가까운 물질이다. 그런데 식품허가를 받을 수 있게 된 것은 식품공전에 품목이 등재되었기 때문에 가능해졌다.

이렇게 되기까지는 각 나라 양봉인들이 스스로 뭉친 데 있다. 약전(藥典)에만 나와 있으면 이는 약으로만 인정되기 때문에 프로폴리스 원괴(原塊)의 유통도 약사법에 적용을 받고, 제품의 제조나 판매에도 제한을 받을 수밖에 없다.

이 때문에 남미의 양봉인들은 약전에 오르는 것을 결사반대해 결국 식품으로 허가가 나오게 된 것이다. 프로폴리스의 식품허가는 제일 먼저 남미에서 인정되었고, 일본은 프로폴리스에 대한 기준·규격을 법률적으로 정하고 있지는 않으나 (재)일본건강·영양식품협회가 제정한 건강보조식품의 기준·규격에 따라 자율적으로 관리되고 있다. 우리나라에서는 시일이 오래 걸릴 것으로 여겨졌던 프로폴리스제품의 제조허가가 1995년 식품공전 건강보조식품 품목군에 새로이 추가되면서 가능해졌다.

필자는 남미에서 이미 프로폴리스에 대한 식품허가가 나온 것을 알고 1988년 8월, 허가 문제로 보사부(保社部)에 문의하였으나 프로폴리스가 식품으로는 허가받을 수 없고, 미국에서는 반창고 성분 등으로 허가가 나와 있다는 회신을 받은 적이 있다.

이 프로폴리스는 다른 건강식품과 같이 얼마간 붐이 일다가 몇 년 못 가서 없어질 그런 품목은 결코 아니다. 꿀, 화분, 로얄젤리와 같이 영구히 지속될 봉산물(蜂産物)이다.

일본에서는 94년도 건강식품 가운데 최고 매출액을 올린 것이 프로폴리스제품이었고, 2004년에는 4,000억 원대 시장을 형성할 정도로 급성장했다. 국내에서도 2000년대 들어와 프로폴리스를 첨가한 제품들이 건강식품뿐만 아니라 의약품, 화장품, 식품(껌, 캔디류 등), 생활용품(치약 등)에까지 확대되고 있으므로 앞으로 프로폴리스의 시대가 올 것으로 여겨진다.

4. 프로폴리스의 항균 기능

합성물질에 대한 효능이 밝혀지기까지는 여러 검증을 거쳐 오랜 시일이 걸리듯이 자연에서 생산된 어느 한 물질의 성분과 효능을 알기까지도 수십 년이 소요된다. 인체에 유효한 물질로 인정될 때까지는 거기에만 전념해서 연구하는 인원만도 보통 수십 명에 이른다.

국내에서는 프로폴리스를 깊이 있게 연구하는 학자들이 드물지만, 이웃 일본에서는 상당수에 이른다. 유럽에서는 저명한 학자들 가운데 프로폴리스에 대해 전문적으로 연구하는 학자들이 많다. 현재도 이들에 의해 프로폴리스의 기능성이 하나둘씩 밝혀지고 있다. 지금까지 밝혀진 성분들이 효능의 전부라고는 생각되지 않는다.

프로폴리스의 주성분은 플라보노이드로 알려져 있다. 플라보노이드는 식물의 염색체로서 지금까지 알려진 것만도 2,000여 종에 이른다. 그중에서도 플라본류(flavones)가 주종을 이루고 있다는 것이 라비에(P. Lavie) 교수에 의해 밝혀졌다.

플라보노이드의 연구는 1930년대부터 시작되었지만, 아직 밝혀내지 못한 것이 너무나 많다. 지금까지 알려진 것은 단백질에 영향을 주어 탄소동화작용을 일으킨다는 것과 그 외에 지혈작용과 혈액정화작용, 비타민의 상승효과를 높이는 데도 기여한다는 것이 밝혀져 있다.

플라보노이드가 적용되는 질병은 당뇨병, 십이지장궤양, 위출혈, 방광염, 요도염, 치질, 망막염, 고혈압 등이다.

프로폴리스에서 항균성분을 처음 발견한 학자는 빌라누에바(Villanueva, V.R.) 박사이다. 그는 1964년~1970년에 프로폴리스에 강력한 항균력을 지닌 갈랑긴(galangin)과 피노셈브린(pinocembrin)이 함유되어 있다는 것을 발표하였다.

식물마다 꽃가루의 성분이 다르듯이 수지도 식물마다 성분이 다르다. 화분은 벌들이 반입하는 그날 벌통 입구에서 채집되기 때문에 어느 꽃에서 모아 온 화분인지 바로 구별할 수 있다. 그러나 프로폴리스는 벌통 안에서 수개월 동안 저장되었던 것을 채취하다 보니 어느 식물에서 모아 온 수지인지 분별할 수가 없다.

단, 소나무향이 많이 풍길 때는 송진이 더 들어 있다는 것 정도밖에는 알 수 없다. 프로폴리스에 대해서 연구하는 학자마다 성분을 분석하였을 때 각각 다르게 나올 수 있는 것도 바로 이 때문이다.

프로폴리스를 여왕벌이 산란하기 전 벌집 안을 도포(塗布)하여 항균이나 살균에 강하도록 소독한 것을 보면 벌이 인간보다 그 효능을 먼저 안 것이다. 이런 것을 보고 옛사람들은 벌을 신령스러운 벌레라는 뜻으로 영충(靈蟲)이라고도 하였다. 프로폴리스를 인간이 벌로부터 채취하여 활용한 것도 수천 년이 된다. 그러나 프로폴리스의 기능성이 과학적으로 증명된 것은 그리 오래되지 않는다.

독일 프란츠 쾰러(Franz Koehler) 박사의 프로폴리스 항균 실험에 의하면 아래 열거된 박테리아(bacteria)는 24시간 내에 살균되었다고 했다.

O 유해 대장균
O 슈도모나스 플루오레센스(Pseudomonas fluorescence, 형광균)
O 루코노스톡균(Leuconostoc mesenteroides)
O 고초균(枯草菌, Bacillus subtilis)
O 디프테리아균(Corynebacterium diphtheriae)
O 세레우스균(Bacillus cereus)
O 엔테로박터 에어로제네스균(E. aerogenes) 등

목 안의 염증이나 디프테리아균 치료에는 열을 가하지 않은 프로폴리스로 실험하였을 때 스트렙토마이신(최초의 항결핵성 항생물

질) 보다 더 우수한 살균력과 항균력을 나타냈다고 했다.

독일의 훼웨레이슬(Feuereisl) 박사는 프로폴리스가 강한 항균력을 갖고 있어서 결핵균 예방에 적합한 물질이라고 했다.

영국에서는 사경을 헤매던 암환자들이 프로폴리스 덕분에 많이 소생되었다. 이 사람들이 서로 연결되어 프로폴리스에 대해서 더 깊이 있게 연구하도록 연구기금으로 100만 파운드를 모금해서 프로폴리스 연구기관에 기탁하기도 했다.

5. 프로폴리스의 항산화(抗酸化) 기능

인간은 공기 중의 산소가 없으면 잠시도 생존할 수 없다. 이것은 인간에게만 국한되는 것이 아니라 모든 동물과 식물에도 적용된다. 이러한 산소가 우리에게는 필수불가결한 물질이지만, 격렬한 운동이나 자외선, 혈액순환장애, 스트레스 등으로 과잉 생산된 산화력이 강한 활성산소(活性酸素, 유해산소)는 몸속에서 산화작용을 일으켜 인체의 정상적인 DNA와 세포, 조직을 공격하여 손상시킨다.

활성산소는 적당량이 있을 때는 세균이나 이물질로부터 몸을 지키지만, 너무 많이 발생하면 정상세포까지 무차별 공격하여 세포를 산화, 손상시켜 각종 질병(동맥경화, 암 등)과 노화의 주범이 된다.

현대인의 만성질환 중 약 90% 정도가 활성산소와 관련이 있다고 알려져 있고, 그중에 대표적인 것이 암, 동맥경화, 당뇨병, 뇌졸중, 심근경색증, 아토피 등이다.

우리는 "운동을 해야 오래 산다."는 말을 귀에 딱지가 앉을 정도로 들어왔기 때문에 운동선수들은 장수하는 것으로 생각하고 있다. 그러나 원광대 복지보건학부 김종인 교수가 1963년 1월부터 2000년 2월까지 37년간 사망한 사회 저명인사 2,142명을 조사해서 발표한 '직업별 평균수명에 대한 조사 연구(2000년)'에 따르면 대상자들의 전체평균수명은 71세였지만, 종교인이 79세로 평균수명이 가장 길었고, 체육인은 67세로 상당한 차이를 보였다. 운동선수의 평균수명이 종교인에 비해 15% 정도 짧은 것으로 나타나 있다.

이것은 전문적인 운동선수들이 건강을 위한 운동이 아닌 오로지 이기기 위한 운동을 하기 때문이다. 과도한 운동은 활성산소의 발생량을 증가시키므로 세포는 더욱 시달림을 받게 되어 질병발생률을 높이게 된다.

대부분의 운동생리학자, 스포츠의학자들은 격렬한 운동은 오히려 활성산소 생성을 증가시켜 세포 노화를 촉진하고 면역력을 떨어뜨릴 수 있다고 한다.

운동할 때 발생하는 유해산소가 심장의 노화에 미치는 영향에 관해 집중적으로 연구하고 있는 하버드의대 헤브루노인재활센터의 앤디 테일러 박사는 "고강도 훈련을 하는 운동선수가 단명하는 경향이 있는 것도 과다한 활성산소 때문으로 보인다."고 했다.

건강한 사람의 세포도 하루 평균 1만 번에서 10만 번 정도 활성산소로부터 공격을 받고 있다. 이런 활성산소가 체내에 들어가 다른 효소와 결합하여 세포를 해치게 되면 건강에 치명적인 해를 입게 된다.

인간의 수명은 유전인자와 영양에 의해 크게 좌우되는 것으로 지금까지 알려져 왔으나 근래에 와서는 활성산소라는 독소에 의해서도 크게 좌우된다는 사실이 밝혀졌다. 노화의 원인설로 가장 강력하게 대두되고 있는 것 가운데 하나가 '활성산소이론'이다.

우리 몸에는 좋은 물질이 있으면 그것을 반감시킬 수 있는 반작용의 물질은 언제나 있게 되고, 나쁜 물질이 있으면 그것을 없애려는 이로운 물질도 있다. 그러한 물질을 체내에 얼마나 많이 갖고 있느냐에 따라 인간의 건강이나 수명까지도 좌우된다. 이러한 활성산소로 인한 산화를 방어하는 항산화물질로는 비타민 C, 비타민 E, 베타카로틴(β-carotin) 등의 항산화 비타민과 플라보노이드, 카테킨(catechins), 탄닌(tannin), 클로로겐산(chlorogenic acid) 등의 폴리페놀 화합물, 그리고 글루타티온(glutathione) 등이 있다.

이러한 항산화물질을 자연적인 방법으로 섭취하면 큰 효과를 얻을 수 있다. 밀이나 쌀의 씨눈, 채소의 푸른 잎 등에 많이 함유된 토코페롤이라 불리는 비타민 E는 생체 내에서 활성산소를 제거시키므로 항산화 작용을 발휘한다. 야채나 과일에 많은 폴리페놀 화합물은 항산화 기능뿐 아니라 콜레스테롤이 소화관으로 흡수되는 것을 막아주기 때문에 혈중 콜레스테롤의 수치를 낮추는 작용도 한다.

또 항산화 효소인 SOD(superoxide dismutase)는 체내에서 활성산소를 제거하여 산화를 막아준다. 우리 몸에 활성산소가 증가하여도 이것을 제거하는 SOD가 활발히 생성되면 아무런 문제가 없다.

프로폴리스에는 모든 질병의 원인이 되는 생체 내 산화작용을 억제하는 항산화물질인 플라보노이드가 다량 함유되어 있고, 활성산소 제거효소인 SOD의 활성을 증가시키는 기능도 있다.

2004년 식품의약품안전청 연구용역사업에서는 쥐에게 고지방 먹이를 제공하여 산화손상을 유도시키면서 먹이에 프로폴리스를 첨가시켜 프로폴리스의 항산화 효과를 관찰한 결과, 적혈구의 SOD 활성이 유의적으로 증가하였다. 또한, 크로아티아의 Ivona Jasprica 박사 등(2006)은 건강한 성인 47명에게 하루에 총 플라보노이드 16.25mg에 해당하는 프로폴리스를 섭취시켜 과산화지질물질인 MDA[1]가 감소하고 혈장의 SOD 활성이 증가하는 것을 관찰하였다.

1) MDA(malondialdehyde, 말론디알데히드): 지질(脂質, 지방)의 소화 과정에서 산화하여 나오는 부산물로써 몸 안에 쌓이면 노화가 빨라지고, 동맥경화와 같은 심혈관질환을 일으키게 된다. 대기오염, 흡연, 지나친 음주, 육류섭취, 독성물질 노출 등에 의해 생성이 증가한다.

6. 벌집에서 추출한 항암물질

  '벌집서 항암물질 추출'

  이러한 제목의 기사가 오늘자(1991년 10월 8일) 동아일보에 나왔다는 것을 서울에 있는 한 지인으로부터 전화를 받고 알았다.

  "김 선생은 프로폴리스에 대해 많은 연구를 하고 있기 때문에 혹 도움이 될까 해서 알려 준다."고 했다.

  중앙일간지 2부를 받아보고 있었지만 동아일보는 구독하지 않았다. 이것을 알려준 그분이 너무 고마웠고, 이로 인해 바로 구입해 볼 수 있었다.

니혼게이자이신문(日本經濟新聞)에 나왔던 기사를 인용한 것이었지만 프로폴리스에 대해 일반인들이 잘 모르고 있을 때 신문에 보도된 것만으로도 반가운 일이었다. 보도된 내용은 일본 국립예방위생연구소와 교와발효연구소 연구팀이 공동 연구한 결과를 발표하면서 프로폴리스에서 항암물질을 추출하였고, 놀라울 정도의 항암효과가 있음을 확인했다는 것이었다.

이 연구팀은 병이 진행된 자궁경부암환자와 간암환자 수 명에게 프로폴리스를 먹인 결과 3개월에서 1년 후에는 암세포가 거의 사멸했다고 한다.

일본 국립예방위생연구소의 마츠노 테츠야(松野哲也) 박사는 수년간 종양세포의 에너지대사에 관해 연구해오면서 몇 차례 연구논문까지 발표한 바 있다. 그는 프로폴리스에서 항종양세포 활성물질을 단리(單離), 정제하여 화학구조를 본격적으로 연구한 연구가이다.

프로폴리스에 대한 연구가 쉽지 않은 것은 프로폴리스에는 다양한 성분이 함유되어 있고, 지역에 따라서도 다소 차이가 있기 때문이다. 프로폴리스에는 수백 종류의 성분이 함유되어 있는 것을 확인한 마츠노 박사는 '프로폴리스는 약리물질의 보고'라는 결론을 내린 바 있다. 프로폴리스는 사용하면 할수록 그 효능에 대해 놀랄 수밖에 없기 때문에 여기에 대해 이의를 제기할 사람은 아무도 없을 것이다.

7. 보조 치료제로도 우수하다

　병원에 입원하면 담당의사는 환자와 보호자에게 처방된 약 외에 다른 약이나 식품은 일절 먹지 못하도록 특별한 주의를 준다. 그럴 수밖에 없는 것은 다른 것을 사용하면 치료에 혼선을 가져올 수 있고, 오남용에 의한 부작용이 결국은 병을 악화시킬 수도 있기 때문이다.

　프로폴리스를 자연항생물질로 생각하고 수술 즉시 섭추하였다가는 봉합부위가 화농 될 수도 있다. 이것은 필자의 경험에서 얻어진 것이다. 프로폴리스는 수술 후 보름 정도 경과했을 때 섭취하는 것이 좋다.

　의사는 혈관을 수축시키려는 약제를 처방하였는데 환자는 도리어 확장시키는 물질을 섭취하거나, 그와 반대로 의사는 혈관을 확장시키려고 하는데 환자는 수축시키는 반작용 물질을 섭취할 경우 병은 악화될 수밖에 없다. 환자 측에서는 이러한 것이 약리작용에 의해 올 수 있는 것으로 여기고 주의할 필요가 있다. 1g을 복용해야 할 때 1g을 복용해야지 2~3g 과하게 복용했을 때는 부작용을 유발할 수 있는 것이 약리작용이다.

　화분(花粉), 로얄젤리, 꿀은 약리작용이 아닌 영양학적 작용에 의해 효능을 나타내기 때문에 우리가 먹는 밥과 같이 평생 덕어도 괜찮은 1차 식품이다. 이러한 것은 1g 먹으라고 할 때 3~4g을 먹어도 인체에 부작용이 없다. 그래서 누구의 제한을 받지 않고 섭취해도 무관하지만, 이 방면에 조예가 깊은 전문가들이 없는 관계로 면역강화식품으로는 최고의 1차 식품인데도 이것을 섭취하지 못하게 할 때도 있다.

　오스트리아의 프란츠 픽스(Franz K. Feiks) 박사는 위궤양 환자 294명을 선정하여 이 가운데 108명은 종전 방법대로 처방을 하면서 프로폴리스를 보조치료제로 첨가하였고, 나머지 186명은 종전 치료 방법대로 의약품만으로 처방하였다.

　2주 후에 임상결과를 조사했을 때 프로폴리스를 보조치료제로 사용하였던 108명 중에서는 90%에 해당되는 98명이 완치되어 퇴원한 반면, 프로폴리스를 사용하지 않았던 186명 중에서는 55%인 102명만이 완치되어 퇴원했다.

　예전에 필자에게 있었던 일이다. 새벽 4시 반에 일어나 새벽기도를 갈 때 춥다는 생각이 들었다. 그러나 부산에서 영하 3~4℃ 내려가는 날은 많지 않아, 그런 추운 날씨에 옷을 얇게 입어서 오는 단순한 추위로만 생각했다.

　집에 들어오자마자 7시 차를 타기 위해 옷을 갈아입기가 바쁘게 출발했다. 9시에 영천에 있는 공장에 도착했을 때는 다소 춥다는 생각이 들었지만, 영하의 기온 탓으로 여겼다. 몇 군데 일을 보고 저녁에 돌아올 때는 단순한 추위 때문이 아닌 몸의 미열 때문에 오는 오한으로 느껴졌다.

　밤 9시 집에 도착해서 체온을 재어 보니 38.4℃나 올라가는 고열이었다. 집에 있던 아스피린 2정과 프로폴리스제품인 '꿀프로-킹'을 찻숟가락으로 한 숟가락 떠먹고 누웠지만, 오한은 계속되어서 방안 온도를 더 높였다. 서너 시간 잠을 자면서 땀을 흘리고 나니 추운 것이 없어졌다. 아침에 일어났을 때는 평상시와 다름없는 건강한 몸으로 출근할 수 있었다.

온종일 열이 있었고 저녁에는 고열까지 있었는데, 이것이 아스피린 2정으로 깨끗하게 나았다고는 생각되지 않는다. 아스피린과 강한 항바이러스 작용을 하는 프로폴리스의 상승작용으로 인해 그런 효과가 있었던 것으로 여겨진다.

8. 봉산물에도 알레르기 반응이 있다

일반인들 가운데 우유, 땅콩, 복숭아 등을 먹으면 가려움이나 알레르기 반응이 일어나서 먹지 못하는 사람이 있다. 봉산물 중에서 로얄젤리는 알레르기 반응을 일으키지 않으나, 화분(花粉), 프로폴리스, 벌침에서는 알레르기 반응이 올 수 있다.

꿀에서 알레르기 반응이 있다면 옻나무 꿀에서나 올 수 있다. 양봉의 대가로 널리 알려진 원주의 백형수(강원밀봉원 원장) 선생은 "옻나무 군락지에 가서 채밀(採蜜)할 때 구경 온 아주머니들에게 꿀을 몇 숟갈씩 주었더니 옻이 올라서 크게 당황했던 일이 있었다." 이때 채밀한 꿀은 모두 꿀벌의 겨울 먹이로 사용했다고 했다. 옻나무 꿀 외에 알레르기 반응을 일으키는 꿀은 국내에서는 없다.

가장 심한 것은 벌침의 독에서 오는 알레르기이다. 봉독은 상대방을 공격하기 위해서 만들어진 물질로, 보통 때는 몸속에 있다가 쏠 때는 바늘이 튀어나와 가는 관으로 연결된 독낭(毒囊)에서 포름산(formic acid, 개미산)이라는 독성 있는 액이 주입된다.

벌이 침을 사용하게 되면 침 부위가 떨어져 나가 12시간 이내 죽게 된다. 그러므로 벌이 침을 사용할 때는 생명과도 맞바꿀 수 있을 정도의 위급한 상황에서만 사용한다. 사람이 벌에 쏘이면 그 부위가 붓고, 얼굴에 열이 오르면서 심장의 부담까지 느끼는 일도 있다. 하루가 지나면 그 부위가 가려워서 긁게 된다. 부기가 빠지기까지는 보통 5~7일이 걸린다. 이때 암모니아수를 바르는 것이 제일 좋고, 그렇지 않으면 식초(양조식초)를 바르는 것도 한 방법이 된다. 가려움이 심하면 성인은 항히스타민제를 한 알 먹으면 쉽게 가라앉는다.

화분을 그대로 먹었을 때 알레르기 반응을 일으키는 사람은 옻나무 화분이나 개옻나무 화분을 섭취했을 때 오게 된다. 화분을 먹어서 배가 아픈 경우는 80~100명 가운데 1명 정도 발생했다. 이것은 필자가 화분을 준 사람 가운데 배가 아팠던 사람의 확률이지만, 지금은 예전보다 높아져 30~40명 가운데 1명이 있을 정도로 많아졌다. 그러나 화분의 피막이 파손될 정도로 미세하게 분쇄하거나 화분을 발효시켰을 때는 그러한 증세가 없기 때문에 두리원에서는 특수하게 제조된 화분을 사용하고 있다.

프로폴리스를 만졌을 때 알레르기 반응을 일으키는 사람도 있다. 김석호(경기도 파주군 적성면 마지리) 할아버지께서는 수년 동안 양봉을 하였지만, 벌통을 만지면 알레르기 반응이 와서 벌통을 살필 때마다 고무장갑을 끼고 내검을 하신다고 했다. 이런 사람은 200~300명 가운데 1명 정도이다.

프로폴리스를 섭취했을 때는 더 많은 알레르기 반응이 올 수 있다. 그러나 프로폴리스를 채취하여 몇 년 두었다가 사용하면 알레르기에서 오는 반응을 많이 줄일 수 있다.

9. 혈액농도를 낮춘다.

필자가 다니던 교회에서 전 교인이 단체헌혈을 한 적 있었다. 교인들 중에서도 건강하다고 자부하던 필자와 김성진 씨 두 사람은 사전 혈액검사에서 혈액농도가 낮다는 이유로 하고 싶었던 헌혈을 하지 못했다.

김성진 씨는 "나 같은 사람이 헌혈할 수 없으면 어떤 사람이 할 수 있는가?"하면서 불만을 토로하기도 했다.

나 자신이 헌혈할 수 없었던 원인이 어디에 있었을까 하고 생각했을 때 섭취하던 프로폴리스와 관련이 있지 않을까 하는 생각을 하게 되었다. 그렇다면, 김성진 씨도 프로폴리스와 관련이 있을 거라는 생각이 들었다. 신경통에 프로폴리스를 먹었더니 좋아졌다면서 얼마 전에 2개월분을 다시 가져간 것이 생각나 "'프로-킹(화분과 프로폴리스를 혼합한 제품)'은 잘 먹고 있느냐?"하고 물었더니 "꾸준히 잘 먹고 있다."라고 했다.

이 일을 계기로 프로폴리스 성분 중에서 혈액순환을 잘 시키는 촉진제 역할을 하는 플라보노이드가 혈액의 농도를 낮춰 줌으로써 혈액순환을 잘 되게 한다는 사실을 알게 되었다.

체액이 산성화되면 혈은 탁해진다. 탁해진 혈이 맑아지면 산성체질도 알칼리성체질로 바뀐다. 알칼리성체질이 될 때 콜레스테롤의 수치도 낮아지고 심장의 부담도 덜어준다.

혈액순환을 촉진하는 프로폴리스를 과하게 섭취했을 때는 지혈을 더디게 하는 부작용이 있듯이 우리가 잘 아는 해열·진통제 아스피린(aspirin)도 혈전(血栓) 예방 효과가 있어서 하루 1정을 복용하면 심혈관질환이나 심장마비를 방지하지만, 다량 복용할 경우에는 지혈을 방해하는 부작용이 생긴다.

아스피린의 주성분은 버드나무 껍질에서 추출한 살리실산(salicylic acid)을 유기합성한 아세틸살리실산(acetylsalicylic acid)이다.

아스피린의 개발에는 이러한 일화가 있다. 기원전 5세기 히포크라테스가 남긴 버드나무의 잎과 껍질이 통증완화에 효과가 있다는 기록과 버드나무 껍질 삶은 물을 먹으면 통증이 가시고 해열이 된다는 서양 민간요법에서 힌트를 얻어, 유럽 과학자들이 19세기 초 버드나무껍질에서 통증 완화 성분인 '살리신(salicin)'을 발견했다. 이후 1897년 독일 바이엘 社에 근무하던 펠릭스 호프만(Felix Hoffmann) 박사는 오랫동안 류마티스를 앓던 아버지가 콜타르에서 추출한 살리실산을 먹느라 힘들어하는 모습을 보고, 아세트산을 이용해 화학적으로 순수하고 안정된 형태의 아세틸살리실산을 개발하는 데 성공했다. 이것을 제품화한 것이 '아스피린'이다.

꿀벌과 프로폴리스

1. 프로폴리스의 생산

1) 철저한 분업

여왕벌의 수명은 수년이지만 일벌의 수명은 비교적 짧아서 봄에서 9월 초까지 활동이 활발한 시기에는 보통 30~40일, 비활동기인 겨울에는 6개월 정도의 수명을 갖고 있다.

이 생애 중 전반기는 벌집의 청소, 육아(育兒) 등 내부의 일을 수행하는 내역봉(內役蜂)으로 일하고, 후반기에는 정찰·방어와 꿀, 꽃가루, 프로폴리스를 채집하는 외역봉(外役蜂)으로 일하게 된다.

일벌은 출생 후 1~3일 동안은 자신의 몸을 청소하고, 먹이는 다른 일벌들로부터 받아먹는다. 그 후로는 여왕벌이 산란하면 알을 보호하고, 유충을 양성하는 구역인 산란권(産卵圈) 주위를 돌아다니며 몸에서 나오는 체온을 발산시켜 내부 온도를 높이는 데 기여한다.

출생한 지 5~6일이 되면 유충들이 있는 방(房)을 찾아 꿀과 화분을 먹여주는 일과 인두선(咽頭腺)을 통해 점액물질(로얄젤리)을 생산한다. 점액 분비는 나이가 들면서 줄지만 13일까지는 계속된다.

분비선(分泌腺)의 기능이 점차 쇠퇴하면 벌집의 재료인 밀랍(蜜蠟; beeswax)을 분비하는 납선(蠟腺)의 기능만 발달한다. 18~20일이 되면 꿀벌의 최전성기에 속한다. 이때는 남의 벌통에 꿀을 도둑질하는 도둑벌과 해충들을 막기 위해 벌통의 출입구인 소문(巢門)의 수문장으로 지킬 수 있는 시기다.

꽃에서 화밀이 분비되면 보통 13일부터 외역을 하게 된다. 프로폴리스 채집은 꿀이나 화분 채집보다 더 힘이 들므로 꿀벌들 가운데서도 노련한 늙은 꿀벌들이 채집에 종사한다. 프로폴리스를 채집하는 벌만은 다른 일은 일절 하지 않는다.

2) 계절과 온도

프로폴리스 채집은 봄부터 시작되지만, 기온이 높은 날에 하게 된다. 유밀(流蜜)이 잘될 때는 하지 않고 유밀이 끝난 후 채집이 이루어진다.

봄에는 온도가 20℃ 이상 올라갔을 때 가능하며, 하루 중 온도가 높은 오전 10시부터 오후 3시 사이에 주로 채집한다.

여름에는 더워서 일을 잘 하지 않으며, 가을에는 가을 유밀이 끝나고 나서 얼마간 하지만, 수지가 굳어지면 채집하는 것은 어려워진다.

프로폴리스의 채집과정과 용도

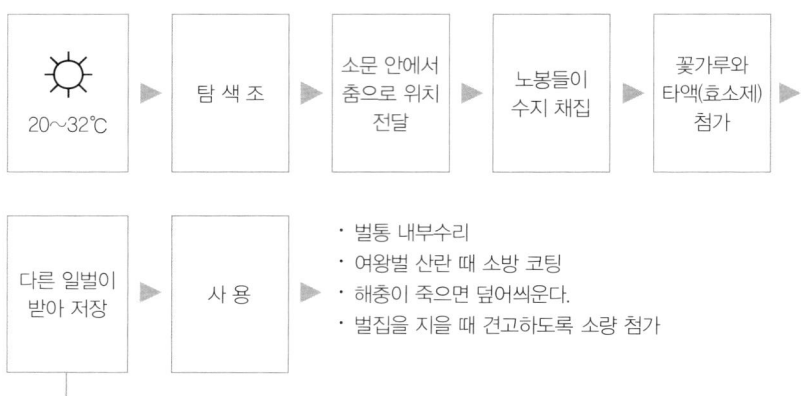

32~35℃에서 프로폴리스의 효력이 강화된다.

3) 다양한 수목에서 채집

 꿀벌이 프로폴리스의 원료가 되는 수지를 채집하는 것은 다년생 식물에서는 어떤 식물도 가능하다. 이른 봄 소나무에서는 솔잎이나 솔방울에서도 가능하지만, 대개 나무껍질 사이에 있는 수지성분을 채집한다.

 국내에서 생산되는 식물 가운데는 참나무, 소나무, 오리나무, 옻나무, 버드나무, 가죽나무, 회나무, 다래나무 등 다양한 수목에서 채집이 이루어진다.

4) 프로폴리스의 보관

 프로폴리스는 특별히 주의해야 하지 않는 상태에서도 보관할 수 있다. 그러나 열기가 있는 곳이나 직사광선을 받는 곳은 피하는 것이 좋다.

프로폴리스는 장기간 보관해도 화학적 성분이나 항균성 작용 및 효과에는 아무 이상이 없다는 것이 연구 결과에 의해 증명되었다. 특수한 성분에 의한 알레르기 반응이 없다면 신선한 것이 좋은 것으로 여겨지지만, 필자는 3년이 지난 프로폴리스 원괴만 사용하고 있다.

5) 몇 년 지난 프로폴리스를 사용한다.

국내산 프로폴리스는 부작용(알레르기) 때문에 사용할 수 없다는 말을 여러 사람으로부터 들었지만, 필자는 수년간 사용해도 그러한 일은 한 번도 없었다.

필자가 채취한 것에도 옻나무 프로폴리스가 안 들어갔다고 말할 수는 없다. 그런데 그러한 알레르기 반응이 없었던 것은 몇 년이 지난 숙성된 프로폴리스 원괴만을 사용했기 때문이다. 그렇다고 해서 효과가 떨어진 것은 아니었다. 효과는 뛰어나면서 부작용은 없었다. 이것은 시일이 경과하는 과정에 알레르기를 일으킬 수 있는 어떤 성분의 물질이 약화된 것으로 생각된다. 그래서 지금도 3년이 지난 프로폴리스 원괴만을 제품에 사용하고 있다. 그 때문인지 지금까지 두리원의 프로폴리스제품을 섭취하고 심한 알레르기 반응을 일으킨 사람은 없었다.

일부 판매업자 중에서는 국내산을 쓰려고 해도, 프로폴리스의 알레르기 반응 때문에 겁나서 쓰지 못하고, 남미 유칼리나무(eucalyptus)에서 채취한 프로폴리스만 사용한다고 했다. 이 말을 들었을 때 나의 판단이 빗나간 판단만은 아님을 알았다.

2. 벌통 내에 병이 없는 두 가지 요인

벌통 내부는 습도와 온도(32℃~35℃)가 높아서 곰팡이, 박테리아, 미생물이 번식할 수 있는 좋은 조건들을 갖고 있지만, 병 발생이 거의 없는 것은 두 가지의 큰 요인 때문이다.

1) 벌통 안에서는 배설하지 않는다.

입으로 들어갈 때는 깨끗한 음식물도 미생물의 집합체인 대장을 거쳐 밖으로 배출될 때는 절반이 세균 덩어리가 되어 고약한 냄새를 풍긴다. 이러한 소화기관의 구조는 인간에게만 있는 것이 아니고, 에너지를 발산시키는 동물이나 곤충에게도 있다. 단백질의 함량이 높은 음식물일수록 그 냄새는 더욱 강하다.

꿀벌에게 꿀이 주식이라고 한다면 고단위 영양식품인 화분은 부식이라고 할 수 있다. 이 때문에 꿀벌의 분비물도 세균 수치가 높다. 이것을 벌통 안에서 배설한다면 세균의 온상이 될 것이다. 그러나 꿀벌들은 벌통 안에 배설하는 일은 없다. 매일 활동하는 봄이나 여름은 말할 것도 없고, 긴 월동 기간에도 몇 달이고 그대로 참고 견딘다. 바깥 기온이 12℃ 이상 올라가면 그때야 벌통에서 나와 탈분(脫糞)을 하고 들어간다.

이른 봄 빨랫줄에 흰 옷을 널어두면 노란 반점이 묻어 있는 것을 간혹 볼 수 있다. 이것은 탈분한 꿀벌의 똥이다. 꿀벌 사회에서는 위생법규 같은 까다로운 법률도 필요치 않다. 스스로 위생관념을 갖고 공동체 생활을 충실히 잘하기 때문이다.

2) 항균 물질인 프로폴리스를 이용한다.

미국의 프로폴리스 연구가인 린덴펠서(Lindenfelser) 박사는 15종의 미국산 프로폴리스추출물을 사용하여 항균작용을 조사한 결과, 39종의 세균 중에서 바실루스균(桿菌, Bacillus)에 가장 효과가 높았고, 그람 양성구균을 포함한 25균주에 대해서도 강한 항균작용을 나타냈다. 이외에 폐결핵 세균에도 대항하는 작용이 있는 것으로 확인되었다.

빌라누에바(Villanueva, V.R.) 박사는 프로폴리스 속에 수십 종의 플라보노이드 성분이 함유되었음을 밝혀내면서, 플라보노이드 성분 중에도 강력한 항균력을 지닌 갈랑긴(galangin = 3,5,7 – trihydroxy-flavone)과 피노셈브린(pinocembrin) 성분이 들어 있어 벌집 속이 무균상태를 유지할 수 있다는 사실을 과학적으로 밝힌 바 있다.

독일 키일대(Kiel Univ.)의 벤스 하브스틴(Bent H. Havsteen) 박사는 1980년 제5회 국제 프로폴리스 심포지엄에서 '플라보노이드가 풍부하게 함유된 프로폴리스' 라는 논문 발표를 통해 프로폴리스 성분 중 "플라보노이드가 바이러스에 대하여 탁월한 방어력을 가지는 이유는 수십 종의 플라보노이드 성분들이 세균에 대한 강력한 방어벽 역할을 하기 때문이다."고 했다. 플라보노이드는 세균 및 바이러스의 작용을 무능화시켜 면역상태와 같은 효과를 나타내며, 프로폴리스의 생리활성 기능을 나타내는 가장 중요한 성분이라는 것을 학계에 보고하였다.

프로폴리스에서 항균 효과를 나타내는 성분으로는 피노셈브린, 갈랑긴, 카페인산(caffeic acid), 페룰린산(ferulic acid) 등이 있고, 살균 성분은 피노셈브린, 피노반크신(pinobanksin), 카페인산, 벤질 에스테르(benzyl ester), 사쿠라네틴(sakuranetin), 프테로스틸벤(pterostilbene) 등이 있다.

항바이러스 성분으로는 카페인산, 루테올린(luteolin), 케르세틴 등이 있다(Schmidt & Buchmann, 1992).

꿀벌은 항균, 살균, 항바이러스 작용을 가진 프로폴리스를 벌집 내벽과 입구에 충분히 바름으로써 벌집 안의 질병 발생을 최소화시키고 있다.

3. 말벌에 쏘였을 때

벌 중에서도 가장 무서운 벌이 말벌(胡蜂)이다. 일반적인 꿀벌의 몸길이는 보통 12~14㎜인데 반해 말벌은 20㎜가 넘고, 말벌 중에 가장 크고 위험하다는 수컷 장수말벌의 몸길이는 40㎜가 넘는다.

봄철에는 말벌 보기가 어렵지만 무더운 여름이 지나면 말벌의 번식력이 왕성해져 봄에 한 마리가 가을에는 백 마리까지 늘어나 밤나무나 참나무 숲에서 쉽게 볼 수 있다. 말벌은 꿀벌이 먹는 화밀,

나무 수액 이외에 곤충계의 포식자답게 자기 체형보다 작은 벌이나 나비, 애벌레, 잠자리까지 잡아먹는 육식 성향의 벌이다.

말벌은 꿀벌을 잡아먹는 것으로만 끝나는 것이 아니라, 놀부 심보보다 더 고약해서 다른 벌들을 집단공격하여 죽이는 습성이 있다. 죽일 때는 한 마리가 와서 죽이는 것이 아니라 2~3마리가 와서 벌통 앞에 앉아 나오는 벌마다 모두 물어 죽이기 때문에 30분 정도만 공격해도 벌통 안에 들어 있는 벌의 절반은 죽게 된다. 죽여 놓은 벌을 보면 말벌의 잔인성에 그저 놀랄 뿐이다.

꿀벌들이 나오지 않고 벌통 안에 그대로 있으면 말벌이 벌통 안에까지 들어가지 못하기 때문에 해를 입지 않는다. 그러나 동료의 희생을 보고 그대로 피하지 못하는 것이 꿀벌들의 동료애요, 희생정신이다 보니 벌통 밖으로 나와서 끝까지 싸우다가 큰 피해를 보게 된다. 게다가 말벌을 물리치는 유일한 방법이 수많은 꿀벌이 말벌 한 마리를 에워싸 봉구(蜂球, 벌 덩어리)를 만들고서 말벌의 치사온도(섭씨 44~46℃) 이상으로 열을 가해 죽이는 열 공격이므로 피해가 더 커진다.

전쟁사에 옥쇄(玉碎)라는 말이 있다. 적군에 항복하지 않고, 명예나 충절을 위하여 끝까지 싸우다 전원이 다 죽는 것을 말한다. 제2차 세계대전 때 일본군은 패전으로 궁지에 몰리자 옥쇄작전을 펼치기까지 했다. 일본군이 혹 꿀벌에서 그 정신을 배운 것은 아닌가 하는 생각이 들었다.

일반적으로 말벌은 건드리지 않으면 공격을 하지 않지만, 벌집을 건드린다거나 말벌을 잡으려고 했다가 단번에 잡지 못했을 때는 큰 위기를 느껴 바로 공격을 가한다.

3. 꿀벌과 프로폴리스

필자가 예전 양봉업을 했을 때 말벌에게 귀 뒤쪽을 한번 쏘인 일이 있었다. 직원이 말벌을 잡으려 했다가 잡지 못하자 엉뚱하게 옆에서 공격을 당한 것이다. 서양꿀벌에 쏘였을 때 느끼지 못하였던 심한 통증과 함께 코에서는 더운 훈기가 나오면서 소똥 냄새가 강하게 풍겼다.

가을에 성묘객이나 벌초객이 벌에 쏘여 사망했다는 뉴스가 가끔 나온다. 이것은 토종벌이나 서양꿀벌에 쏘인 것이 아니고, 말벌에 쏘여 사망한 것이다. 말벌 한 마리가 한 번 쏘는 독은 꿀벌 15마리가 쏘는 독의 양과 맞먹을 정도로 강하다. 꿀벌은 단 한 번 침을 쏘면 죽지만, 말벌은 침이 꽁무니에서 완전히 빠지지 않기 때문에 몇 차례나 계속 공격할 수 있다.

매일 벌통을 다루다 보면, 몇 마리의 벌에는 언제나 쏘이게 된다. 쏘여도 크게 아프거나 붓는 것은 없다. 그러나 말벌에 쏘였을 때는 눈에서 눈물이 찔끔 나올 정도로 아팠다.

어느 양봉인이 "말벌에 쏘였을 때 프로폴리스를 사용하면 좋다."는 말을 들은 기억이 있어 덩어리로 되어 있는 프로폴리스를 광목 위에 올려놓고 촛불로 녹여 아픈 부위에 붙였더니 10분이 지나자 통증이 가시는 것을 경험했다. 프로폴리스 때문인지는 몰라도 크게 붓지도 않았고 통증도 없었다. 그 후 프로폴리스가 코카인보다 3~5배의 강한 진통 효과가 있다는 것을 자료를 통해 알게 되었다.

4. 벌통의 내부온도는 32~35℃

벌통의 크기는 일반적으로 사과상자(15kg)보다 4분의 1 정도가 더 크다. 이 벌통 속에는 늦가을과 이른 봄을 제외하고는 1만 5천~2만 마리의 벌들이 빽빽하게 붙어 생활하고 있다. 벌통 속의 습도가 낮을 때는 20%, 높을 때는 85%까지 올라간다. 습도가 높은 시기는 꽃에서 꿀이 분비되어 채밀이 잘되는 유밀기(流蜜期)때다.

여왕벌이 산란한 알이 부화하여 일벌이 되는 데 필요한 최저온도가 29℃이고, 가장 적합한 온도는 32~35℃이다.

봄에 벌통 내부를 점검하기 위해 뚜껑을 열고 개포(벌이 올라오지 못하게 덮어둔 천)를 벗기면 더운 훈기가 얼굴에 확 올라온다.

습도가 높고 기온이 32℃ 이상 되었을 때 번식이 잘 되는 것이 세균이다. 집단의 무리가 형성되어 비좁게 살면 공기까지 탁해져서 병의 발생률은 더욱 높아진다. 그러한 벌통 속에서 세균 발생이 거의 없는 것은 벌들이 야생곤충이기 때문에 저항력이 강해서 병이 없는 것으로만 알고 있었다. 그러나 이 모든 것이 항균성을 가진 프로폴리스 때문이라는 것이 근래에 와서 밝혀졌다.

병원 수술실에 소독한 수술복을 입지 않은 사람은 그 누구도 들어갈 수 없다. 이것은 환자의 세균 감염을 막기 위해서이다.

병은 세균에 의해 감염된다는 사실이 프랑스의 의학자 파스퇴르에 의해 밝혀졌지만, 벌들은 신기하게도 이 사실을 인간들보다 먼저 알고 있었던 것이다. 벌은 이것을 잘 활용하기 위해 자신들이 다니는 소문(巢門) 입구나 소비(巢脾, 벌집) 사이에 프로폴리스를 발라둔다. 벌이 출입할 때마다 다리에 닿으므로 자연스럽게 살균·소독되는 효과를 얻게 된다. 벌통 안은 여건상 병해 발생이 가장 높을 수 있지만, 질병 발생이 거의 없는 것은 이러한 요인 때문이다.

프로폴리스에는
이런 일도 있었다

1. 해독약 없습니까?

"김해용 선생이십니까?"

"네 그렇습니다."

왜 그러십니까? 라고 물어볼 기회도 주지 않고 대뜸 "프로폴리스를 해독할 수 있는 약을 좀 알려주십시오."라고 했다.

"먼저 이야기를 들어봐야 옳은 답을 드릴 수 있으니, 경위를 좀 알려주십시오."라고 했더니, 자신은 70대 노인으로 농사일은 힘에 겨워 못하고 꿀벌 10통 정도로 양봉을 하고 있다고 했다.

한 양봉인의 모임에 참석했더니 어느 양봉인이 입에 침이 마르도록 프로폴리스를 극찬하는 데 거기에 홀딱 반해 버렸다고 했다. 나이 많은 사람들에게는 돈보다는 건강이 더 중요하다는 생각도 들어 그때부터 프로폴리스를 부지런히 먹게 되었고, 아내에게도 열심히 섭취하도록 권했다고 했다.

처음 얼마간 먹을 때는 몸도 좋아지는 것 같아서 섭취량을 더 높였더니 3개월부터는 힘이 쫙 빠지는 것 같고, 기력도 없어져 봄에 벌을 어떻게 관리해야 할지 걱정이 앞선다고 했다. 섭취량이 일반 치료용보다 3배 정도 많은 양이었다.

"부작용이 적은 프로폴리스를 그렇게 섭취했으니 다행이지 만일 한약재인 부자(附子)나 초오(草烏)를 그렇게 섭취했으면 하체마비나 비장에도 탈이 났을 것이고, 일반 항생제를 그렇게 복용했어도 위장장애가 왔을 것입니다. 신경통이나 관절염에 사용하는 스테로이드제를 그렇게 복용했으면 얼굴, 심장, 내장도 크게 부었을 것이고, 뼈도 약하게 만들었을 것입니다."

"제가 과용을 해도 너무 했군요."

"그렇습니다. 병이 없는 사람도 소량으로만 섭취하면 평생 섭취해도 괜찮습니다. 그런데 어르신은 보통사람의 아홉 배나 되는 양을 3개월간 섭취했으니 그런 현상이 올 수 있습니다. 해독제요? 있습니다."

"봉산물에서 얻을 수 있는 것은 없을까요?"

"프로폴리스를 끊으시고 화분이나 로얄젤리의 양을 조금 높여서 3개월만 드시면 이전보다 건강은 더욱 좋아질 것입니다. 성인병은 몇 년간 잊고 지내셔도 괜찮을 것입니다."

"고맙습니다. 그렇게 해보지요."

할아버지의 일을 잊고 있었는데 3개월 뒤에 다시 전화가 왔다. 예전에는 힘이 없고 기어들어가는 목소리였는데, 지금은 아주 카랑카랑한 50대의 음성으로 들렸다.

이제는 건강도 전보다 더 좋아져서 벌 관리를 잘하였더니 강군(強群)이 되어서 올해 아카시아꽃에서 유밀(流蜜)만 잘 되면 많은 채

4. 프로폴리스에는 이런 일도 있었다

밀을 할 수 있게 될 거라면서 아주 밝은 음성이었다.

  어떤 제품이든 효과가 높으면 용량에 대한 용법도 잘 지켜야 한다. 그래야 본연의 가치를 더욱 인정받게 된다.

2. 프로폴리스와 부작용

  프로폴리스에 관한 여러 책에서는 "프로폴리스는 부작용이 없다."고 했다. "프로폴리스를 10년간 섭취한 사람도 있기 때문에 프로폴리스는 부작용이 없다."고 단정 지은 책도 있었다. 하지만, 부작용 유무는 섭취 횟수가 중요한 것이 아니라 섭취 용량에 좌우된다.

  필자는 액상일 때는 스포이트로 1회에 8~10방울(1㎖는 13방울 정도)씩 하루 2~3회 음용하도록 권한다. 이 용량은 예방을 위한 용량이다. 치료를 목적으로 음용할 때는 양을 높인다. 2~3개월이면 가벼운 통증이나 질병은 낫는다. 신경통이나 오십견도 1~2개월에 좋아지고, 가벼운 위염은 2~3개월이면 낫기도 한다. 특별한 병이 아니면 4개월이면 거의 효과가 있다. 그렇기 때문에 용량을 높여 오랫동안 음용할 필요가 없다. 치료가 아닌 예방으로 사용할 때는 치료량의 3분의 1 정도면 된다. 이 정도의 양이면 평생 섭취해도 괜찮은 것이 프로폴리스이다.

  프로폴리스에는 플라보노이드 성분이 많아서 혈액순환 촉진작용이 있다. 정상적인 생리가 있는 사람이 프로폴리스를 섭취하면 생리기간에는 양이 많아진다. 이러한 작용이 있는 프로폴리스를 코

피를 잘 흘리는 사람이 먹으면 더 흘릴 수도 있다. 과민성 대장염으로 장출혈이 있는 사람이 프로폴리스를 섭취할 때도 주의를 해야 한다. 그러나 궤양일 때는 출혈이 되다가 멎는 수도 많다.

수술환자에게는 봉합 부위에 지혈이 잘되면 상처가 잘 낫지만, 출혈이 되면 도리어 화농 되기 쉽다. 인체구조상 어느 한 부위만 지혈이 잘되고, 어느 한 기관에만 혈액순환을 잘 되게 할 수는 없다. 프로폴리스는 전신과 연관이 있다. 그러나 어느 한 부위가 좋아지면 거기만 작용한 것으로 생각하기 쉽다.

사람이면 누구나 잘되는 것을 좋아한다. 잘되는 것도 적당히 잘 될 때는 무리가 없지만, 너무 잘 되면 때로는 화를 자초할 수 있다.

혈액순환도 적당히 잘되면 좋아도, 너무 잘 되면 부분적인 통증으로 머리가 아플 수도 있다. 한약을 복용하면서 프로폴리스를 같이 섭취할 때는 한약의 양을 줄이든지 아니면 프로폴리스 양을 줄여야 한다.

한약재에는 혈액순환제가 가미되어 있다. 한약도 열심히 먹고, 프로폴리스도 열심히 먹는데 머리가 아프다고 하는 것은 혈액순환이 너무 촉진되어서 오는 현상이므로 모두 끊으면 금방 없어진다.

프로폴리스는 혈액농도를 낮추기 때문에 장기적으로 섭취하면 중풍 같은 질병은 예방할 수 있다. 무슨 물질이든지 효능이 뛰어나거나 강한 작용이 있으면 부작용은 반드시 따른다. 관절에 통증을 느끼는 사람이 부신피질호르몬인 덱사메타손(dexamethasone) 제를 2알만 복용하면 통증이 완화되거나 몇 시간은 멎는다. 그러나 이 약을 장기복용하면 골다공증을 유발하고, 내장 기관에도 여러 가지 해를 주기 때문에 투약할 때는 의사나 약사도 신중을 기한다.

몸을 덥게 하는 한약재인 부자(附子)도 단시일 복용할 때는 문제가 없지만, 독성이 강한 알칼로이드(alkaloid)와 아코니틴(aconitine) 성분이 함유되어 있어서 장기간 복용하면 신경마비, 호흡곤란, 경련 등 다양한 부작용을 유발한다.

프로폴리스는 효과에 비하여 부작용은 아주 적다는 것이지 부작용이 전혀 없다는 것은 아니다. 먹을 때 용량이 작으면 작을수록 그 용법을 잘 지켜야 한다.

3. 아르헨티나의 프로폴리스 사건을 접하고

"아르헨티나 보건비상사태 선포, 프로폴리스 복용 후 22명 사망"

— 1992년 양봉계 10월호 —

이 기사는 1984년 아르헨티나에 이민 간 전 한국양봉협회 경북지부장 김영식 선생이 양봉계에 긴급히 알려 왔던 내용이다.

지금처럼 인터넷이 발달하지 않았던 때라 전혀 알 길 없던 지구 반대편의 아르헨티나에서 일어난 사고소식을 김영식 선생을 통해 접할 수 있게 되어 봉산물을 이용한 건강식품 제조업계에서도 참고가 되고 경각심을 일깨워주었던 큰 사건이었다.

식품산업이 발전하면서 발생하는 식품안전 사고는 소비자에게 뿐만 아니라 식품산업계에도 큰 위협이 되고 있다. 몇 건의 식품안전 사고의 예를 돌아보며 다시는 이러한 사고가 일어나지 않도록 하기 위해서는 무엇보다 철저한 사전 품질관리가 필요하다.

1) 우일렌 社의 프로폴리스 사고

아르헨티나 우일렌 社(Huilen Laboratories)의 프로폴리스제품을 섭취하고 22명이 사망하고, 수십 명이 중태에 빠졌다는 것은 큰 사건이고, 보건당국이 비상에 걸린 것은 너무나 당연하다.

현지의 한인중앙일보 기사 내용을 보면 아르헨티나 보사부장관이 이 사건의 원인을 추출용매로 사용된 디에틸렌글리콜(diethylene glycol)로 인한 제품 오염으로 발표하고 있다. 디에틸렌글리콜은 자동차 부동액이나 용해제에 사용되는 유독성 화학물질로 인체에 들어가면 혈액, 신경에 독소로 작용해 간, 신장 등에 심각한 장애를 일으키는 것으로 알려졌다. 우일렌 社의 프로폴리스제품을 섭취한 사람이 12만 명에 달한다는 것으로 보아 결코 작은 회사는 아니다. 이 물질이 고의적으로 첨가되었는지 실수로 혼입되었는지 알 수는 없지만, 이 정도 규모의 회사에서 프로폴리스제품뿐만 아니라 다른 의약품도 오염되었다는 내용으로 봐서는 제조상에 많은 문제점이 있었던 것으로 생각된다.

디에틸렌글리콜로 인한 사고는 이후로도 여러 나라에서 많이 발생하였다. 2006년 파나마에서는 디에틸렌글리콜이 들어간 중국산 감기약을 먹고 100여 명이 사망하는 사건도 있었다. 원인은 약의 쓴맛을 없애거나, 진정제나 기침 감기용 시럽 등의 내용물을 걸쭉하게 하는 첨가물인 글리세린 대신 값이 싼 디에틸렌글리콜을 부적절하게 사용했기 때문에 발생하였다.

2) 식품사고 사례

일본에서 있었던 대표적 식품안전사고 사례로는 2000년 6월에 발생한 유키지루시 유업(雪印乳業)의 집단 식중독 사건이 있다. 이른바 '유키지루시 사건'은 유키지루시 유업 오사카(大阪)공장이 생산한 저지방 우유가 유통과정에서 변질해 1만 명이 넘는 식중독 환자가 발생한 사고이다. 회사 측은 원인이 분명치 않다는 이유로 과실 인정을 거부했고, 비위생적 처리사실을 은폐해 소비자 불매운동과 제조물책임 소송이 제기되어 일본의 대표적 유가공업체인 유키지루시 유업은 파산 직전에 이를 정도의 큰 타격을 받았다.

우리나라에서도 식품 이물질 사고와 분유에서의 사카자키균 검출, 학교급식 식중독 사고 등 크고 작은 식품 사고가 수차례 발생한 바 있다.

지금은 기억하시는 분들이 드물지만, 1992년 국민의 관심을 집중시킨 은행잎으로 만든 의약품(징○민)의 메틸알코올 검출 파동은 나라 전체를 시끄럽게 했었다. 혈액순환개선제인 이 약을 먹고 부작용이 일어난 것은 아니었지만, 약품에서 인체에 치명적인 메틸알코올(methyl alcohol)이 소량 검출된 것이 사건의 발단이었다. 문제의 약은 성인병 치료에 탁월한 효과를 보였고, 서독에까지 수출되어 외화획득에 큰 도움을 주던 제품이었다. 한 달 매출액이 20억이나 되었던 인기 상품 중의 하나였던 약이 하루아침에 문제의 약이 되었던 것이다.

필자의 생각이지만, 전도유망한 제약회사가 독성이 강한 메틸알코올(메탄올)을 고의적으로 첨가했다고는 보지 않는다. 메틸알코올은 목재를 건조할 때 1~1.5%정도 얻어지는 무색의 알코올이지만, 독성이 매우 강하다. 그것이 인체 내에 흡수되면 간에서 포름알데히드(formaldehyde)라는 물질로 변환되는 인체에 치명적인 물질로 치사량은 100~250㎖이고, 7~10㎖의 적은 용량으로도 실명이 되기도 한다. 이런 강한 독성이 있기 때문에 공업용인 부동제(不凍劑), 세정제(洗淨劑), 유기합성재료 등으로 사용되며, 인체에는 사용하지 못하게 되어 있다.

메틸알코올과 이름이 비슷하여 때로는 혼동하기 쉬운 에틸알코올(ethyl alcohol)은 전분이 많은 고구마나 사탕수수를 발효시켜 얻어지는 알코올로서 의약품이나 주류 제조에 사용되는 알코올이어서 주정(酒精)이라고도 한다.

의약품을 만들 때 에틸알코올을 사용하는 것은 약의 성분을 덜 파손시키면서 추출하는 데 목적이 있다. 물을 끓여서 얻을 때는 110℃까지 높인다. 이것을 진공에서 끓이면 80℃에서 끓게 되고, 알코올에서는 70℃에서 끓는다. 액화시킨 물질을 엑기스(진액)로 만들려고 하면 적어도 12시간 이상을 농축시켜야 하지만 알코올을 사용했을 때는 이 시간보다 많이 단축된다. 이러한 이점이 있기 때문에 양질의 성분을 얻으려고 할 때는 알코올을 사용한다. 그래서 원료를 추출할 때 주로 이용하게 된다.

일부 학자들의 이론에 의하면 에틸알코올을 만드는 과정에 극소량이긴 하지만, 자체에서 메틸알코올이 발생한다는 것이다. 이것을 고려하여 의약품 생산 때 극소량의 메틸알코올은 허용됐고, 당시 국내 관련법에는 약품에 잔류하는 메틸알코올의 허용기준치를 명시한 조항은 없었다.

 그러나 소비자단체 측에서는 인체에 치명적인 메틸알코올이 나왔다고 업계와 공방이 오갔고, 조사 결과를 받아들이지 않고 반박한 징ㅇ민의 제조사인 D 제약회사는 영업정지 등을 겪다가 석권하고 있던 시장을 잃으면서 막대한 손해를 보았다.

 2008년에는 중국에서 단백질 함량을 높이기 위해 공업용 화학물질 멜라민을 첨가한 우유로 제조된 분유를 먹고 영아들이 신장결석으로 숨지고 29만여 명의 환자가 발생한 '중국산 유제품 멜라민 오염사건'이 발생한 바 있다. 이 식품사고는 이후 중국산 분유, 과자, 커피 크림 등에서도 멜라민이 검출돼 우리나라를 비롯한 세계 각국에서 관련 제품에 대한 리콜 사태가 벌어지는 등 '멜라민 파동'은 전 세계를 불안케 하였다.

3) 필자의 실수

 프로폴리스에 관한 필자의 실수를 말하려고 한다. 80년대 후반 『양봉계』에서 읽었던 내용 중에 일본의 학자가 프로폴리스를 꿀에 타서 섭취하면 좋다는 글이 있었다. 프로폴리스 액은 꿀보다 비중(比重)이 낮기 때문에 물과 기름처럼 잘 섞이지 않고 층을 이루며 위로 뜬다. 이 방법을 다른 분께 알려 드리면서 잘 저어서 드시라고 부탁을 했지만, 먹는 사람은 그렇게 하지 않고 윗부분을 많이 먹다 보니 며칠 먹을 양을 1회에 다 섭취했다. 그분은 이것을 먹고 밤새도록 통증을 느꼈고, 방안을 헤맸다고 했다. 그 사람이 몸이 약했거나 심장이 약했다면 큰일 날 뻔 한 일이었다. 이 일이 있고부터는 섭취용량에 대해 특히 주의를 하게 되었으며, 단순히 꿀에 타서 주는 일은 일절 금하고 있다.

이후로는 프로폴리스제품을 권할 때 그 사람의 약한 부위가 어디인지를 확인하는 데 먼저 신경을 쓴다. 영양학적으로 몸을 도와줄 수 있는 물질과 함께 사용했을 때 몸의 피로를 빨리 없앨 수 있고, 프로폴리스의 효능도 높일 수 있다.

필자는 프로폴리스에 의해서 올 수 있는 부작용의 가능성을 몇 가지 적어 두고 필자가 장기간 섭취하면서 체크한 일이 있다. 여기에서 몇 가지 부작용이 올 수 있다는 것을 밝혀냈지만, 좋은 점보다 나쁜 점이 더 부각될까 해서 밝히지 않고 있다.

4) 프로폴리스는 3년이 경과한 것이 좋다.

다음 내용은 확실한 과학적 근거에 의해서 밝히는 것이 아니고, 오로지 필자의 경험에 의한 것이다.

하루는 한국양봉협회 김재길 검사실장이 필자에게 "프로폴리스를 이화여대 부속병원에 임상용으로 제공했더니 학생들 가운데 절반이 알레르기 반응을 일으켜서 더 임상시험을 할 수 없었다."는 이야기를 해주었다. 알레르기를 일으키는 인자를 찾아내어 그것을 제거한 제품을 개발하는 것이 양봉협회가 할 큰 과제라고 하였다. 과학적으로 연구된 비중 있는 외국의 프로폴리스 논문들을 많이 번역해 두었고, 이것을 책으로 출판하기까지는 몇 가지 보완할 것이 있어서 미뤄진 상태라고 했다. 한국양봉협회에서도 이 방면에 많은 연구를 하고 있다는 것을 알게 되어 한국양봉협회에 대한 고마움을 갖기도 했다.

　이야기가 조금 빗나갔지만, 프로폴리스를 섭취한 분들 중에서 알레르기 반응을 일으키는 것을 본 적도 있다. 이 문제를 해결할 방법을 찾고자 여러 서적을 읽으며 연구하다가, 프로폴리스의 알레르기 문제 해결에 대한 힌트를 '토란 고약'에서 얻었다. 자연요법에서는 류마티스 관절염이나 요통에 토란으로 만든 고약을 사용하여 찜질을 한다. 그해에 생산한 토란을 사용하였을 때는 피부에 물집이 생기는 것과 같은 부작용이 있지만, 일 년이 지난 묵은 것을 사용하였을 때는 그러한 현상은 일어나지 않는다. 이 원리를 프로폴리스에 적용시켜 3년이 지난 원괴를 사용하였을 때는 알레르기 반응을 극소화할 수 있었다.

　알레르기를 일으키는 것은 단백질 성분을 가진 효소물질이라고 볼 수 있다. 효소물질을 파괴하기 위해 열을 가하는 방법도 있지만, 열을 가하였을 때는 특이한 성분의 효능은 상실된다. 그러나 일정한 시일이 경과하면 효소의 활성은 떨어진다. 필자의 짧은 지식이지만 이것을 활용하는 것이다. 10년이 지난 것을 사용해도 효능은 동일하게 나타났다.

　9월호에 프로폴리스에 대해서 논해 두었지만, 프로폴리스의 효능은 위력적이다. 이것은 마치 옥과 같이 귀중한 것이다. 이것을 더욱 귀하게 키우려면 우리가 먼저 귀중하게 여기면서 사용할 때 귀해지는 것이다. 그렇게 되기 위해서는 풍부한 경험이 있어야 하고, 남에게 전할 때는 의학에 대한 지식도 다소 갖추어야 한다.

　-「양봉계」1992년 11월호에 투고하였던 글을 일부 편집·수정 하여 실은 것입니다. -

4. 자국산보다 브라질산이 좋다고 하는 일본

우리나라에서 생산되는 프로폴리스는 벌들이 1년 내내 모아도 한 벌통에서 100~150g밖에 되지 않을 정도로 양이 적다. 그러나 남미지역은 고온다습한 기후에, 나무의 성장 속도가 빠르므로 나무의 수지 분비가 많아서 우리나라와는 비교할 수 없을 정도로 많은 20~30배의 양이 생산된다.

외부 기온이 21~30℃가 되었을 때 벌들이 프로폴리스를 채집한다. 우리나라에서 채집할 수 있는 기간은 1년 중 4개월밖에 되지 않지만, 남미지역에서는 1년 내내 채집할 수 있다. 특히, 유칼리나무에서는 많은 양이 분비되기 때문에 대량 채집이 가능하다.

전 세계 양봉인들 중에서 지적 수준이 가장 높은 지역은 남미라고 여겨진다. 60~70년대 일본의 이민장려정책에 의해 유능한 인재들이 브라질, 아르헨티나 등 남미에 양봉이민을 많이 가서 현지 양봉업계의 대부분을 차지하였고, 양봉단체의 임원들도 일본계 2세가 거의 자리 잡고 있다. 초창기 양봉이민자들은 대부분 유능한 사람들이었다. 한국양봉협회가 주축이 되어 80년 초에 경북지부장으로 있던 김영식 씨 등 10가구가 남미로 양봉이민을 떠났는데, 그들 역시 똑똑하고 유능한 양봉인들이었다.

현재 브라질 양봉업의 90%를 소유한 일본계가 브라질산 프로폴리스의 우수성을 알리려고 세계양봉대회와 학술발표 등을 통해 적극적으로 마케팅을 펼치고 있다.

프로폴리스가 좋다는 것이 알려지자 제일 좋아한 이들은 남미의 양봉인들 이었다. 그러나 그들이 생산력과 제조기술은 갖고 있었지만, 자본과 마케팅력이 없어 세계적 상품을 만드는 데는 역부족이었다. 이러한 때에 일본 봉산물 수입업자들의 자본과 마케팅력이 투입되면서 남미산 프로폴리스가 세계적 기능식품으로 성장하기 시작했다.

어떠한 기능성 물질이 인체에 좋다고 내세울 때는 의료계에 종사하는 저명한 학자를 내세워 매스컴을 타게 한다. 매스컴을 몇 번 타면 그 학자의 말은 곧 불변의 학설이 되어 버린다.

"일본의 재래종 벌들은 약하지만, 브라질산 벌은 '서양 꿀벌 아프리카종'으로써 강하기 때문에 매우 항균성이 높은 프로폴리스가 생산된다."고 하자 그것이 곧 정설(定說)이 되어버렸다. 건강 칼럼이나 쓰고, 건강 강연으로 먹고사는 사람들이 그 학설을 또 앵무새같이 전하다 보니 일본 서적 전부가 일본산 프로폴리스는 효능이 없고 브라질산 프로폴리스만이 효능이 있다 했고, 우리나라의 삼류학자들도 그것을 보고는 국내산은 효능이 없고 브라질산이 좋다고 하게 되었다.

강한 벌이 갖고 온 브라질산이 좋다고 하는 것은 하나의 억지 이론에 불과하다. 조리 과정에서는 음식 맛이 달라질 수 있어도 식탁에 옮기는 과정에 음식 맛이 달라질 수는 없다. 그런데 옮기는 과정에 효능이 더해진다고 하니 학설 가운데서도 너무나 유치한 학설이지만 이것을 믿고 신봉하는 자들이 많았다. 필자가 잘 아는 사람도 필자의 말보다 그 사람들의 말을 믿고, 2개월분을 30만 원이나 주고 사온 것을 보여주기도 했다. 그 후 필자의 말을 듣고서야 과다하게 지불했다는 것을 뒤늦게 알게 되었다고 했다.

이러한 프로폴리스 원산지 효능 논란보다 몇 년 앞서 꽃가루껍질제거 논란이 있었다.

  80년대에 들어와서 국내 D 약품의 화분제품이 판매되면서 "꽃가루 껍질에는 알레르기 독소물질 있어서 이것을 벗기지 않으면 전신 알레르기를 일으킬 수 있다."는 광고를 집중적으로 했고, 비슷한 시기 서울대 약학대 K 교수는 '건강식품으로서의 화분정제에 관한 연구' 논문에서 "꽃가루 껍질은 왕수나 불화수소에도 용해되지 않을 만큼 튼튼하고 두꺼워 위장에서 잘 분해되지 않기 때문에 꽃가루에 들어 있는 영양분의 소화 흡수가 어렵다. 껍질은 알레르기의 원인이 된다."라고 주장했다. 하지만, 견고한 꽃가루의 피막에도 무수한 발아구가 뚫려 있어 소화과정에서 영양소가 완전히 침출되고, 껍질부분도 장의 연동운동(蠕動運動)을 도와 변통을 원활하게 하는 이로움이 있기 때문에 이들의 주장은 제품 판매를 위한 계산된 광고 문구로밖에 보이지 않았다. 그러나 그들은 재탕, 삼탕으로 우려먹으면서 10년 넘게 정설로 만들었다.

  꽃가루의 입자는 너무나 미세하기 때문에 도저히 벗길 수가 없으며 약품 처리로 벗긴다고 하면 득보다는 오히려 해가 더 클 수밖에 없다.

  10년 넘게 계속되었던 꽃가루껍질 논란은, 88년 보건사회부에서 일본학자들의 연구결과를 토대로 "꽃가루 껍질은 입안에서 파열되어 위에서 소화되고 장에서 흡수된다. 자연 그대로 먹어도 효과는 충분하다."라는 내용을 밝히면서 해결되기 시작했다.

  국산이나 일본산보다 브라질산 프로폴리스가 더 좋다고 하는 것은 80년대 우리나라에서 있었던 꽃가루껍질제거 논란 때와 상황이 너무나 유사하다는 생각이 든다.

프로폴리스와 질병

1. 프로폴리스의 효능 범위

　프로폴리스를 섭취하다 보면 그 효능의 범위가 넓은 데 먼저 놀란다. 위장병에 프로폴리스를 섭취한 사람은 위장병에는 프로폴리스가 제일이라 하고, 암 치유를 위해 섭취한 사람은 암에, 축농증으로 섭취하는 사람은 축농증에만 유용하는 것으로 알고 있다. 그러나 프로폴리스는 다양한 질환에 효능이 있음을 인정받고 있다. 지금까지 밝혀진 효능도 많지만, 연구가 계속 진행되고 있으므로 그 효능은 더욱 확대될 것이다.
　프로폴리스가 여러 질환에 좋다고 해서 처음부터 많은 양을 섭취하는 것은 좋지 않다. 2~3일간은 소량으로 섭취하다가 차츰 양을 높이는 것이 좋다. 다량으로 섭취해도 항생제 계통의 설파제(sulfa 劑)나 해열·진통·소염제로 쓰이는 피린계약제(pyrine系 藥劑)에서 올 수 있는 가벼운 부작용이나 입안이 마르거나 목이 타는 듯한 갈증을 동반하는 과민증(過敏症) 같은 것은 없다. 이러한 증세가 온다는 것은 간에 부담을 준다는 신호다. 그러나 간혹 몸이 나른하면서 잠이 오거나, 심장이 약한 사람은 가슴이 뛰는 정도의 가벼운 증세는 올 수 있다. 그럴 때는 섭취량만 줄이면 된다.

염증이 있거나 신체의 약한 부위에서는 더 좋게 하는 명현현상(호전반응)에 의해 통증도 오게 된다. 국내산 가운데 옻나무 진(수지)이 들어간 프로폴리스에서는 약한 옻 알레르기 반응도 올 수 있다.

필자가 20년간 사용한 경험에 의하면 소화기 계통의 위장병이나 혈액과 관계되는 질환에는 뛰어난 효과가 있었다. 지금까지 프로폴리스의 효능이 밝혀진 질병을 요약하면 다음과 같다.

▶ 소화기계 질환
위염, 대장염(출혈 시에는 신중을 기할 것), 대장암, 위궤양, 십이지장궤양, 위암, 담석증, 급성간염, 만성간염, 간경변증, 간암

▶ 심혈관계 질환
고혈압, 저혈압, 동맥경화, 협심증, 심부전, 부정맥

▶ 호흡기계 질환
감기, 폐렴, 기관지천식, 기관지염, 폐암, 결핵

▶ 내분비와 대사성 질환
당뇨병, 갑상선, 통풍

▶ 신경성 질환
뇌졸중(뇌출혈은 15일이 지나고 섭취할 것), 안면신경마비

▶ 혈액 질환
철결핍성빈혈, 재생불량성빈혈, 장티푸스
▶ 식중독
세균성 식중독, 식물성 식중독, 동물성 식중독, 만성 설사
▶ 부인과 질환
생리불순, 생리통, 난소종양, 유산, 불임 등
▶ 신경 및 골·관절
신경통, 견비통, 관절통, 류마티스 관절염, 좌골신경통, 목디스크
▶ 비뇨기과 질환
전립선염, 전립선비대증, 전립선암
▶ 이비인후과 질환
편도선염, 이명(耳鳴, 귀울림), 비염, 축농증, 인후염
▶ 정신과 질환
불안증, 우울증, 수면장애, 정신분열증(초기에는 효과 있음)
▶ 피부 질환
두드러기, 아토피성 피부염, 알레르기, 여드름, 기미
(여드름이나 기미에 섭취해도 효과가 있지만, 직접 피부에 발라서 흡수되었을 때가 더욱 효과적이었다.)

꿀 50%, 화분 40%, 프로폴리스 10%의 비율로 혼합하여 얼굴에 바르면 심한 기미도 3개월이면 분명한 효과가 있다. 이때 주의할 것은 꿀은 아카시아 꿀을 사용해야 하고, 화분에 옻나무나 개옻나무 화분은 들어가지 않아야 한다.

국내에서 채취되는 화분 가운데 마사지용으로 가장 좋은 화분은 벚꽃, 사과, 다래, 찔레 화분이다. 찔레 화분이 채취되는 시기의 끝 무렵에는 개옻나무 화분이 혼입될 가능성이 크므로 특별한 주의가 필요하다.

2. 프로폴리스와 오십견(五十肩)

오십견(五十肩)은 어깨 관절을 둘러싼 관절막이 퇴행성 변화를 일으키면서 염증을 유발하는 질병이다. 증세는 일상생활에 지장이 있을 정도로 어깨를 움직이기 어렵고, 어깨의 무거움이 심해지면서 마치 어깨 위에 무거운 물건을 올려놓은 듯한 심한 통증이 나타난다. 이런 증상은 50대 이후에 특별한 원인이 없이 나타나는 것이 특징이기 때문에 붙여진 이름이다.

50대가 되면 인체의 모든 기능이 약해진다. 이 가운데 어깨 관절을 이루는 견갑골(肩胛骨)과 상완골(上腕骨)을 잘 움직일 수 있도록 발달된 근육이 유연하지 못하고 굳어져 있으면 오십견이 온다.

평소 운동을 꾸준히 하는 사람에게는 오지 않고, 운동량이 없거나 체중이 평균 체중보다 비대한 사람, 또는 팔을 많이 사용하는 사람이나 주부들에게 발생하는 경향이 많다.

오십견이 오면 그 부분의 근육이 굳어지고 딱딱해진다. 그렇게 되는 것은 피로물질인 젖산(乳酸)이 세포 사이에 끼여 단백질과 결합되면서 굳어지기 때문이다. 이때에 그 부위를 눌러 주면 젖산물질이 분해되고 그 대신 산소가 공급됨으로써 시원해진다. 이것도 얼마 지나면 다시 원상으로 돌아온다. 근본적인 해결은 굳어진 세

질병의 발병원인과 프로폴리스의 명현반응

신체부위	프로폴리스가 적용되는 질환	질병부위	명현반응 (명현반응은 1~2주 사이에도 오고, 늦은 사람은 1~2개월에도 온다. 없는 사람도 있다)	병이 오게 된 원인
머리	뇌신경의 피로 스트레스, 만성두통 뇌종양	두정부(頭頂部) 전두부(前頭部) 측두부(側頭部) 후두부(後頭部)	머리가 조이는 듯한 통증. 머리습진 일시적 탈모 수시 두통, 현기증, 고요할 때 귀울림 머리가 무겁고 목이 뻣뻣하다 중압감, 여드름, 두통, 식은땀 등	· 설탕 및 방부제가 든 음료를 과잉 음용 시 · 포화지방산 및 동물성 튀김을 많이 섭취 · 화학조미료 및 식품첨가물 과잉섭취 · 약의 부작용이 축적되었을 때 · 과로, 수면부족, 자율신경계의 피로
얼굴	눈의 피로 기타 눈 질환 자율신경실조증 축농증, 비염 중이염	눈 및 눈썹 코 입 귀 얼굴 피부	눈물이 난다. 눈의 가려움, 충혈 눈곱 대량배출, 누런 콧물 코막힘, 일시적으로 냄새를 못 맡음 구내염, 입술의 건조, 입술 부르틈 귀울림, 귀밑 습진, 부종, 가려움 땀띠모양의 빨간 습진 등	· 자극성 강한 식품의 과잉섭취 · 커피계통 식품의 과잉섭취 · 정백식, 백설탕이 많이 함유된 과자의 과잉섭취 · 어패류(새우, 오징어, 낙지 등)의 과잉섭취 · 스트레스, 과다흡연, 기타 요인
호흡기	천식, 결핵 편도선염, 폐기종 감기, 폐암 치아노제, 인두통	후두(喉頭) 기관지 폐	가래의 대량배출, 목구멍 통증 가벼운 기침, 탁해진 음성, 가래배출 감기증세가 약 1개월 전후 늑간 통증 등	· 부교감신경의 긴장이 근본원인 · 과식, 아이스크림·커피·유지방 식품의 과잉섭취 · 의원병(醫原病, 치료 합병증, 약물중독 등) 질환, 지나친 근심 걱정, 불면, 과다흡연
소화기	치은염, 충치통 치조농루, 식도암 위염, 위궤양 위암, 폴립(polyp) 스트레스성 위염 궤양성 대장염 과민성 대장염	치아 혀 식도 위 소장 대장	이가 뜬듯, 잇몸출혈, 부종, 통증 1주일 전후로 문드러지고 부음. 찌르는 통증 목구멍에 걸린 것 같은 압박감, 불쾌감 자극적인 위통. 명치에 뭉친 것 같은 감각 배가 끓는다. 비정상적인 방귀, 헛배가 부르다 창자가 크게 박동함. 일시적 변비, 설사 등	· 신경계통의 만성적인 퇴행적 경향 · 과음, 과식, 구운 생선의 과식 · 五味(신맛·쓴맛·매운맛·단맛·짠맛) 과잉섭취 · 약의 부작용 · 변비, 채소섭취부족, 불규칙한 식사 · 입안 불결, 가공식품 선호, 편식
내장	간염 간경화 지방간 간암 당뇨병 담석증	간장	급속히 피로가 없어졌다가 무력감이 나타나고, 잠시 지속되다 좋아진다. 전신에 붉은 반점 가려움, 등 뒤에 통증 통증(만성일 때 일시 통증이 강하다) 다량의 발한, 우측하단 복통 발바닥 껍질이 벗겨진다.	· 만성적 과식에 따른 내장부담과 피로 · 일상적인 과음으로 간의 π로 축적 · 바이러스성 질환 · 화학조미료 및 식품첨가물 과잉섭취 · 감미료, 커피, 청량음료의 과잉섭취 · 화학의약품 장기복용에 따른 부작용
		췌장	가려움, 여드름형성의 습진. 전에 있었던 병증상이 나타났다가 사라짐. 일시적 혈당치 상승 숙변배출, 묽은 대변, 일시적 변비 통증(만성일 때 일시 통증이 강하다.) 다량의 발한, 우측하단 복통 발바닥 껍질이 벗겨진다.	

신경계	스트레스, 갑상선질환 자율신경실조증 신경과민, 우울증 히스테리 갱년기 장애	자율 운동 뇌 척추	일시적인 운동장애, 오한, 불면 잠을 자도 더 자고 싶은 증상, 두통, 미열 고열, 공연한 불안감, 집중력 감퇴 조울증, 매스꺼움, 생리불순 어깨결림 등	· 편식의 장기화 (그중에서도 화학조미료가 첨가된 식품을 장기간 과잉섭취) · 정백식(백미, 백설탕, 조미료)의 상용화 · 두통예방으로 화학의약품의 남용 · 일상생활의 만성적 과로, 가정 내 불화
부인과	자궁근종 자궁내막염 생리불순, 생리통, 방광염 자궁염증, 암	생리 생식	하복부통 일시적 불순 또는 멎음 방광염(과거에 아팠던 분은 2~3일간 나타남) 가려움, 악혈 대량배설, 불안감, 불면, 요통 등	· 동물성 식품의 과잉섭취 · 특히 자궁근종은 어패류와 소금 절임 식품에 의한 염분의 과잉섭취 · 화학합성식품, 청량음료 등 과잉섭취 · 향이나 자극이 강한 음료, 감자 과잉섭취 · 불결한 생활, 화학의약품의 남용 · 장기간에 걸친 월경불순 방치
	불임증		불임증도 자연식(화분 등)과 프로폴리스를 같이 섭취하면 임신도 가능하다.	
배설 기관	간장·신장질환 대장질환, 치질 만성변비	콩팥(腎) 대장, 항문 땀, 호흡	일주일 전후 빈뇨, 농도 짙은 오줌, 요통, 일시적 출혈, 부종, 일시적 변비, 일시적 통증, 치유 직전의 가려움, 설사, 식은땀, 지방성이 함유된 땀, 진땀 등	· 방부제 함유식품, 외국산 과일, 인스턴트가공식품, 라드계(돈유식품) 등 과잉섭취, 과식, 과음 · 스트레스
피부	피부 대사기능 저하 알레르기, 두드러기 아토피성 피부염 사마귀, 티눈, 무좀	노폐물축적 부위 면역기능 약한 부위 전신	부스럼, 여드름형상의 습진 사마귀 모양의 종기 홍반성 발진, 수포성 종기, 손바닥 가려움 짓무름, 고름 배설, 대량의 비듬 등	· 동·식물성 식품 과식, 채소섭취부족 피가 적은 어패류(새우, 오징어, 낙지, 고래 등) 과식 · 비타민·미네랄 부족, 지방산, 동물성 비타민劑의 과용 · 합성세제 및 약제 등에 의한 피부접촉 · 면역기능의 저하
근육	류마티스 근육통 각종 교원병 어깨결림, 요통 근육무력증, 오십견	전신	우측이나 좌측에 이상한 결림, 강한 통증, 저림, 경련, 부스럼, 습진, 가려움 등	· 어패류, 건조식품, 백설탕이 많이 든 과자류(특히 튀김스낵) 등의 과잉섭취 · 정신적 스트레스 축적, 만성피로, 과로, · 미네랄 부족
관절	류마티스 관절염 골수암, 통풍 척추염, 골수염	전신	관절통, 부종, 일시적 보행 장애 슬 관절통, 오래된 흉터의 통증 일시적 발열, 일시적 불면증 등	· 만성피로, 산성체질, 미네랄 부족 · 비만, 부신피질호르몬제(스테로이드제)의 과용 · 부모가 류마티스 관절염을 앓았을 때, 자식은 타인보다 3배 발병률이 높다
순환기	심장질환 신장질환, 암 백혈병, 고·저혈압 악성림프선종양, 혈전	심장	등 부위가 결림, 가슴 통증, 어깨나 팔에 통증, 일시적 가슴이 답답함, 가슴이 두근거림, 빈혈, 일시적 고혈압, 일시적 불면 등	· 만성피로, 정신적 압박감, 불면 · 정제염의 과잉섭취 · 혈액혼탁, 노폐물 축적, 산성체질 · 정백식(백미, 백설탕, 조미료), 고지방식 과잉섭취

[출처: 양봉계 1992년 8월호에서 일부 인용]

포의 기능을 활성화시켜 어깨에 축적된 노폐물을 배출시키는 것이다.

증세가 가벼울 때는 꿀물을 식초에 타서 먹어도 낫지만, 심할 때는 어렵다. 이때에 프로폴리스를 섭취하면 오십견은 좋아진다.

프로폴리스는 소염 항균작용과 함께 혈액순환을 촉진하는 작용도 한다. 식물이 표피에 상처를 입게 되면 그 부위에 침입하는 세균이나 바이러스를 막기 위해 항생물질도 분비하지만, 나빠진 관다발(인체에서 혈관)의 기능을 좋게 하고, 수액(樹液=血液)을 신속히 전달할 수 있는 물질이 필요하다. 이 물질이 플라보노이드이다.

식물에서 수액 전달을 잘 시키는 이 물질이 체내에 들어갔을 때는 혈액순환을 원활하게 한다.

오십견 가운데 심한 통증을 유발하는 것은 단순 노폐물에 의해서 오는 것이 아니고, 견관절주위염(肩關節周圍炎)이 발생함으로써 오는 수도 있다. 견관절의 염증을 없애주고, 혈액순환까지 잘 시키는 프로폴리스는 오십견에 치료 효과가 높은 물질이다. 가벼운 오십견은 1~2개월에 증세가 호전된다.

프로폴리스를 1주일 정도 섭취하면 처음보다 더 아파진다. 이것을 흔히 병을 호전시켜 주는 명현현상(瞑眩現象, 호전반응 또는 명현반응)이라고 한다. 한의학에서는 명현현상에 대해서 투약하여 치유되는 과정에서 일정기간 증상이 더 심해지거나 다른 증세가 유발되었다가 점차적으로 완쾌되는 것을 말한다. 필자는 기능이 위축되어 있던 모세혈관이 확장되면서 혈액순환을 잘 시키기 위한 항진작용(亢進作用)과 나쁜 부위를 개선시키기 위한 물리적인 작용 때 오는 증세를 명현현상으로 본다.

명현현상에 겁낼 것은 없다. 심하면 먹는 양에서 3분의 1만 줄이면 그러한 증세는 없어지고, 그래도 심하면 하루 이틀 안 먹으면 없어진다.

신경통이나 오십견은 명현현상이 지나가고 나서 쉽게 통증이 없어지는 경우가 많지만, 관절에 이상이 있어서 오는 통증은 쉽게 낫지 않고, 명현현상도 여러 차례 되풀이된다. 그럴 때마다 통증은 다소 완화된다.

제일생명 초량영업소 P소장은 위장에 이상이 있어서 프로폴리스를 섭취했는데 "위장은 빨리 낫지 않았지만, 견비통(肩臂痛)은 1개월 만에 없어졌다."고 했다. 어깨에서 팔까지 저리고 아파서 팔을 잘 움직이지 못하는 심한 견비통은 대개 2개월 정도는 섭취해야 하지만, 가벼운 증상은 그 안에도 없어진다. 가벼운 위장질환도 3개월이면 낫는다.

3. 육류만 먹으면 체할 때

어느 도로변 건물 한 모퉁이에 '체증을 내려 드립니다.'라는 광고 문구를 붙여둔 것을 본 적이 있고, 예전에는 신문 소광고란에서도 그러한 내용을 심심찮게 본 기억이 있다. 요즘은 다이어트제품이나 다이어트업체 광고가 워낙 많아 '체중을 내려 드립니다.'라는 문구는 누구나 쉽게 알 수 있어도 '체증을 내려 드립니다.'라는 글은 무슨 내용인지 모를 젊은이들이 많을 것이다. 그리고 체증하면 교통체증만을 떠올리는 것이 당연한 일이다. 국어사전에는 체증(滯症)을 "먹은 음식이 잘 소화되지 아니하는 증상"이라고 했다.

나이 많은 할머니들 가운데는 "체증 잘 내리는 용하다는 곳을 찾아갔더니 5년 전에 미역을 먹고 체한 것을 내리게 하더라."는 이가 있는가 하면 "8년 전에 돼지고기를 먹다 체한 것도 내리더라." 하는 말을 들었을 때는 의학적으로 수긍할 수 없는 이야기들이었다.

우리 몸의 체온은 36~37℃를 유지하고 있다. 이 온도는 체내효소들이 활성을 기할 수 있는 온도다. 음식물이 변질하는 것도 모두 효소에 의한 작용이다. 수분이 없는 상태에서는 어떤 효소도 작용할 수 없다. 그러나 체내에는 수분을 65~70% 갖고 있어 24시간 이내면 어떤 음식물도 소화시킬 수 있는 조건을 갖추고 있다. 그런데 그 음식물이 내려가지 않고, 식도나 위장에 걸려 몇 년간 그대로 정체해 있다는 것은 이론적으로도 있을 수 없는 일이다.

위나 장은 연동운동을 계속하고 있다. 이 운동이 약하거나 위액의 분비가 적어 위가 부어 있게 되면 소화가 잘 안 되고 음식물이 내려가다가 걸려 있는 것 같은 기분을 느낀다. 이런 증상은 명치 끝 부위에서 잘 오는데 이것을 두고 일반인들은 체하였다고 한다.

체하거나 소화불량일 때에 흉추 7번과 중완(中脘), 합곡(合谷), 곡지(曲池), 족삼리(足三里) 등의 경혈에 자극을 주고, 손가락 끝 열 곳과 발가락 끝 열 곳에 자극을 주어도 위의 운동이 활발해지면서 위액의 분비가 많아진다. 그러면 답답하던 속이 시원해진다. 이것을 두고 "체증이 내려갔다."고 한다.

부산 수영구 남천동에서 독서실을 운영하고 계시는 서혜성 씨는 육류를 먹기만 하면 체해서 먹지 못했는데 '프로킹(화분, 프로폴리스 혼합제품)'을 섭취한 하루 뒤에 육류를 먹었는데도 체하지 않아 너무 신기함을 느꼈다고 했다.

우리 몸에는 2,000여 가지의 효소를 갖고 있는데 효소마다 특성이 다르고, 하는 일도 다르다. 육류를 잘 소화시킬 수 있는 효소 분비력이 약한 사람은 육류의 소화가 잘 안 된다.

우유 속 당분의 일종인 '유당'을 소화시키는 '락타아제'라는 소화효소가 부족한 사람은 우유를 잘 소화시키지 못하고, 우유를 먹으면 배탈이 나거나 설사를 하기도 하는데, 이러한 증상을 유당불내증(乳糖不耐症)이라고 한다.

오랜 세월 우유와 유제품에 익숙해진 서양인들은 우유를 소화시킬 수 있는 효소들을 많이 갖고 있지만, 동양인들의 경우는 그렇지 못해 한국인의 80% 이상이 유당불내증을 겪고 있다고 한다.

육류만 먹으면 체한다는 것도 그것을 소화시킬 수 있는 효소의 부족 때문이다. '프로킹'을 먹고부터 못 먹던 육류를 먹어도 괜찮다는 것은 프로폴리스가 직접 소화시켜 주는 것이 아니라, 육류를 소화시킬 수 있는 효소의 분비를 더 촉진해 주는 데 있다.

4. 프로폴리스와 신경통

7월 하순경 솔잎이 싱그러울 때 푸른 솔방울을 따는 사람을 수년 전에 본 일이 있다. 그것을 어디에 쓰려고 따느냐고 했더니 어떤 사람은 "소주에 담가 두었다가 신경통이나 요통에 사용하려고 딴다."고 했고, 다른 사람은 "고혈압에 좋다 해서 채취한다."고 했다.

"이왕 따실 거면 아무 솔방울이나 따지 마시고, 솔방울에 진(津)이 많이 묻어 있는 것을 따십시오. 약으로 쓰신다면 그것이 더욱 좋습니다."고 했더니 "그러면 씻지 않고 그대로 담가야 되겠네요?" "씻어도 잘 씻기지 않지만, 씻지 않고 그대로 담그는 것이 더욱 좋습니다."고 조언을 해 준 적이 있다.

푸른 솔방울에는 칼륨(kalium) 성분이 많다. 칼륨은 세포의 기능을 촉진해주고, 특히 한국인이 많이 섭취하는 나트륨(natrium)의 배출량을 높여줌으로써 성인병에 좋은 성분이다.

솔방울의 수지성분에는 플라보노이드 성분이 많이 함유되어 있어서 혈액순환을 잘 시켜줄 뿐만 아니라 가벼운 소염작용까지 하게 된다. 이것을 장복하였을 때는 가벼운 신경통이나 요통에도 상당한 효과가 있다.

벌이 식물의 수지성분에 밀랍, 화분, 타액을 첨가해 수지성분의 효능을 극대화 시킨 프로폴리스에는 소나무 수지성분만이 아닌 참나무, 다래나무, 수양버들 등 여러 식물의 수지성분이 모여서 이루어진 것이다.

프로폴리스는 항균, 항암작용뿐만 아니라 혈액순환 촉진까지 병행해서 작용하기 때문에 강한 명현현상도 오게 된다. 신경통에는 이런 반응이 있을 때 효과는 더욱 높다.

노폐물과 단백질이 결합하면 세포 사이의 조직이 굳어져서 혈액순환이 잘되지 않고 그 부위를 눌렀을 때에 압통(壓痛)이 있다. 그곳에 혈액순환이 잘 이루어지려면 아픈 자극현상이 더 온다. 그러나 이것이 지나가면 혈액순환이 잘 됨으로써 아픈 부위가 낫게 된다.

필자의 고향 이웃 마을에 사는 김영중(경북 영천군 고경면 도암

1동) 씨의 부친이 허리가 아파서 두문불출한 지 2개월이 넘으면서 자식이 대소변을 받아낸다는 말을 듣고, 프로폴리스를 갖다 드렸다. 프로폴리스를 먹은 지 2개월도 안 되어 완전히 건강을 되찾아 경로당에 다니는 모습을 볼 수 있었다.

대소변을 받아내던 사람이 그렇게 쉽게 나은 것은 어혈에 의한 요통이 그 원인이었다고 생각된다.

프로폴리스가 신경통에 좋은 효과가 있는 것은 푸른 솔방울에서 얻을 수 있는 효과보다 몇 배나 더 강한 작용이 있기 때문이다.

5. 인후염(咽喉炎)

몸이 피곤하거나 기침을 좀 해도 목안이 부은 듯한 느낌이 들게 되고, 심하면 따가워 음식물 먹기도 불편을 느끼게 되는 것이 인후염(감기 따위로 인하여 인후 점막에 생기는 염증)이다.

프로폴리스에 대해서 알지 못했을 때는 인후염이 있는 사람들에게는 잘 때 생꿀(비농축꿀)을 두 숟가락 정도 먹을 것을 권했다. 효소가 살아있는 비농축 활성꿀은 소염작용을 하기 때문에 염증 부위에 도포되면 2홉(약 360㎖) 정도의 꿀만으로도 가벼운 증세는 낫는다. 좀 심한 듯한 인두염(咽頭炎)에는 율무를 진하게 끓인 물에 꿀을 타서 하루에 몇 번씩 마셔도 보름 정도면 낫는다.

그러나 이것보다 더 확실한 것이 프로폴리스액 섭취다. 물 반 컵 정도에 꿀 두 숟가락을 타고 프로폴리스 액을 스포이트로 10여 방울 정도 떨어뜨린 것을 마시고 자면 가벼운 것은 1~2회로써 낫는다.

　교회 다니는 여 집사님 한 분이 "우리 목사님은 설교를 많이 하셔서 목이 안 좋아 고생하시는데 거기에 좋은 것이 없느냐?" 하면서 찾아왔다. "꿀, 화분, 프로폴리스가 혼합된 '꿀프로-킹'이 있으니 그것 한 병만 드시면 낫게 될 것이다."고 했다.

　얼마 후에 그것을 드셨던 목사님이 와서 "집사님이 사준 것을 1개월 섭취했더니 오랫동안 고생하던 인후염이 나았다."고 했다. "전에는 몸이 피곤하면 목 안이 먼저 붓는 증세가 있어서 혹시나 해서 예비용으로 구입하러 왔다."고 했다.

　김영삼 전 대통령은 대선 선거유세 때 성대보호를 위해 살구씨 기름을 마셨다고 한다. 살구씨는 소염작용이 강하기 때문에 인후염이나 기관지염에 사용한다. 오래전 기관지확장증을 앓았던 이명박 대통령은 선거유세 때 목을 보호하기 위해 수시로 프로폴리스 원액을 마셨다고 한다. 평소 목을 많이 쓰는 분들은 꿀에 프로폴리스를 첨가한다면 살구씨 기름을 섭취하는 것보다 더 좋은 효과가 있을 것으로 생각한다.

6. 프로폴리스와 담석증(膽石症)

　"70세 되는 삼촌이 담석증으로 고생하고 있는데 수술을 하려고 해도 나이가 많아 병원에서 꺼리고 있는 실정이고, 삼촌도 달갑게 여기지 않아 그냥 있는데, 수시로 통증을 몹시 느끼고 있다. 여기에 좋은 방법이 없겠는가?" 하고 먼 친척 되는 형님이 물어온 적이 있다.

  담석증에는 송진과 율무를 먹는 것이 좋다는 것을 동의보감에서 본 기억이 있어서 프로폴리스를 드시면서 껍질을 벗긴 율무(薏苡仁, 의이인)를 끓여 드시라고 권했다.

  송진(松津)은 소염작용만이 아니라 항균작용도 있는 물질이다. 통증을 유발한다는 것은 염증을 갖고 있다는 뜻이다. 여기에 소염작용을 하는 송진과 이뇨작용이 강한 율무의 작용이 결합했을 때 담낭이나 담관에 생긴 단단한 결석도 주위의 염증이 해소되면서 빠져나올 수 있다는 이론이 성립된다.

  프로폴리스의 원료는 나무의 수지이지만, 벌들이 타액과 화분, 밀랍을 첨가해 내부온도가 32~35℃로 유지되는 벌통 안에서 수개월간 숙성시켜 그 효능을 극대화한 것이 프로폴리스이므로 식물에서 바로 채취한 수지와는 비교할 수 없을 정도의 높은 효능을 갖고 있다.

  그래서 송진보다 효과가 월등한 프로폴리스가 더 좋을 것으로 보고, 율무 끓인 물과 같이 먹도록 권했다.

  1개월 섭취로 통증이 완화되었고, 2개월 뒤에는 통증이 없어져서 생활에 큰 불편을 느끼지 않게 되었다. 그 후 5년간 불편 없이 생활하시다가 2년 전에 노환으로 돌아가셨다.

7. 축농증(蓄膿症)

축농증은 비강(鼻腔)에 이어져 있는 부비강의 체강(體腔) 안에 염증으로 인해 고름이 괴는 병이다. 이것이 심해지면 콧구멍으로 흘러내릴 뿐 아니라 누웠을 때는 목구멍으로도 넘어간다. 코가 잘 막히고 코를 풀면 농후한 누런 코가 나온다. 축농증이 있으면 감기가 잘 걸리고, 머리가 항상 무겁다. 고개를 숙이면 더 심하고, 기억력도 감퇴한다. 공부하는 학생이 축농증이 있으면 공부하는 데 지장이 있다.

축농증은 비강이 작거나 코감기를 잘하는 사람에게 생긴다. 특히 육류나 인스턴트식품을 좋아하는 산성체질에 주로 발생하는데, 수술 후에 재발하는 것도 산성체질 때문에 오는 것이다.

체질을 약알칼리성(pH7.4 전후) 체액으로 바꾸어 주면 흘러내려 축적되던 농(濃)도 없어지기 때문에 자신도 모르게 서서히 낫는다. 현미식을 한지 7~8개월 만에 축농증이 낫게 되었다고 하는 것도 이 때문이다. 화분(花粉)을 섭취한 지 6개월 만에 축농증이 좋아졌다고 하는 것도 화분이 항생제와 같이 직접적인 역할을 해서 좋아진 것이 아니고, 체질을 바꾸어 줌으로써 저항력을 강화시켜 체내 독소가 적어진 데 있다. 체질을 바꾸어 주는 방법을 병행하면서 프로폴리스를 섭취하면 효과는 더욱 빨리 나타난다.

일본 (주)나까시마 자연과학연구소의 나까시마 타다타카 사장은 프로폴리스를 섭취하면 축농증은 3~6개월에 낫는다고 했다.

필자의 경험에 의하면 청소년들의 축농증은 4개월이면 상당히 좋아진다. 프로폴리스를 섭취할 때 칼슘, 칼륨, 마그네슘이 많이 든 식품과 조효소제 역할을 하는 비타민B를 많이 섭취해도 효과는 더욱 뚜렷하다.

프로폴리스는 자연항생제로써 염증에 직접적인 역할도 하지만, 청혈작용에 의해 농이 생겨나지 않게 하는 데도 큰 역할을 한다. 단지 항생기능만 하는 일반 항생제와는 다르다. 일반 항생제를 복용해서 나았을 때는 재발의 확률이 높지만, 프로폴리스로 완치되면 재발은 거의 없다.

만성비염이 오래되어 코가 막히는 비후성비염(肥厚性鼻炎)이나 축농증에는 프로폴리스 원액을 면봉에 묻혀서 콧속의 비강 점막에 바르는 방법을 하루 2회씩만 해 주어도 많이 좋아진다. 특히 주의할 것은 여성들과 어린이들 가운데는 피부가 약해서 점막이 허는 수가 종종 있기 때문에 이들에게는 프로폴리스 원액에 물을 2~3배 탄 액에 면봉을 묻혀서 콧속의 비강 점막에 바르는 것이 좋다. 남자들은 이것을 스포이트로 찍어서 한두 방울을 콧속에 떨어뜨려 주는 것도 좋은 치료 방법이다.

위장병과 대장염에
뛰어난 효능

1. 식중독 때 처음 경험한 프로폴리스

벌들이 힘들게 채취해 온 프로폴리스가 어디엔가 쓰일 곳이 있을 것이라는 막연한 생각 때문에 일부 양봉업자들이 80년대 초까지만 해도 버렸던 것을 필자는 버리지 않고 70년대 초부터 모두 모아왔다.

몇몇 양봉인들로부터 상처를 입었을 때 프로폴리스를 붙이면 상처가 화농 되지 않고 잘 낫는다는 이야기를 듣고, 프로폴리스에 항균성분이 들어 있을 것이라는 생각을 했다.

시골에서는 머리에 상처를 입고, 피가 나면 묵은 된장 한 숟가락을 떠서 천에 발라 붙이면 화농 되지 않고 잘 나았다. 된장에는 염분이 함유되어 있어서 방부제 역할 때문이라고 생각을 해왔지만, 오래된 된장에는 항균성분이 많이 들어 있다는 것이 밝혀져 된장을 붙이는 것이 비과학적인 것이 아님이 규명되었다.

양봉장에 같이 근무하던 직원과 필자는 맛이 조금 이상한 생선찌개를 먹은 뒤 몇 시간이 지나서 설사를 하게 되었다. 보통 설사가 아니고, 배가 아프면서 몸에 으슬으슬한 추운 기운이 드는 설사였다.

필자는 류마티스 관절염으로 몸이 항상 안 좋은 상태여서 미열이라도 있게 되면 통증이 더욱 심해 견디기 어려웠다.

인가도 없고 교통도 불편한 곳에서 당한 일이라, 식중독에 대한 상비약은 없었다. 갖고 있던 의약품은 해열진통제 '아스피린'과 비타민제 '아로나민', 소화제 외에 몇 가지의 연고뿐이었다. 전화도 없는 곳이어서 택시도 부를 수 없었고, 혹 연락이 된다 해도 밤중에 이곳까지 올 택시기사도 없다. 배를 움켜쥐고 신음하고 있을 때 혹 프로폴리스가 이런 증상에 효과가 있지 않을까 하는 막연한 생각을 했다.

식중독은 과식에서 오는 것이 아니고, 대부분은 세균에 의하여 생기는 세균성 식중독으로써 식품 속에 있던 나쁜 세균이 장내에서 적당한 온도와 습도로 활발하게 증식될 때 오는 증상이다. 프로폴리스에 어떤 항균성분이 들어 있는지는 알 수 없었지만, 들어 있다면 효과가 있을 것이라는 생각이 들었다. 정제되지 않은 땅콩 알 크기의 프로폴리스를 두 덩어리(3g) 먹었다.

"그걸 먹어도 됩니까?"라는 직원의 물음에 엉겁결에 "벌통 안에서 생산된 것은 인체에 해가 없다."라는 말을 했는데, 지금 생각해도 그 답은 명답이었다.

새벽에는 한결 덜했다. 배 아픈 것도 적었고, 설사도 덜했다. "봐라, 괜찮지 않으냐" 하고 큰 소리 한번 치고는 이전 분량대로 먹고

낮에 한 번 더 먹었더니 배 아픈 것과 설사도 멎게 되었다.

　양봉인들의 모임에서 이런 경험들을 서로 나누다 보니 프로폴리스의 효능이 점차 알려지게 되었다. 이후 10여 년이 지난 뒤에야 소책자를 통해서 프로폴리스가 국내 대중들에게도 서서히 알려지게 되었다. 프로폴리스의 효능을 먼저 알게 된 사람은 생산하는 양봉인들이었고, 둘째가 건강식품을 취급하는 업자들이었다. 그다음이 몸이 불편한 사람들 중에서 자연물질을 통해 건강을 얻으려던 사람들이었다.

2. 위궤양에는 특효

　프로폴리스와 관계되는 책들을 보면 프로폴리스가 위염이나 위궤양(胃潰瘍)에 좋다고 한 책도 있지만, 전혀 언급되지 않은 책도 있었다.

　그러나 필자가 소화기 계통에 통증이 있는 분들에게 섭취케 했을 때, 이 계통에는 특효라는 말을 붙여도 괜찮을 정도로 그 효능은 너무나 확실했다.

　위염은 위 점막에 생기는 염증성 질환으로 위벽 표면에 결절(結節)이 생기는 결절성 위염, 위 점막이 얇아진 위축성 위염, 위 점막이 얇게 벗겨지는 미란성 위염 등 다양한 형태로 나타난다. 증상으로는 속쓰림이나 소화불량, 명치 통증 등이 있다. 위염은 점막의 염증이 그리 심하지 않아 오래된 위염이라 해도 크게 확산된 상태는 아니다.

그러나 위궤양은 다르다. 초기에는 위벽의 점막근층(粘膜筋層)까지 상처가 생기지만, 심해지면 근층에까지 손상이 생긴다. 보통 궤양의 크기는 80% 이상이 지름 2cm 이하, 깊이는 5mm 이상으로 움푹 패어서 외부로부터 오는 자극에는 아주 민감하다. 식사도 부드럽지 않고 딱딱하거나 맵고 짠 음식을 먹게 되면 헐고 패인 상처에 자극을 주므로 송곳으로 찌르는 듯한 통증이 계속되고 때로는 출혈도 일어난다. 마늘이나 파, 후추 같은 자극성 있는 것을 먹게 되면 따가움과 통증이 심해지는 것도 이 때문이다.

출혈 부위가 대장이나 항문일 때는 혈변이 붉은색을 보이지만, 위장이나 십이지장에서의 출혈은 장의 통과시간이 길어 검붉거나 자장면과 같은 검은색을 띤다. 궤양 부위의 출혈이 다량일 때는 연한 붉은색의 혈변을 볼 수도 있다.

궤양에 약을 쓰면 처음에는 효과가 있는 것 같이 보이다가도 다시 원상태로 돌아가는 수가 많다. 완치되었다고 생각했던 것이 3~4개월 후 다시 재발할 수 있는 것이 궤양성 질환이다.

이처럼 재발이 잘 되고, 완치가 어렵다는 궤양성 질환에 프로폴리스가 효능이 있다는 것이 임상시험 자료로도 증명되고 있다.

오스트리아 클로스터노이부르크(Klosterneuburg) 병원의 프란츠 픽스(Franz K. Feiks) 박사는 위궤양으로 치료받아야 할 15명의 환자를 선정하여 조제약을 일절 주지 않고, 프로폴리스만을 섭취토록 했다. 그 결과 14명이 완치되었고, 완치되지 않은 1명은 조제약과 겸해서 완치시켰다.

다시 17명의 위궤양 환자를 선정하여 이들에게는 외래진료를 하며 병원 조제약만을 처방하였다. 그 결과 17명 중 11명은 병원에 입원할 정도로 악화되었다.

2년 후에 나은 환자들을 조사했을 때 프로폴리스를 섭취하고 완치되었던 사람들은 재발이 없었지만, 병원 조제약으로만 완치되었던 사람들은 절반 정도가 재발되었다고 했다.

그 외 러시아에서도 소화성궤양과 위장 계통의 염증 치료에 프로폴리스가 이용되었고, 덴마크에서는 치료가 어려운 궤양성 대장염의 임상시험에 프로폴리스를 사용하여 효과가 입증되었다.

심장병 때문에 수술할 수 없었던 81세의 할머니 환자는 위궤양을 12년간이나 앓고 있었다. 치료를 받으면서 매년 정기적인 검사를 받았지만, 더 낫거나 악화되지 않는 고정사태에 있었다. 이 환자에게 6주간 프로폴리스를 섭취케 했더니 완치가 되었고, 다시 재발하지 않았다고 했다.

심한 흡연으로 위궤양을 앓게 된 50대 남성은 식사량이 조금만 많아도 위장의 고통이 너무 심해 어쩔 수 없이 식사량을 점점 줄이게 되었다. 그러다 보니 몸은 몹시 허약해져 있었다. 그러나 프로폴리스를 섭취한 그날부터 통증이 줄어들었다. 보름 후에는 상당한 양의 식사를 하게 되어 체중도 점차 늘어났고, 2개월 뒤에는 정상적인 체중으로 회복되었다고 했다.

필자와 먼 친척 되는 20대의 조카도 "급성 십이지장궤양으로 통증이 심했는데, 프로폴리스를 2개월 섭취하고 나서는 괜찮아졌다."고 했다. 2년이 지나서 물어보았더니 "아무 이상이 없다."고 했다.

8년간이나 위궤양을 앓아 온 버스기사 P 씨는, "김치도 매운 것은 먹지 못하고, 식사량도 항상 적게 먹은 듯해야 속이 편하다."고 했다. 프로폴리스를 4개월 정도 섭취했을 때 "통증이 없어졌다."고 했다. 통증이 없다 해서 금방 끊으면 다시 재발 우려가 있으므로 오래 앓으신 분은 2~3개월 더 드시는 것이 좋을 거라고 했더니 2개월분을 더 섭취하셨다. 1년 반이 지난 얼마 전에 같은 질병을 앓는 친척 한 사람과 같이 찾아왔는데 지금까지 재발하지 않고 깨끗하게 나았다고 했다.

3. 위장병과 헬리코박터 파일로리균

우리나라는 세계 어느 나라보다 위장병 발병률이 높다. 그것은 우리의 식생활과도 밀접한 관계가 있다.

밥을 주식으로 하다 보니 자연히 짜고 매운 반찬을 많이 먹게 된다. 그리고 식사 때마다 빠지지 않는 국, 찌개 등도 맵고 짠 음식이어서 고혈압과 위장병을 증가시키는 요인이 되기도 한다.

우리나라 국민들은 위장질환 중 역류성 식도염, 위궤양, 십이지장궤양, 위암 등의 발병률이 높다. 이는 식생활 이외에 헬리코박터 파일로리균의 감염률 증가와 음주나 흡연도 주된 원인으로 알려지고 있다.

위염, 위궤양 등 위장질환 발병의 주된 원인인 헬리코박터 파일로리균(helicobacter pylori)은 1979년 호주의 병리학자 로빈 워런(J. Robin Warren) 박사가 위(胃)점막과 점액 사이에서 기생하는 이 세균을 발견하였고, 1982년에는 호주의 미생물학자 배리 마셜(Barry J. Marshall) 박사가 이 균의 배양에 성공하면서 세상에 알려졌다.

이전까지는 강한 위산(胃酸)으로 뒤덮인 위에서는 어떠한 생물도 살지 못한다는 것이 정설이었으며, 이들이 헬리코박터 파일로리균이 소화성궤양과 위염을 일으킨다는 사실을 발견할 때까지만 해도 의학계에서는 생활습관과 스트레스가 소화기 질환의 주범인 것으로 알려졌기 때문에 이 발견은 의학계의 관심을 집중시켰다.

이후 배리 마셜 박사와 로빈 워런 박사는 헬리코박터 파일로리균의 발견과 이 균이 위염, 위궤양의 발생 원인이 된다는 것을 규명한 공로로 2005년 노벨생리의학상을 공동수상했다.

이 균의 특성은 우레아제(urease)란 효소를 만들어 위 점막에 있는 극미량의 요소를 분해해서 알칼리성의 암모니아로 만들고, 이것으로 주위의 환경을 중화시켜 안전한 보호막을 만들기 때문에 pH 1.0의 강한 염산(위산) 속에서 거뜬히 살아남는다. 위궤양 환자의 75~85%, 십이지장궤양 환자의 90~95%에서 헬리코박터 파일로리균이 발견되었고, 우리나라 성인의 60~70%가 이 균을 보유하고 있는 것으로 밝혀졌다.

최근에는 헬리코박터 파일로리균이 위염, 위궤양, 십이지장궤양, 위암 등 각종 위 질병의 원인뿐만 아니라 어린이의 성장장애까지 초래한다는 연구결과도 발표되고 있다.

필자가 25년간 프로폴리스를 취급하면서 얻은 경험에 의하면 심한 위장병은 3~4개월에, 잘 낫지 않는 위궤양도 4~5개월이면 낫는 예가 많았다. 10명이 먹었을 때 몇 사람만 낫는 것이 아니라 전부 차도가 있는 대단한 효과였다. 누구라도 1개월만 먹으면 80~90%가 효능을 인정한다. 이 뛰어난 효과는 어디에서 오는 것일까 하고 필자는 늘 생각해 왔다. 플라보노이드 성분 중 갈랑긴, 피노셈브린 같은 강한 항생물질의 작용으로 침투력을 높여서, 일반 항생물질들이 침투하지 못하는 깊숙한 곳까지 영향을 미치므로 효능이 높은 것으로 생각해 왔다.

위염이나 위궤양의 발병원인이 헬리코박터 파일로리균과 관련 있다는 것을 알았을 때 프로폴리스에 다량 함유된 플라보노이드 성분이 세균의 보호막을 뚫으면서 강한 항생물질이 치명타를 가하고, 상처부위를 재생해 주기 때문에 이와 같은 놀라운 효과가 나타나는 것으로 여겨진다.

외국산 프로폴리스를 위장병에 직접 사용하여 효과를 테스트해 본 적은 없어도 여러 문헌을 비교 검토했을 때, 국내산 프로폴리스가 외국제품보다 더 뛰어난 효능이 있다고 본다. 소화기내과 전문의들 가운데 프로폴리스에 관심을 두고 이 분야를 전문적으로 연구하는 의사나 의학자들이 있었으면 하는 것이 필자의 바람이다.

4. 만성대장염이 낫다

음식물이 위에 들어가면 강산성의 염산과 펩신(pepsin)이라는 점액이 분비되어 소장에서 잘 흡수하게끔 암죽처럼 만들어진다. 이 음식물이 6~7m 길이의 소장(小腸)을 지나는 4~5시간 사이에 모든 영양소가 흡수된다. 대장(大腸)은 소장 밑에 붙어 있고, 소장과 대장의 연결지점에 맹장(盲腸)이라는 굵은 돌기가 있다. 대장은 전체적으로 굵고 길이는 약 1.5m 정도이다.

소장은 소화운동을 하면서 영양분을 소화·흡수하는 중요한 부분이다. 여기서는 주로 탄수화물을 발효시켜 산성물질을 생산하고, 산성물질은 단백질을 분해하여 부패케 하는 세균의 번식을 막아 준다.

소장이 산성물질을 활용하는 장이라고 하면 대장은 알칼리성물질을 만들어 활용하는 장이라 할 수 있다. 모든 세균은 산(酸)에는 약해도 약알칼리성에는 강하다. 그러다 보니 대장은 세균의 집합소다. 대장 속에 있는 세균의 비율은 식생활에 따라 달라지는데 건강한 사람의 장내는 유익균이 80%, 유해균은 20%를 차지하고 있다. 이곳에서 남은 영양소들은 세균에 의해 발효되어 부패하게 된다. 부패한 찌꺼기와 분해되지 않은 섬유소가 혼합되어 배설물이 되어 나온다.

음식물 가운데 소화물질은 소장에서 흡수되고 수분은 주로 대장에서 흡수된다. 수분섭취가 적은 사람들에게 변비가 잘 생기는 것도 이러한 원인 때문이다.

장내 유익균이 많으면 장염이 잘 발생하지 않는다. 그러나 유해균이 많아져 일정 비율의 균형이 깨어지면 장염 발생률은 높아진다. 장염은 항생제의 남용, 인스턴트식품의 선호, 상한 음식물이나 너무 찬 음식물 등을 섭취했을 때도 발병할 수 있다.

장벽에 염증이 발생하면 장 점막이 과민해져서 약간의 자극에도 설사를 하게 된다. 이것은 급성으로 왔지만, 쉽게 낫지 않고 시일이 지나면 만성으로 이어진다. 만성(慢性)이라는 글자가 붙은 병은 쉽게 낫지 않는다. 그중에서도 만성대장염이나 과민성대장염은 더 잘 낫지 않는다.

그 이유는 세균에 의해 발생한 유독성 물질의 집합체가 바로 대장이기 때문이다. 대장에서 과민한 반응을 일으키는 식품으로는 계란, 우유, 어패류(조개, 생선) 등이 있다. 같은 음식이라도 일반인들이 먹었을 때는 아무 이상이 없어도 특이체질의 과민성대장염 환자가 먹었을 때는 설사를 잘한다. 이런 분들은 식사 전후에 프로폴리스를 섭취하면 사전 예방이 된다.

대장염은 위염보다 낫기가 어렵고, 궤양성대장염은 위궤양보다도 낫기가 더 어렵다. 그렇다고 해서 못 고치는 난치병은 아니다. 대장염과 궤양성대장염이 구별되는 것은 점액을 함유한 묽은 변 또는 설사를 하루에 몇 차례씩 하는 것은 같으나, 궤양성대장염은 대장염과 달리 염증과 궤양 때문에 가끔 혈변을 보게 된다.

양봉을 오랫동안 하셨던 박종희(충북 영동군 매곡면 어촌리) 할아버지는 대장염으로 17년간이나 고생하신 분이다. 매일 5~6회 대변을 봐야만 하고 심할 때는 15회까지 보셨다고 한다. 변만 자주 보게 되는 것이 아니라 수시로 오는 통증 때문에 집안사람들까지 괴롭힐 때가 한두 번이 아니었다.

장거리 여행을 할 때는 고속버스는 탈 엄두를 내지 못했다. 화장실에 자주 가야 하는데 고속버스를 타면 화장실에 갈 수 없어 기차나 완행버스만을 이용했다.

프로폴리스가 위염이나 장염에도 좋다는 것을 알고 프로폴리스를 섭취한 지 2개월 만에 그렇게 오랫동안 고생했던 대장염이 깨끗이 나았다.

출혈이 없었던 것을 보면 궤양성대장염이 아닌 단순 대장염이었기 때문에 다소 빨리 나은 것으로 생각된다.

대장염에는 프로폴리스제품인 '프로킹 골드'와 독소를 제거하는 기능이 있는 '제정환'을 같이 섭취했을 때 치유효과는 더욱 높았다.

5. 위장병이 왜 많아졌나?

국민건강보험공단과 한림대 의대가 2001부터 2006년까지 위장질환으로 치료를 받은 환자 3,229만여 명을 조사한 결과 위암 같은 중질환이나 위염, 십이지장염처럼 가벼운 질환은 매년 증가하는 것으로 집계됐다. 위암 환자는 2001년 7만 3천여 명에서 2006년 9만 5천여 명으로 29% 증가했다. 위내시경 검사가 보편화되면서 위암이나 위궤양, 십이지장궤양이 조기검진으로 완치율은 높아졌으나, 병의 근본적인 발병까지는 막지 못하고 있다.

한국인 발병률 1위로 알려진 위암이 증가하는 것은 식생활의 서구화, 비만 인구의 증가, 흡연 등이 원인으로 추정되고 있다. 그러나 식생활 한 가지만 바꿔도 위암은 충분히 예방할 수 있다.

이처럼 위장질환이 증가하고 있지만, 필자의 가정에서는 먼 나라 이야기처럼 들릴 뿐이다. 필자가 류마티스 관절염을 앓았던 시기에는 독한 약을 많이 복용하여 위장이 나빠져 한때 고생한 적이 있었으나 건강을 되찾고부터는 위장병을 모르는 생활을 하고 있다. 이것은 나만이 아니고, 우리 식구가 모두 그러하다. 아내와 아들 둘, 딸 하나 모두 다섯 식구인데 위장이 나빠서 며칠간이라도 약을 먹는 사람은 아무도 없다. 간혹 마시는 것은 '까스활명수' 정도이고, 이것도 1년간 가족이 마시는 총량은 6병 이내이다. 필자도 장례식

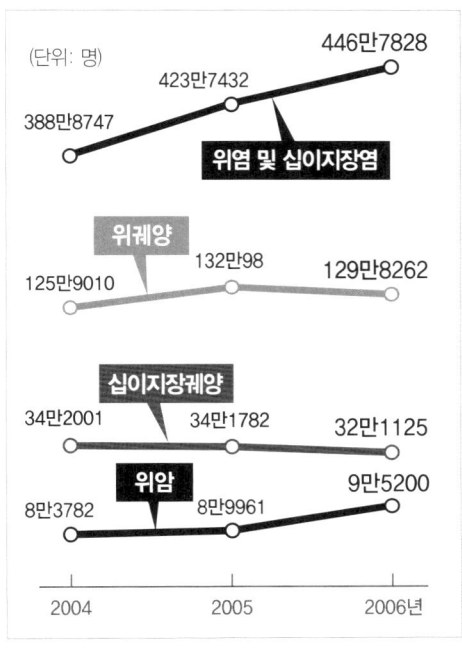

2004~2006년 한국인의 위장질환 변화 추이

자료: 국민건강보험공단

장에 갔을 때 받아 마신 것 외에는 마실 일은 거의 없다.

한 가정에 환자가 많으면 그 가정에 발병원인이 틀림없이 있고, 환자가 없으면 없는 이유가 있다.

필자는 남보다 좀 빨리 식사를 하는 편이지만, 지금까지 특별한 위장질환이 없었고 몸이 불편해서 출근하지 못한 날이 하루도 없었던 것은 현미식과 함께 매일 3~4km 정도 걷는 것도 한 가지 이유일 것이다. 걷기가 장운동을 촉진시켜 위장병을 없게 만드는 원인이 된 것이다. 별도로 하는 운동은 없지만, 매일 걷는 생활을 걸음걸이로 환산하면 4~5천보는 된다. 1만보 이상은 걸어야 한다고 주장하는 사람에게 이 걸음 수는 미달이다. 하루에 1만보는 꼭 걸어야 하고, 그 양을 채워야 한다는 생각에 사로잡힌 사람은 운동량이 많아도 정신적인 부담감을 느끼게 된다. 이런 삶은 피곤함을 가져다주므로 무엇이든 즐거움으로 시작하는 것이 참 운동이요 참 건강법이다.

우리 가정도 일반적으로 먹는 쌀겨 층을 완전히 벗겨 낸 영양가 없는 십분도(十分搗)의 백미를 먹고 있다면 5인 가족 중 위장병이나 다른 병으로 고생하는 사람이 있겠지만, 이런 질병이 없는 것은 쌀눈이 붙어 있는 오분도(五分搗)의 현미를 먹기 때문이다. 오분도의 현미를 먹으면 조효소제인 비타민과 항암, 항염증 성분인 베타시토스테롤(β-sitosterol)이 함유되어 있어서 위장병을 예방한다. 거기에 정신적인 안정을 가져다주는 것도 현미식이다.

60년대 중반 정부는 '혼·분식 장려 정책'을 추진한 적이 있다. 모든 음식점에서는 보리나 밀가루를 25% 이상 혼합한 혼식을 의무적으로 시행해야 했고, 주 2회 무미일(無米日)에는 밥을 팔지 못하도록 규제하였다. 학교에서는 도시락에 잡곡이 제대로 섞였는지 검사까지 했다. 식생활까지 정부가 통제한다는 국민들의 반발이 있었지만, 쌀 자급이 이뤄진 70년대 후반까지 계속되었다.

박정희 전 대통령에게는 유신체제(維新體制)라는 잘못된 정치도 있었지만, 가난을 몰아내고 경제성장을 이룬 그 업적은 길이 남을 만하다. 만약 그 당시 국민들에게 현미와 같이 완전히 도정하지 않은 전곡류(全穀類, whole grains)와 잡곡류의 이로움을 적극적으로 알리면서, 쌀은 칠분도(七分搗) 이하로 도정하여 섭취하는 정책을 펼쳤더라면 '경제성장을 이룩한 대통령'보다 '질병을 없앤 대통령'으로 더 추앙받게 되었을지도 모른다. 또한, 오늘날 급격히 증가하는 고혈압, 당뇨병, 고지혈증과 같은 만성질환 발병률(고혈압 발병률 27.9%, 당뇨병 발병률 약 8%)과 현재 사회문제로 크게 대두하는 비만 발병률(32.1%, 2007)도 확실히 낮출 수 있었을 것이다.

필자의 말이 정 의심되면 한번 실천해 보기를 바란다. 6개월 이상 전곡류, 잡곡류와 식이섬유가 많은 채소류를 꾸준히 섭취해보면, 본인의 말이 참말이라는 것을 인정하게 될 것이다. 건강 강연을 위해 마이크 앞에 서기 전에 몇 가지 약을 먹고 나서 "건강을 위해서는 어떻게 해야 한다."고 이론을 제시하는 자는 모두 남을 속이는 엉터리 강연자이다. 자신의 몸 하나 건강하게 하지 못하면서 남에게 건강법을 제시하는 것은 기만이요, 소경이 소경을 인도하는 것과 같은 것이다.

  위장병이 발병하여 온갖 방법을 시도해도 해결되지 않을 때는 프로폴리스를 한번 섭취해 보기를 바란다. 이것이 모든 병을 해결하는 것은 아니지만, 위장병에는 특효이다. 위가 조금 불편하거나 위장병 초기이면 현미만 꾸준히 섭취해도 자연히 예방된다. 병에 근본적인 대책은 영양학적인 예방이 가장 중요하다.

6. '꿀프로-킹' 은 위장병에 특효

  '특효(特效)' 라는 말은 함부로 쓸 수 없는 용어이지만 너무나 효과가 뚜렷하기 때문에 이 용어를 사용했다.

  필자가 1981년도부터 대체의학을 연구하면서 직접 생산하고 있던 화분과 프로폴리스에 대해 남다른 관심을 갖게 된 것은 여기에서 놀라운 효과들을 체험하면서부터였다.

  화분 중에서도 소염작용을 하는 다래 화분과 환삼덩굴 화분에 프로폴리스를 첨가하여 발효시킨 뒤 이것을 위장병으로 고생하는 친척 몇 분에게 주었더니 좋은 효능이 있었다.

  이것만 갖고도 도시에 나가면 밥 굶지는 않겠다는 생각이 들어

서울로 갈까 하다가도 경비 부담이 너무 커서 포기하고, 친척들이 살고 있는 부산을 선택하게 되어 1986년도에 21년간 생활하였던 정든 농촌을 떠나오게 되었다.

부산 연산동 브니엘고등학교(현재 반도보라아파트) 근처에 작은 점포를 하나 얻어 건강식품점을 열었다. 이 당시는 구연산이 만병통치약같이 알려져 구연산을 찾는 사람들이 많았다. 구연산은 젖산을 분해해 피로해소에 효과적이고, 산성체질을 약알칼리화하여 성인병 등에는 효능이 있지만, 위장병은 도리어 악화시킬 수도 있다.

위장병으로 고생하는 사람이 구연산을 구입하러 왔을 때 구연산은 위장병을 더 나쁘게 할 수 있으나, '꿀프로-킹'은 그런 부작용도 없고 위장병에는 더 좋은 효과를 나타낸다고 설명했지만 쉽게 응하지 않았다.

얼마 후 구연산을 먹고부터 위산과다로 더 나빠졌다면서 그제야 '꿀프로-킹'을 구입해갔다. 1개월 뒤에 찾아왔을 때는 이렇게 좋은 것을 바로 곁에 두고도 몰랐다고 했고, 브니엘중·고등학교 교사 몇 분도 구입해 갔는데 모두가 한결같은 이야기였다.

화분을 그대로 판매하였을 때는 꿀과 같이 봉산물로 법적인 문제가 없지만, 분쇄하여 가공하였을 때는 가공식품에 속하므로 허가를 받지 않으면 식품위생법에 저촉된다. 이런 것이 계기가 되어 1987년 영천 집터(300평)에 공장을 지어 식품제조허가를 받게 되었고, 1991년도에는 받기 어려운 보건사회부 허가(제95호)를 받아 건강보조식품제조업체로 발돋움했다.

2년 전, 허가를 내어준 그 당시 보사부 담당자(현재 식약청 사무관)를 만났을 때 하는 이야기가 "제가 보사부 건강보조식품 허가

담당자로 1년 반 동안 근무하면서 30여 개 업체에 허가를 내어주었지만, 지금까지 계속 운영되고 있는 업체는 '두리원'을 비롯해서 5개 업체에 불과합니다."라고 했다.

받기 어려운 보사부 허가를 받아 18년 동안 살아남은 업체가 16%밖에 되지 않는다는 것은 제조업이 그만큼 어렵다는 것을 단적으로 보여주는 것이다. LG경제연구원이 2006년 대한상공회의소의 기업 자료를 분석한 결과에 의하면 국내 기업의 평균수명은 10.4년에 불과한 것으로 나타났다.

경영에 '경' 자도 모르는 사람이 그 속에서 살아남았다는 것은 첫째가 하나님의 은혜이고, 그다음이 '꿀프로-킹'과 '뉴마-21' 같은 제품을 개발할 수 있었기 때문이다.

몇 달 전에는 15년 전에 '꿀프로-킹'을 섭취했던 분이 다시 찾아왔다.

"그동안 사무실을 3번이나 옮겼는데 어떻게 찾아왔습니까?" 했더니 전화번호가 있어서 찾아왔다고 했다. "전화번호 간직하기도 쉽지 않은 오랜 세월이었는데 어떻게 간직했느냐?"고 물었더니 "그때 효과가 너무 좋아서 혹 필요할지 모른다는 생각이 들어 제품 용기를 버리지 않고 두었기 때문에 찾아올 수 있었다."고 했다.

지금은 '꿀프로-킹'이 유리병에 담겨 있어 보기가 좋지만, 그 당시는 플라스틱 용기에 담겨 있어서 보기도 좋지 않았다. 그런데도 버리지 않았던 것은 오랫동안 고생했던 위장병이 쉽게 나았다는 그 생각 하나 때문에 버리지 못했던 것이다.

'두리원'이 지금까지 살아남을 수 있었던 것은 이런 고객들이 있었기 때문에 가능했던 것이다.

처음에 만들었을 때보다 지금 효과가 더 높아진 것은 항산화작용과 항균작용(일부 논문에서 발표)을 하는 키토산을 제품에 첨가하고부터 더 높아졌다.

얼마 전에도 '꿀프로-킹'과 '바이오폴렌'을 같이 먹었던 마산에 사는 고객으로부터 전화가 왔다. 위장병과 위산역류 때문에 오랫동안 고생했는데, 2개월 섭취하고는 그런 증세가 완전히 없어졌다며 제품의 어떤 작용으로 인해 그런 효과가 있느냐는 질문이었다.

"'꿀프로-킹'에는 복합작용에 의해 오는 항균·항염작용이 있고, 혈액순환을 촉진시키면서 호르몬 조절작용도 있습니다. '바이오폴렌'에서는 체질을 개선하는 작용도 겸하게 되므로 그런 복합적인 작용에서 나타난 효과로 봅니다."

상당한 의학 지식을 갖고 있는 분으로 보여서 그분을 소개해준 사람에게 물어보았더니 같은 교회에 다니는 집사님으로 남편은 정형외과 의사라고 했다.

보름 전에는 얼굴이 야위어서 핼쑥하고, 병세가 완연한 모습의 평강교회(부산 북구) 사모님이 찾아왔다. 위장병으로 너무 고생하고 있고, 조금이라도 과식을 하면 견디지 못할 정도도 쓰리그 아파서 자극성 있는 음식은 아예 먹지 못하는 전형적인 위염 증세였지만, 위염보다 더 심한 위궤양 증세에 가까워 보였다. '꿀프로-킹'의 효과를 더 높이기 위해 '바이오폴렌'과 '제정환(소염작용, 독소 배출작용)'을 같이 주었다.

'꿀프로-킹'에는 프로폴리스가 함유되어 있다고 했더니 "성도가 준 프로폴리스를 많이 먹어 봤지만 효능이 전혀 없었다."면서 같이 오신 목사님은 실망하는 기색이 역력했다. 위장병에 프로폴리스 액은 들지 않을 수 있지만 '꿀프로-킹'에서는 몇 가지 성분들의 상승작용에 의해서 효과를 볼 수 있다고 했더니 마지못해 구입해 갔다.

보름 뒤에 전화가 왔는데 제품을 섭취하고 며칠 동안은 더 심한 것 같았는데, 이제는 위염 증세가 없어져 밥을 더 먹어도 전과 같은 증세는 없다고 했다. 아직 완전히 나은 것이 아니므로 꾸준히 먹으면 반드시 나을 수 있다고 격려해 주었다.

'꿀프로-킹'은 위장병에 특효에 가까운 제품이라고 말할 수 있다. 화분이나 프로폴리스에 대한 깊이 있는 연구가 없었더라면 이런 제품은 도저히 만들어 낼 수 없었을 것이다.

프로폴리스와 미용

1. 수지, 밀랍으로 만든 화장품

여성들은 자기의 외모를 가장 소중히 여긴다. 여성들의 아름다움에 대한 욕구는 예나 지금이나 변함이 없어서 외모를 가꾸는 데는 돈을 아끼지 않는다. 그래서 "여자를 노려라"는 유대인의 상법 격언도 큰돈을 벌려면 여성을 아름답게 하는 사업에 투자해야 성공한다는 것을 가르친다.

의학의 아버지라 불리는 히포크라테스도 피부 미용에 관심을 가지고, 건강한 아름다움과 자연 치유력 증대를 위해서 식이요법, 햇볕에 피부를 적절하게 노출하는 일광욕, 특수재료를 넣은 물에서의 목욕, 마사지 등을 권장하였다.

이처럼 여성들의 피부미용의 역사는 인류의 역사와 함께 해왔고, 아름다워지기 위해 천연물질을 이용한 화장품은 계속 만들어져왔다. 고대에는 올리브유, 아몬드유 같은 성분에서부터 벌꿀, 우유,

진흙 등 수많은 재료가 사용되었다.

프로폴리스는 아니지만, 나무의 수지성분과 벌의 밀랍으로 만든 화장품은 고대에도 만들어졌다. 고대에 만들어져 오늘날까지 사용되고 있는 대표적인 화장품으로는 피부의 청정작용(淸淨作用)과 얼굴 마사지에 주로 사용되는 콜드크림(cold cream)이 있다.

콜드크림은 서기 157년 로마의 의사였던 갈레노스(Claudios Galenos)가 개발한 것이다. 그는 올리브유와 밀랍, 장미꽃잎, 수분 등을 섞어 콜드크림을 만들었는데, 밀랍은 오일과 수분을 보호해주는 역할을, 장미꽃잎은 향을 내기 위해 사용했다.

콜드크림이란 이름은 이 크림을 피부에 바르면 수분이 오일성분으로부터 금세 분리되어 신속하게 증발하면서 시원한 느낌이 들기 때문에 붙여졌다.

이것으로 피부 마사지를 하면 피부가 윤택해지는 것은 물론, 피부질환이나 찰과상에도 상당한 효과가 있었다. 전시(戰時)에는 이 화장품이 응급 치료용으로 사용되기도 했다.

1990년대에 들어 와서는 각국에서 프로폴리스를 첨가한 화장품이 개발되기 시작했다. 우리나라에서는 90년대 중반 크리스천 실업가인 안투코 화장품의 박종성 사장이 칠레산 프로폴리스를 주원료로 한 화장품을 개발하여 시판하였고, 이후로 여러 회사에서 프로폴리스를 첨가한 화장품이 개발되었다.

진정한 미(美)는 화장품을 바르는 데서 나타나는 것이 아니라 먹는 음식물에서 온다. 체내에 독소가 가득히 채워진 상태에서는 아무리 좋은 것을 피부에 발라도 건강미에서 풍기는 아름다움은 나타낼 수 없다. 올바른 식생활을 하면서 피부미용에 대한 정성을 쏟을 때 진정한 아름다움은 자연스레 드러난다.

2. 여드름

여드름은 주로 사춘기 때 피지(皮脂)의 분비가 증가하여 생긴다. 증가된 피지가 모낭(毛囊)이나 피지선(皮脂線)이 막혀서 배출되지 못할 때 피부 속에서 분해되면서 모공을 덮어 염증이 생기고 여기에 세균이 감염되면 화농하여 황색으로 된다.

원인으로는 선천적인 소질과 성호르몬, 특히 안드로겐(androgen)과 같은 남성호르몬의 작용에 의해 과다 분비된 피지에 세균이 감염되어 생기는 수가 많다. 그 외 소화불량, 변비와 같은 내분비의 불균형이 이루어질 때 발생하기도 한다. 여기에 기름기가 많은 음식이나 알코올, 스트레스도 간접 요인이 된다.

치료를 위한 기본적인 방법으로는 아침저녁으로 세수할 때 식초를 약간 넣은 물에 세수하는 것이 좋고, 식초 음용도 민간요법의 한 방법이다.

프로폴리스에 들어 있는 플라보노이드 성분은 지방을 분해하고, 폐쇄된 피지선을 재생시켜 줌으로써 피지의 분비를 원활하게 배출시킨다. 또한, 항균성분인 피노셈브린, 갈랑긴, 카페인산 등과 살균성분인 피노반크신, 벤질 에스테르 등이 함유되어 있어 여드름과 같은 염증성 질환 치료에 도움을 준다.

루마니아의 프로폴리스 제제 여드름 치료약은 세계적으로 유명하다. 루마니아의 볼샤코바(Bolshakova, V.F.) 박사는 5% 프로폴리스 연고를 여드름으로 고생하는 30명의 환자에게 2개월 동안 매일 피부에 바르게 하였더니, 치료가 끝날 무렵에 18명(60%)은 좋은 반응을, 9명(30%)은 중간 정도의 반응을 보였으며, 3명은 전혀 효과가 없었다고 하였다. 백선(버짐)에 감염된 110명의 환자 중 50%가 프로폴리스 연고로 치료되었고, 97명의 환자(88%)에게서는 훌륭한 결과를 나타내었다(Bolshakova, Employment of propolis in dermatology. 1975).

친구의 딸이 얼굴에 심한 여드름이 나고 몸도 비대해서 '어성초 효소(현, 제정환)'와 프로폴리스제품을 같이 주었다. 두 가지를 다 먹으면서 잘 때는 얼굴에 '꿀프로-킹'을 바르라고 했다. 프로폴리스와 어성초는 지방분해 작용이 있기 때문에 다이어트 식품도 된다. 같이 섭취하였을 때는 피를 맑게 하는 작용뿐만 아니라 독소 배출작용도 겸하기 때문에 효과를 더욱 높여준다.

1개월간 바르고 먹었을 때 여드름은 적어졌고, 얼굴도 많이 희어졌다. 나의 경험으로는 2개월이면 없어질 것이니 부지런히 섭취하라고 권한 적이 있다.

3. 프로폴리스와 다이어트

프로폴리스의 주성분은 플라보노이드로 이것의 주작용은 항균, 항암, 항바이러스, 항알레르기, 항염증, 혈액순환 촉진작용과 생체 내 산화를 억제하는 항산화기능 등이다.

혈액순환이 잘되면 혈액의 점도를 낮추고 지방 축적을 억제하는 작용도 겸해 이루어지므로 체중감량도 함께 된다.

비만은 신체활동에 의해 소모하는 열량보다 섭취한 열량이 더 많아 소모하고 남은 부분이 체내에 지방으로 축적됨으로써 생기는 것이다.

단순히 체중이 얼마나 많이 나가느냐가 기준이 아니라 체중에서 체지방이 차지하는 비율이 얼마나 높은가 하는 것이 비만의 기준이다. 대개 체지방량이 남자는 25%, 여자는 30% 이상이거나 체질량지수(BMI) 30 이상일 때 비만으로 보고 있다.

프로폴리스의 성분을 놓고 보면 체중감량 작용도 분명히 있기 때문에 이 방면에 대해서도 관심을 갖게 되었다. 비만한 사람이 먹고서 살이 빠졌다는 이야기는 간혹 들었지만, 몸이 야윈 사람이 먹고서 살이 더 빠졌다는 이야기는 여러 사람에게서 들었다. 그 후부터 야윈 사람들에게 프로폴리스제품을 줄 때는 살을 찌게 하는 화분제품과 겸해서 주고 있다.

살이 찐 사람은 1~2kg 빠져도 표시가 안 나지만, 야윈 사람은 1kg만 빠져도 바로 표시가 나기 때문에 즉각적인 반응이 온다.

체중감량은 혈액순환 촉진작용에 의해서만 되는 것이 아니라 이뇨작용으로도 효과가 있다. 이뇨작용을 하는 한약재로는 어성초(魚腥草), 택사(澤瀉), 백복령(白茯苓), 의이인(薏苡仁, 율무씨) 등이 있다. 이런 약재들은 이뇨작용으로 살을 빠지게 하기 때문에 야윈 사람이 장기간 섭취하는 것은 좋지 않다.

"마음껏 먹으면서도 살을 빼게 하는 다이어트식품 ○○○"라는 광고 문구를 보면, 이율배반적인 문구라는 생각이 들지만, 여기에는 감추고 있는 사실이 있다. 마음껏 먹어도 체중이 감량된다고 하면 그런 제품에는 식욕을 억제하는 성분(식욕억제제)이 분명히 들어 있어서 자신이 더 먹으려고 해도 식욕이 없어서 더 먹을 수 없다. 그러나 식욕억제제는 일시적으로 살이 빠졌다가 섭취를 중단하면 다시 요요현상이 생기고 장기간 섭취하면 도리어 건강을 해치게 된다.

칼로리 높은 음식물을 배부르게 먹으면서 살을 빼려고 하는 것은 한마디로 말해서 있을 수 없는 일이다. 칼로리를 낮추는 식이요법을 하면서 프로폴리스나 제정환 같은 제품을 겸해서 섭취하면 체중감량에 분명히 도움이 된다.

단백질이나 탄수화물은 1g당 4칼로리(kcal)이지만, 지방은 9칼로리(kcal)이기 때문에 될 수 있는 한 지방을 적게 섭취하는 것이 좋고, 그 대신 식사 때 감자나 채소를 많이 섭취하는 것이 좋다. 호박이나 오이 같은 것을 곁들이는 것도 좋은 방법이다.

당분이 많은 과일도 살을 찌게 한다. 보통 사과 1개는 100kcal를 가지고 있다. 그러나 신 과일은 좋다. 매실이나 귤은 살을 빠지게 하는 과일에 속한다. 특히 귤을 먹을 때는 귤 알맹이 겉에 붙은 하얀 실 같은 섬유질을 먹는 것이 좋다. 귤의 과육과 귤 안쪽의 하얀 섬유질 부분에는 헤스페리딘(hesperidin, 비타민 P의 일종)이 1.5~3% 정도 함유되어 있어서 콜레스테롤 수치를 떨어뜨리고, 모세혈관을 튼튼하게 하며 항산화 및 항염증에도 효과가 있기 때문이다.

감자는 칼로리가 낮아서 다이어트 식품에 속하지만, 버터를 발라 굽거나 기름에 튀기면 칼로리가 높아져 비만식품으로 변해 버린다.

비만을 미용적인 면보다는 성인병 유발 등 건강 면에서 보아야 할 것이다. 비만은 비만 그 자체로 끝나는 것이 아니라, 각종 질병과 합병증 유발에 촉진제 역할을 하므로 더욱 위험해진다. 특히 복부에 지방(피하지방과 내장지방)이 장기간 축적되어 있으면, 혈액 내에 지질, 고혈당이 쌓이면서 고혈압, 당뇨, 지방간, 심혈관질환, 고지혈증, 심장마비, 뇌졸중 같은 합병증을 유발한다. 과체중일 때는 관절 연골에 무리를 주어 퇴행성관절염을 유발한다.

비만으로 인한 질병 발병률

병 명	발병률(정상 BMI 대비)
암	1.6배
뇌졸중	2.2배
고혈압	3.5배
퇴행성관절염	4배
심장질환	6배
사망률	2배

* 비만: 체질량지수(BMI) 30 이상
[자료출처: SBS 건강스페셜 37회]

저칼로리 식품 섭취도 중요하지만, 운동도 빼놓을 수 없다. 운동의 종류에 따라 시간당 소모되는 칼로리양은 걷기 240kcal, 골프 300kcal, 자전거 타기 450kcal, 수영 720kcal, 등산 780kcal이다. 밥 한 공기가 300kcal이므로, 밥 한 공기의 열량을 소모하려면 1시간 이상 걸어야 하기 때문에 체중감량을 위해서는 반드시 식사조절과 운동을 병행해야 한다.

프로폴리스는 부작용이 없는 다이어트 식품이지만, 식이요법과 겸했을 때 그 효과는 더욱 뚜렷하게 나타난다.

4. 장운동이 활발해도 다이어트가 된다

프로폴리스에 많이 함유된 플라보노이드는 잇꽃이라고 하는 홍화(紅花)에도 많이 들어 있다. 거기에 들어 있는 주요 플라보노이드계 성분으로는 카르타민(carthamin), 루테올린-7-글루코시드(luteolin-7-glucoside) 등이 있다. 한의학이나 민간요법에서는 말린 꽃을 어혈(瘀血)을 없애거나 부인병(婦人病), 생리를 원활하게 하는 통경(通經) 약재로 이용하고 있다. 혈액순환이 잘 되면 어혈은 자연히 풀어진다. 이것이 비만에도 적용되는 것은 플라보노이드가 체내 콜레스테롤 수치를 낮추고 지방 축적을 억제하는 작용도 하기 때문이다.

지방 축적 억제 작용 때는 피하조직의 지방만 억제하는 것이 아니고, 장내 지방까지 억제한다. 비만 해결에는 피하지방질 못지않게 장내 지방 제거도 중요하다. 요즘 많은 사람들이 말하기를 "조금만 먹어도 배가 불러서 먹지를 못한다."고 한다. 이것은 위장이 축소되어서 배가 부른 것이 아니고, 장내 축적된 지방질 때문에 장운동이 잘되지 않는 데 있다. 이런 사람은 조금만 과식해도 배가 잔뜩 불러 소화제를 찾곤 한다.

우리가 고기 한 점 먹기 어려웠던 60~70년대를 생각해 보면 그때는 밥그릇이 매우 컸고, 그 그릇에 일꾼들의 고봉밥을 담으려면 밥 담는 요령 없이는 그만한 양을 담을 수 없었다. 그런 밥을 먹고 돌아서면 또 다시 밥 한 그릇 정도는 더 먹을 수 있었다. 그렇게 많이 먹을 수 있었던 것은 배에 지방이 없어서 장이 활발하게 운동을 할 수 있었기 때문에 가능했다.

지금 50~60대는 젊었을 때 밥 두 그릇을 먹고도 위장에 부담을 느끼지 못했지만, 현재의 젊은 비만자들은 그때의 고봉밥 한 그릇도 다 먹지 못한다. 그것은 복부와 장에 지방이 많이 차 있어 장의 운동이 활발하지 못하기 때문이다.

전 대우그룹 김우중 회장이 쓴 『세계는 넓고 할 일은 많다』는 책 내용 중에는 이러한 글이 있다. "유능한 비즈니스맨이 되려면 한 그릇의 밥을 먹고 난 뒤에도 식사할 손님이 있으면 다시 한 그릇의 밥을 먹어줄 수 있는 식욕은 있어야 한다."고 했는데, 이것은 김 회장이 그렇게 할 수 있다는 것이다. 김 회장이 뚱뚱한 체격이라면 그러한 글은 도저히 쓸 수 없었을 것이다. 그분은 표준 체중에 장내 지방이 없기 때문에 누구보다 장운동이 활발하여 한 그릇의 밥을 먹고도 다시 그만한 양을 먹을 수 있었던 것이다.

장운동이 활발한 사람은 변비도 없고 체내 독소도 없다. 그렇다 보니 잔병이나 성인병도 걸리지 않는 체질이다. 죽을 때도 병사(病死)가 아닌 자연사(自然死)이다. 병으로 죽지 않기 때문에 죽는 그 날까지 자신의 이부자리 정도는 스스로 챙길 수 있다.

프로폴리스가 정장작용을 하는 것은 식이섬유에 의한 작용이 아니고, 장의 지방 축적을 억제함으로써 장의 연동운동을 촉진하는 데 있다. 장의 운동이 활발해지면 필요 없는 지방은 분해되어 체중 감량은 자연히 이루어진다.

5. 생리통에는 프로폴리스가 특효

젊은 여성들 중에는 프로폴리스를 섭취했을 때 생리기간에 양이 너무 많아 어찌할 줄을 몰랐다고 하는 경우가 있다. 정상적인 사람은 그 기간에 먹지 말고, 생리불순이나 생리통이 있는 사람은 구애를 받지 말고 계속 먹으면 다음날에는 한결 좋아진다고 말해준다.

생리불순은 정상 생리주기 날짜보다 1주일 앞당겨지거나 1주일 늦어지는 등 주기가 일정하지 않거나 생리 날짜는 정확하나 양이 고르지 않은 경우가 있다. 또, 생리가 있던 여성이 과거 생리주기의 3배 이상 또는 6개월 이상 생리가 없는 속발성 무월경도 여기에 포함된다.

생리통은 생리하는 전 기간이나 생리 전후에 특별한 이상 징후 없이 아랫배와 골반에 통증이 생기면서 피로감이나 불쾌감 등이 나타나는 일차성 생리통과 자궁내막증, 자궁근종 등 골반 내의 병리적 변화와 연관되어 나타나는 이차성 생리통으로 구분된다. 통증은 주기적으로 오는 경우와 지속적으로 오는 경우가 있으며, 생리 시작 전부터 끝날 때까지 통증이 지속되는 사람도 있다. 통증 이외에 피로감이나 구토, 메스꺼움이 뒤따른다.

일차성 생리통이 오는 원인은 자궁내막 내 프로스타글란딘(prostaglandin) 생성 증가로 자궁이 수축하면서 발생한다. 그러나 이것보다 더 큰 요인은 정백식과 가공식품을 선호해서 발생하는 산성체질 때문이다. 산성체질이 되면 혈액이 탁해지고 혈액순환이 잘 되지 않는다. 이런 사람은 생리량이 적고, 생리혈의 색깔도 선명하지 못하고 검붉으며, 생리 때는 거의 생리통이 온다.

중소기업의 사장 부인인 J 여사는 위장병 때문에 '프로킹'을 섭취하게 되었다. 2개월째 되었을 때는 위장의 부담이 적어져서 밥의 양도 많이 먹게 되었고, 생리 때마다 있던 심한 생리통도 완전히 없어졌다고 했다.

  프로폴리스의 효능을 보면 생리통에 좋다는 말은 없었다. 그러나 생리통은 산성체질에서 온다는 것을 알고 관찰했을 때 2개월 섭취로 생리통은 거의 없어졌다. 있다 해도 80%는 없어진 상태였다.

  생리통이 없어졌다는 사람들의 한결같은 이야기가 전보다 양이 많아졌고, 검붉었던 피가 선명해졌다고 했다. 피가 선명하다는 것은 체내 독소가 없어졌다는 것이다. 피가 맑으면 모세혈관을 통한 피의 흐름이 원활해져 혈액이 탁해 생겨난 생리통은 쉽게 없어진다.

6. 생리가 다시 시작되다

  중년남성들의 소원이라면 20~30대의 젊음(정력)을 항상 갖고 싶어 하는 것이고, 중년여성은 예뻐지는 것과 더불어 갱년기를 모르고 생리가 계속되는 것이 바람일 것이다.

  여성에게는 한 달에 한 번씩 있는 생리가 때론 귀찮은 일이기도 하지만, 그것이 여성에게는 젊다는 것을 나타내는 상징이기도 하다. 여성들 가운데 폐경이 되면 여성호르몬인 에스트로겐(estrogen)의 감소로 안면홍조나 신경과민, 피로감, 우울증 등이 생겨 급격히 늙는 것을 느낀다. 특히 뼈의 칼슘성분이 빠져나가는 골(骨)

소실의 증가로 골다공증이 잘 발생한다. 결핍된 에스트로겐을 보충하면 골다공증을 예방할 수 있기 때문에 에스트로겐 호르몬을 찾는 분들이 병원마다 늘어나고 있는 실정이다.

생리가 2~3개월 중단된 분들 중에서 프로폴리스를 섭취하고 다시 생리가 시작되었다는 이야기를 많이 들었다. 국제시장에서 한복점을 하시는 S 여사는 위장이 나빠 소화도 잘 안 되는 상태에다 만성피로와 두통까지 있어 수시로 안정제를 먹어야 할 정도라 해서 '바이오폴렌'과 '프로킹'을 드렸다.

1개월 뒤에 전화가 왔다. "정말 이상한 일이 있다."는 것이다. "무엇이냐?" 물었더니, 3년간 없었던 생리가 다시 있게 되었다는 것이다. 어떻게 생각하면 기쁘고 어떻게 생각하면 창피하다고 했다. "그것은 좋은 일 아닙니까?"라는 말로 대신했지만, 3년 만에 생리가 다시 있었다는 것은 놀라운 일이다. 몇 개월 만에 다시 있었던 사람들은 많았지만, 3년 만에 있게 된 경우는 S 여사가 처음이었다.

이러한 작용은 프로폴리스의 혈액순환 촉진과 호르몬 조절 작용에 의해 온 것으로 해석된다.

성인병과 프로폴리스

1. 고혈압

　식물이 수지성분을 분비하는 데는 두 가지의 큰 목적이 있다. 첫째, 식물의 속 피질에 상처를 입었을 때 외부로부터 침입하는 세균이나 바이러스를 막으려는 것이고, 그다음이 수액의 원활한 공급이다. 뿌리에서 흡입되는 수분을 꽃잎까지 공급하려면 식물의 혈관이라고 할 수 있는 관다발 속에 붙어 있는 이물질의 찌꺼기도 청소할 수 있어야 한다. 그리고 흡수한 영양분의 점도를 낮추는 작용이 있을 때 수분의 공급이 원활하게 이루어진다.
　이러한 식물의 작용을 인체에 적용해도 동일한 효과를 가져다준다. 세균이나 바이러스에 대한 항균 억제작용은 인체에 그대로 적용되고, 수액의 원활한 공급은 혈액순환을 촉진하는 작용과 동일하다.
　보통 성인의 수축기 혈압이 120mmHg, 이완기 혈압이 80mmHg을 넘지 않을 때 정상혈압이라고 한다. 심장이 수축하였을 때 혈액이 분출하여 혈관 벽에 작용하는 압력을 최고혈압(수축기 혈압)이라 하고, 심장이 확장하여 혈액이 심장 안에 가득 찼을 때의 혈압을 최저혈압(이완기 혈압)이라고 한다.

고혈압 진단 기준

분류		수축기 혈압(mmHg)	이완기 혈압(mmHg)
저혈압		99이하	59이하
정상혈압		100~119	60~79
전단계고혈압		120~139	80~89
고혈압	1단계고혈압	140~159	90~99
	2단계고혈압	160이상	100이상
당뇨나 만성신장질환이 있을 때는 혈압을 130/80mmHg 이하로 유지			

[출처: 미국국립보건원 고혈압합동위원회(JNC) 7차 보고서(2003)]

심장이 튼튼한 사람 가운데 혈압이 높은 사람 없고, 피가 깨끗한 사람 가운데 혈압이 높거나 혈관이 나쁜 사람은 없다.

혈액의 통로인 혈관이 나빠지는 것은 혈액 속에 나쁜 콜레스테롤(LDL, 저밀도 지단백)이 증가하거나 이산화탄소(CO_2)의 농도가 증가하여 혈액의 점도가 높아지고 혈액순환에 지장을 가져다주기 때문이다. 그러면 심장에 무리가 생기고, 혈압도 자연히 높아진다. 혈압이 높다는 것은 심장이 나쁘다는 뜻도 된다.

혈액의 점도가 낮아지면 혈관 벽에 붙어 있는 이물질까지 제거하게 되므로 근본적으로 혈액순환을 잘되게 한다.

혈액순환이 잘되면 혈압강하제를 별도로 복용하지 않아도 혈압은 정상치로 돌아오게 되고, 심장도 좋아진다. 혈압이 높아진 것이 오래되지 않았으면 정상회복도 가능하지만, 심장이 나빠져서 만성 고혈압이 된 상태에서는 정상회복은 다소 어렵다.

중소업체를 운영하는 K 사장이 "뒷목이 당기고 뻐근한 증세가 있는데 좋은 방법이 없습니까?" 하고 문의해 왔다.

혈압을 물었더니 수축기 혈압이 보통 150~160mmHg 정도라고 했다. 회식이 잦고 사업관계로 신경을 많이 썼더니 더 안 좋아졌다고 했다.

혈압 때문에 약을 먹고 아침에 일어나면 골이 띵하고 기분도 안 좋고 때로는 맥이 빠진다고 했다. 프로폴리스를 섭취하고부터 그러한 증세가 없어져 꾸준히 먹게 되었다. 3~4개월 뒤에는 혈압도 20~30mmHg 떨어지고 기분도 좋아져 일의 능률도 높아졌다고 했다.

2. 심장병과 프로폴리스

필자의 어머니는 40대부터 몸에 살이 찌기 시작했다. 그 원인으로는 육식을 너무 좋아하신 데 있었다고 여긴다. 그 당시는 고기가 귀한 탓도 있었지만, 저녁 식사 후에 남은 고기가 있으면 주무시기 전에 그것을 마저 드셔야 할 정도로 육류를 좋아하였다. 그리고 얼굴이 둥글고 목과 다리가 짧아 먹는 대로 살이 찌는 체형이었다.

살이 찐 뒤 10년이 지나면 성인병은 대부분 오게 된다. 다행히 어머니는 시골에 사시며 1차 식품 위주의 식사를 하셨기 때문에 당뇨병은 오지 않았지만, 혈압은 높았다. 최고로 높을 때는 200mmHg까지 올라갔다. 심장이 나빠 병원에 가서 X-Ray를 찍으니, 사진을 본 의사가 놀라는 기색이 역력했다. X-Ray 사진을 들고 인턴과 간호사들에게 설명해 주기도 했다. 왼쪽 가슴에 달걀 크기의 흰 부분으로 나타나는 것이 일반적인 심장의 크기인데, 어머니의 심장은 밥그릇 크기로 비대해 있었다.

수축 능력이 없다 보니 보통 사람은 1분에 60~80회 뛰는 맥박이 어머니는 40~42회밖에 뛰지 않았다. 조금만 걸으셔도 심장에 부담을 느껴 숨을 몰아쉬어야 했고 다리에는 쥐(근육 경련)가 자주 났다. 주무시다가도 다리가 저리면, 누구든 한 사람은 일어나 주물러 드려야 했다.

약은 어떤 약이라도 심장에 부담을 줘 드실 수 없었다. 감기약은 말할 것도 없고, 심장병에 먹는 작은 알약인 '구심(求心)'도 심장의 부담 때문에 복용할 수 없었다.

이때에 둘째 아들이 류마티스 관절염을 앓게 되었다. 부모의 불행을 자식에게까지 물려주지 않으려고 필자는 농업경영보다 자연의학을 연구하게 되었다.

나 자신이 10년 앞서 이 공부를 하였더라면 어머니는 심장질환으로 고생하지 않아도 되었을 것이고, 나의 병도 10년 앞서 고쳤을 것이다. 그러나 이 분야에 관해서 한 권의 책도 읽지 않았던 것은 병은 오직 약이나 의사가 고친다는 고정관념의 뿌리가 너무 깊게 박혀 있었기 때문이다.

성인병은 발병하기 전에는 쉽게 예방할 수 있고, 초기에는 어렵지 않게 고칠 수 있는 병이지만, 병세가 기울어진 상태에서는 완치라는 것은 어렵다. 단지 큰 불편 없이 생활하게는 할 수 있다. 그렇지만, 어머니의 병은 기울어져도 너무 기울어진 상태였다. 부작용이 적고 혈액순환이 잘되는 프로폴리스가 심장에도 도움이 될 것으로 여기고 일반인 섭취량의 3분의 1 정도를 드시게 했다. 며칠 드신 뒤부터는 심장의 부담이 한결 가벼워졌고, 다리 저리는 것이 없어져서 우리 부부는 마음 놓고 잠을 잘 수 있게 되었다.

이전에는 백여 미터만 걸으셔도 숨이 가쁘셨는데 이제는 몇백 미터 걸으셔도 거뜬하셨고, 2km가 넘는 교회를 걸어서 다니셨다. 2~3년 넘기기가 어렵게 보였던 어머니는 7년이나 더 사시다가 돌아가셨다. 교통이 불편한 시골이고 건강보험이 없던 그 시기에 그만치 생존할 수 있었던 것은 프로폴리스의 덕이라고 생각한다.

부산 양정에 사시는 젊은 회사원 한 분은 위장이 나빠서 프로폴리스를 드셨는데 프로폴리스를 먹고부터는 위장병만이 아니라 심장에서 간혹 오던 압박감도 완전히 없어졌다면서 자기 회사에서 생산한 제품을 선물로 들고 찾아온 적이 있었다. 그 외 몇 사람으로부터 심장이 좋아졌다는 이야기를 수차례나 들었다. 이분들이 심장병을 의식하고 프로폴리스를 드신 것은 아니지만, 심장이 나빴던 분들이 드셨기 때문에 효과를 본 것이다.

솔잎을 담아 숙성시킨 솔잎엑기스나 솔잎주가 혈액순환과 고혈압 등 심장질환에 좋다는 것은 마셔본 사람이면 누구나 인정한다. 그러나 솔잎보다 효과가 더 좋은 것이 프로폴리스이다.

혈액순환의 원동력은 심장에서 하는 것이 아니고, 전신에 퍼져 있는 미세한 모세혈관에 의해 혈액순환이 잘되면 심장은 자연히 좋아진다는 것이 자연의학의 대가인 니시 가쯔조(西勝造) 선생의 학설이다. 우리 몸에 혈액순환이 안 되는 것은 심장의 기능이 나빠서가 아니라, 모세혈관의 기능이 나빠서 안 된다는 이론이다. 그렇다고 보면 프로폴리스가 심장에 좋다는 답은 바로 나온다.

3. 당뇨병

한의학에서는 당뇨병을 소갈증(消渴症)이라 한다. 이는 "목이 말라서 물이 자꾸 먹히는 병"이라고 해서 붙여진 이름이다.

소갈증의 증세는 입이 항상 말라서 갈증이 그치지 않아 물을 많이 마시게 되고, 소변을 자주 보게 된다. 당뇨(糖尿)라는 이름도 소변을 보면 주위에 개미가 모여들 만큼 소변으로 당(단 것)이 많이 배출된다고 해서 붙여진 것이다.

80년도 초까지만 해도 농촌에서는 당뇨병 환자가 드물었다. 있었다면 면내(面內)에서 부자 소리를 듣는 집이거나 외식을 많이 하는 사람들 가운데 당뇨병 환자가 있었고, 일반 농민들에게는 당뇨병이 거의 없었다. 그러나 지금 농촌에서 당뇨병이 급증하는 것은 2차 식품인 정백식을 선호하기 때문이다.

흰쌀밥, 흰설탕, 흰밀가루, 육류 등은 모두 산성체질을 유발하는 식품들이고, 이것을 장기간 먹게 되면 혈액을 탁하게 만든다. 혈액이 탁해지고, 몸이 비대해지면 당뇨병은 거의 오게 된다. 우리나라 당뇨병 환자의 90% 이상을 차지하는 '인슐린 비의존형 당뇨병(제

2형)'의 발병원인은 유전적인 요인 외에 식생활의 서구화에 따른 고열량, 고지방, 고단백 식품의 섭취에다 운동부족, 스트레스 등 환경적인 요인도 크게 작용한다.

평소 섬유질이 많은 채소를 식사량의 3분의 1 정도 먹거나 쌀눈이 붙어 있는 오분도의 현미를 주식으로 하면 당뇨는 절대 오지 않는다. 특히 현미에는 혈압 저하 및 이뇨 작용에 효과가 있는 GABA(Gamma Amino Butyric Acid)성분과 섬유질이 풍부해 당뇨병을 예방케 한다.

우리가 먹는 3대 열량영양소 가운데 하나인 탄수화물이 체내에서 흡수될 때 그것을 에너지화시키는 데는 췌장에서 분비되는 인슐린(insulin)이 절대적으로 필요하다. 췌장에서 인슐린의 분비량이 모자라거나, 인슐린 저항성(IR, insulin resistance)으로 기능이 원활하지 못하면 혈당치는 높아진다. 이와 반대로 당뇨병 치료를 위해 인슐린이나 혈당강하제를 과잉투여하거나, 췌장의 종양으로 인해 인슐린이 과잉 분비되어도 저혈당증(低血糖症, 혈당치 50mg/dℓ 이하)이 발생한다.

섬유질이 많은 현미식을 하면 그것이 당의 흡수를 서서히 늦춰주므로 췌장에 무리가 없다. 그리고 현미에 많이 함유된 조효소제인 비타민 B가 체내 연소작용을 도와주기 때문에 산성체질이 되지 않고, 혈액도 맑아지므로 당뇨병은 오지 않는다.

프로폴리스가 당뇨병에는 로얄젤리보다 효과가 더 뛰어난 것은 영양학적인 면보다는 피를 맑게 하는 데 있다.

고등학교 교감 사모인 K 여사가 다른 사람의 소개를 받고 찾아왔다. "물을 많이 찾게 되고, 먹어도 허기가 지고, 피로가 와서 병원에 가서 진찰을 받아보니 혈당치가 200mg/dℓ까지 올라가서 자신도 놀랐다."고 했다.

　병원에서는 인슐린 주사를 맞아야 한다고 하는 것을 집 근처에 있는 병원에 찾아갔더니, 나이가 지긋한 의사가 요즈음 젊은 의사들은 약이나 주사를 너무 맹신하고 있다면서, 먼저 식이요법부터 시도해 보고, 그래도 되지 않을 때 주사를 맞아도 늦지 않다고 했다. 주사를 맞게 되면 평생 매일 맞아야 하니, 신중을 기하라는 고마운 충고도 해 주더라고 했다.

　필자는 K 여사에게 체중이 많이 나가니, 체중 감량도 해야 한다는 말도 했다. 프로폴리스를 섭취한 지 5개월 만에 혈당치는 정상적으로 돌아왔다. 주사를 맞지 않게 해준 의사분이 고마워서 찾아가 프로폴리스에 대해 이야기를 했더니 "의학 잡지에도 프로폴리스에 대해 소개된 바 있었다."는 이야기를 해 주더라고 했다.

　천안에서 2대에 걸쳐 양봉업에 종사했고, 봉산요법(蜂産療法)에 대해 남다른 연구심이 많았던 故 박창준 선생은 필자에게 "프로폴리스가 간경화에도 좋은 효과가 있지만, 당뇨에는 5~6개월 섭취하면 거의 완치되므로 김 선생님도 이 방면에 연구해 보십시오." 하면서 조언해 주었다. 그분은 고령으로 작고했지만, 그때 들려준 말이 영영 잊혀지지 않는다.

　조도행(趙道行) 선생 하면 양봉인 중에서 모르는 사람이 없을 정도로 유명하신 분이다. 일본 법정대학을 나오시고 지금 연세가 90세가 넘으셨지만, 경기도 가평에서 직접 양봉을 하고 있고, 오랫동안 한국양봉협회와 한국양봉학회 고문으로 계셨다.

　6·25전쟁 이전 한양고등학교 생물교사로 계시면서 취미 삼아

하였던 양봉을 지금까지 계속하고 계시면서 『양봉 사계절 관리법』 등 몇 권의 양봉서적도 출간하셨다. 『양봉계』에 오랫동안 연재되었던 '꿀벌 할아버지 에세이'는 『꿀벌 할아버지의 양봉체험기』란 제목으로 출간되기도 했다. 조 선생님이 프로폴리스를 잘 모르셨을 때는 봉산물 중에서는 로얄젤리가 최고라고 하셨는데, 지병인 당뇨병을 프로폴리스로 고친 뒤에는 자연이 준 물질 중에는 프로폴리스가 최고라고 하시면서 1~2개월 만에 당뇨병이 낫는 것은 거짓말이지만, 5~6개월만 섭취하면 그 효과는 뚜렷하게 나타난다고 하셨다. 필자도 조 선생님의 말에 전적으로 공감하고 있다.

양봉인 가운데 당뇨병을 앓던 분이 로얄젤리로는 고치지 못해도, 프로폴리스로 고친 사례는 많다. 그러나 프로폴리스가 당뇨에 좋다고 해도 수년간 인슐린 주사를 매일 맞는 사람까지 고칠 수 있는 것은 아니다.

당뇨병에는 프로폴리스와 화분제품인 '바이오폴렌', 섬유질과 미네랄이 풍부한 식물의 껍질을 주원료로 한 '옥토생식환'을 같이 섭취했을 때 놀라운 효과를 얻게 된다.

당뇨병은 당뇨병 그 자체가 무서운 것이 아니고, 저항력 약화로 인해 오는 합병증이 더 무서운 병이다. 프로폴리스를 소량으로 장기 섭취할 때는 당뇨 합병증 예방에도 도움이 된다.

1) 당뇨병의 원인

대한당뇨병학회의 당뇨병 진단기준치는 8시간 이상 금식상태에서 공복혈당이 126mg/dl 이상이거나 식후 2시간 후 혈당이 200mg/dl 이상이면 당뇨병으로 진단한다.

공복 혈당은 간에서 생산한 포도당(glucose)에 의한 것이고, 식후 혈당은 주로 음식의 탄수화물에 의한 것이다. 정상인은 아무리 많은 음식을 먹어도 혈당이 130mg/dl 이상 올라가지 않는다. 이렇게 혈당을 정상수준으로 유지하기 위해서는 혈액 속의 포도당의 양을 일정하게 유지하는 인슐린이라는 호르몬이 췌장의 β (베타) 세포에서 정상적으로 분비되어야 한다. 그러나 당뇨병(2형 당뇨병)은 인슐린이 만들어져도 분비량이 모자라거나 생성된 인슐린이 세포에서 제대로 작용하지 못해 당을 충분히 흡수하지 못하기 때문에 혈당치가 높아지는 것이다.

당뇨병의 초기 증상은 소변을 자주 보고(다뇨), 물을 많이 마시고(다음), 음식을 많이 먹게 되는(다식) 삼다(三多) 증상에 식사량은 늘지만, 체중은 도리어 감소현상을 보이기도 한다.

2) 당뇨병은 껍질을 버린 데서 왔다

우리의 식생활이 정백식이 되면서 암, 관절염환자가 많아졌지만, 그것보다 더 많아진 병이 당뇨병이다.

예전, 가난 때문에 쌀밥보다 섬유질과 미네랄이 많은 보리밥을 더 많이 먹었던 시절에는 당뇨나 비만, 대장암도 없었다. 지난 60년대 0.2%에 불과했던 당뇨병 환자가 90년에는 3% 이상으로 증가하였고, 2003년에는 전국 20~79세 성인 가운데 7.7%가 당뇨

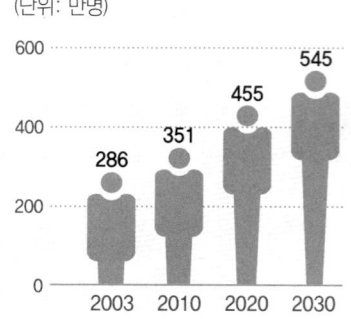

당뇨병환자 증가 예상 추이
(단위: 만명)
자료: 대한당뇨병학회

병을 앓는 것으로 파악됐다 ['2007 한국인 당뇨병 연구보고서'-대한당뇨병학회].

이런 발병률이 계속 유지된다고 보면 2030년에는 당뇨병환자가 전체 인구의 10%를 넘을 것이라는 전망도 나오고 있다.

70년대만 해도 결핵 이외의 다른 질병으로 고생하는 사람은 주위에 거의 없었다. 마을에 당뇨병 앓는 분이 한 분 있다는 이야기가 들려 왔지만, 그분은 장교로 군 전역 후 도시에서 생활하다 건강이 좋지 않자 고향으로 돌아온 사람이었다.

300명 정도 사는 마을에 당뇨환자 한 사람이 생긴 것도 마을주민이 아닌 타지에서 발병하여 온 사람이었는데 지금 농촌은 달라져도 너무나 많이 달라졌다. 농촌에서 아기 울음소리 끊어진 지가 이미 오래고, 나이 많이 든 사람들만 있어서 마치 적막한 노인요양원과 같은 인상을 풍긴다. 게다가 예전에 없었던 당뇨환자는 마을마다 몇 사람씩은 있을 정도로 많아졌다.

30%의 생명력이 있는 칠분도쌀과 식이섬유가 많은 음식물을 먹을 때는 당뇨병이 없었지만, 잘 도정된 구·십분도(九·十分搗)의 흰쌀밥을 먹고, 고지방, 고단백의 식생활로 변하자 병중에서 두 번째 가라면 서러워할 정도로 당뇨병이 많아졌다. 당뇨병은 정백식에서 온 대표적인 병이다.

현미식을 하는 사람에게는 당뇨병이 잘 오지 않고, 올 수도 없는 병이다.

식품의 구성성분 중에서 에너지를 내는 3대 열량영양소는 탄수화물, 단백질, 지방이다. 이중 탄수화물은 혈당과 가장 관련이 많다. 탄수화물이 주성분인 곡류와 과일류를 많이 먹으면 혈당은 올라간다. 당뇨환자에게는 곡류 중에서도 특히 백미가 좋지 않다. 백미는 도정 과정에 많은 미량 영양소가 버려지므로 섬유질과 비타민, 미네랄의 함유량이 적다. 현미와 비교했을 때 칼슘은 33%, 비타민 B_1은 52%, 니아신(niacin)은 58%가 적고, 섬유질은 무려 89%나 적은 생명력이 없는 죽은 쌀이다.

그러나 같은 곡류라도 보리, 현미, 잡곡밥은 섬유질이 풍부하여 식사 후 장에서 당성분이 흡수되는 것을 지연시켜 혈당이 오르는 것을 막아주고, 콜레스테롤 수치를 낮추어 준다. 또 섬유질이 많이 든 식품은 열량이 적고, 섭취 후 포만감을 주므로 식사량을 감소시키는 데도 도움이 된다.

필자도 적은 나이가 아니지만, 아직 본인의 혈당수치를 모르고 있다. 혈당수치를 전혀 신경 쓰지 않고 생활할 수 있는 것은 오분도의 반현미식을 하기 때문이다.

영양학 전문가 나단 프리티킨(Nathan Pritikin)이 설립한 프리티킨 장수센터(PLC, Pritikin Longevity Center)에서는 저지방 위주의 식이요법을 실시하고, 여기에 세 가지 열량영양소의 섭취비율과 식이섬유의 양을 아래와 같이 권장하고 있다.

일반적인 미국인의 식사와 PLC 식사

영양소		일반적인 미국인의 식사	PLC 식사
지방		40~50%(총섭취 열량 대비)	8%
단백질		10~20%	10~15%
탄수화물	단순탄수화물	20~25%	5% 이하
	복합탄수화물	20~25%	75~80%
식이섬유		4g	16g

* 단순탄수화물: 다당류가 많은 흰 밀가루, 백설탕 등
* 복합탄수화물: 전분과 섬유질로 이루어진 감자, 보리, 현미, 콩류 등

3) 당뇨환자의 절반은 비만자

비만으로 유발되는 질병으로는 고지혈증, 심혈관질환, 고혈압 등이 있지만, 그것보다 더 무서운 병이 당뇨병이다. 당뇨병이 심해지면 이러한 증상들이 합병증으로 나타나기 때문이다.

우리나라 제2형 당뇨병환자 10명 중 4명(약 46%)이 비만상태로 나타났고, 비만도가 증가할수록 발병위험이 급증한다는 통계가 있다. 게다가 고도 비만이 있는 사람은 정상체중을 가진 사람보다 10년 동안 제2형 당뇨병이 발병할 위험이 80배나 높다는 보고도 있다.

몸이 비대하면 비대해지는 만큼 혈관이 확장되는 것이 아니라 혈관은 오히려 좁아진다. 이는 혈관벽에 지방이 쌓이면서 혈관이 좁아지게 되고, 지방층이 커지면서 혈관과 림프관을 누름으로써 좁아지는 것이다.

하수관이 좁거나 이물질이 많이 쌓이면 오수(汚水)가 잘 빠지지 않아 악취가 나듯이 우리 몸의 혈관도 좁아지면 혈액순환이 잘 안 되고, 혈액 속에 산성물질인 케톤체(ketone體)가 쌓이는 케톤증(ketosis)이나 산증(酸症, acidosis)이 생기면서 혈액은 더욱 탁해진다. 이것이 심하면 당뇨병성혼수(糖尿病性昏睡, diabetic coma)에 빠지기도 한다.

혈액이 탁해졌다는 것은 혈액 속에 산소가 부족하다는 뜻이다. 물속에 용존산소가 부족하면 물이 썩고 냄새가 나듯이 우리의 혈액도 같은 현상이 나타난다. 중증 당뇨병환자의 혈액은 선홍색이 아닌 검붉은 색을 띠면서 끈적끈적하고 아세톤 냄새 비슷한 특이한 냄새가 나는데 이것이 당뇨병의 특징이다. 당뇨병은 산성체질에서 온 대표적인 병이므로 이 병을 고치려면 먼저 체질을 바꿔야 한다. 체질을 바꾼다는 것은 체액(體液)을 바꾼다는 뜻이고, 체액을 바꾼다는 것은 피를 맑게 한다는 뜻이다.

피가 맑아졌다 해서 병이 완전히 낫는 것은 아니다. 회복기의 환자에게는 영양공급이 필요하듯이 피가 맑아져도 세포의 활력을 더해 줄 영양물질이 필요하다. 이것이 이뤄지면 당뇨병도 완치가 가능해진다.

혈당수치가 정상화되고 나서도 식사조절은 지속적으로 해주어야 한다. 모든 것이 정상으로 유지된다고 해서 병이 완전히 나은 것은 아니므로 과음이나 과식, 육류 섭취가 많아지면 당뇨는 언제든지 재발할 수 있는 병이다.

4. 간(肝)질환에 뛰어난 프로폴리스의 효과

　간은 우리 몸으로 섭취되는 탄수화물과 단백질, 지방을 분해, 합성했다가 필요한 곳으로 보내고, 해로운 물질은 해독까지 한다. 이외에 비타민과 미네랄의 대사에도 관여하는 등 수많은 기능을 담당하는 중요한 기관이다.

　간은 어지간히 나빠지지 않으면 쉽게 증상이 나타나지 않기 때문에 '침묵의 장기'라고 불리기도 한다. 간 환자들의 대부분이 간(肝)질환이 진행되는 것을 모르고 과도한 음주와 과식, 스트레스 등으로 간을 혹사해 간경화증(肝硬化症)이나 간암으로 진행되는 경우가 많다.

　전 세계적으로 간암 발병률과 사망률은 지속적으로 증가하고 있는데, 우리나라도 예외는 아니어서 매년 증가하고 있다. 보건복지부의 발표에 의하면 간암 발병률은 전체 암 중에서 4위, 사망률은 2위이다. 이는 OECD 가입국 중 간암 발병률과 사망률 모두 최고 수치이다. 그리고 간염이나 간경화증 같은 간질환은 한국인의 사망원인 8위를 차지하고 있다(2007년).

　필자는 30여 년간 프로폴리스를 취급하면서 많은 치유사례를 경험했다. 프로폴리스제품('프로킹 골드', '프로킹')과 화분제품('바이오폴렌')을 함께 4개월 정도 섭취했을 때 혈청 GPT와 GOT 수치가 떨어지고 얼굴색이 좋아지면서 통증이 없어지는 효과들이 있었다.

　술을 지나치게 좋아해서 간이 나빠진 친구에게 '프로킹 골드' 2개월분을 주면서 "열심히 섭취하면 간이 좋아질 것이고, 술을 마셔도 덜 취하겠지만 그렇다고 해서 술을 너무 마시지는 마라."는 충고도 했다. 1주일 정도 지나 전화가 왔는데 "전에는 소주 한 병 마시면 취기가 있었지만, 지금은 한 병 반을 마셔도 괜찮고, 아침에 일어나면 머리가 맑고 숙취도 없다."고 했다. "간이 해독을 빨리해 숙취가 적은 것이므로 술을 줄이면 손상된 간도 고치게 될 것이니, 제발 술을 줄여라."고 신신당부를 했다.

간에 손상이 커서 완치가 어렵다는 사람도 프로폴리스 섭취량을 약간 높이면 어렵다는 간도 재생이 된다. 프로폴리스는 간질환에도 부작용이 없는 대신 그 효과는 너무나 확실하다.

러시아의 Drogovoz 박사는 연구논문(1994)에서 프로폴리스의 주요 구성성분인 플라보노이드에 항산화 활동과 간장을 보호하는 특성이 있음을 발표하면서 동물실험을 통해 프로폴리스 추출물이 간세포의 손상을 방지하고 있음을 밝혔다.

1994년 3월에 개최되었던 일본약학회에서 구마모토(熊本)대학교 약학부는 '정상 쥐의 간세포 및 암세포의 증식에 대한 프로폴리스의 영향'이라는 연구결과에 대한 발표에서, 프로폴리스 성분 일부가 간세포성장인자(HGF)를 활성화한다는 사실을 밝혔다. 이러한 작용에 의해 간질환 치료에도 도움을 주고, 대장암과 폐암세포 증식인자를 억제하는 것으로 밝혀졌다.

백혈병과 암

1. 프로폴리스를 부각시킨 일본의사

1) 미조구치 가즈에 박사

일본의사로서 프로폴리스를 크게 부각시킨 사람은 미조구치 가즈에(溝口一枝) 박사였다. 그분의 이름이 한국에 처음 알려진 것은 월간 『양봉계(養蜂界)』 1992년 8월호에 '프로폴리스란 이런 것이다.' 라는 제목의 강연문 전문이 게재되면서 많은 사람들에게 알려지게 되었다.

글의 내용을 읽으면서 알게 된 것은 일본인들은 현대의학을 신봉하면서도 부작용 때문에 불신하는 경향이 많아 제3의 의학이라고도 하는 대체의학이 어느 나라보다 발달된 나라이다. 그런데도 의료계에서는 아직도 대체의학을 신봉하는 의사들이 동료의사들로부터 따돌림을 당할 수 있다고 했다.

건강서적의 종류나 발행부수가 세계에서 가장 많은 나라가 일본이다. 책의 저자들 가운데는 의료업에 종사하는 의사가 쓴 책도 많지만, 비의료인이 놀라울 정도의 깊은 지식과 연구심을 갖고 쓴 책들도 많다. 그러한 일본이다 보니 의사가 대체의학을 한다 해서 의학계로부터 배척당하는 일은 없을 것으로 생각했는데 실상은 그렇지 않았다.

"내가 의료계의 문제점과 프로폴리스의 항암효과에 대해 밝힌 발언이 관청이나 의료계에 문제를 일으켜 미움을 받아도 조금도 두렵지 않다. 의사면허가 반납되어도 조금도 겁날 것이 없고, 의학박사 학위도 내어 놓으라고 하면 언제든지 내어 놓을 수 있다."고 했을 때 그는 정말 용기 있는 의사라고 생각했다.

자연의학의 선진국이라고 할 수 있는 일본에서도 우리나라와 같이 정식 의학 코스를 밟은 사람이 대체의학을 선호하면 의료계에서 보이지 않는 압력이 있다는 것을 그때 알았다. 이것이 지금으로부터 20년 전이었기 때문에 그럴 수 있었겠지만 지금은 그전과는 많이 달라졌을 것으로 여긴다.

『위험한 의학 현명한 치료』라는 책을 쓴 김진목 박사(파라다이스의원, 051)335-5288)는 신경외과전문의이지만, 대체의학을 신봉하는 의사이다. 인턴시절 환자로부터 감염되어 간염보균자가 되었고, 오랫동안 앓아오던 아토피와 건선을 현대의학으로 고치지 못하다가 니시의학을 접한 뒤 고침을 받고서는 일본까지 가서 와타나베 쇼(渡邊 正) 박사로부터 니시의학을 전수받아 난치병만을 치료하는 병원을 개설하였다. 의료보험이 적용되지 않아 부득이 본연의 전공분야로 다시 개원하였다가 지금은 현대의학과 니시의학을 접목하여 난치병을 치료하는 병원을 운영하고 있다.

그분의 말에 의하면 몇 년 전과는 비교할 수 없을 정도로 의사들의 생각이 많이 바뀌었다고 했다. 예전에는 대체의학을 무시하는 경향이 강하였는데 지금은 많이 달라져서 의사단체에서도 강연 요구가 있어서 몇 곳에 가서 강연을 했는데 전에는 생각할 수 없었던 분위기였다고 했다.

　미조구치 박사가 적극적으로 나서서 프로폴리스를 홍보할 수 있었던 것은 1982년 암 수술을 받은 뒤 몸이 극도로 쇠약해져 3개월 이상은 살 수 없다는 진단까지 받았으나 프로폴리스를 섭취하고 극적으로 건강을 되찾았기 때문이다. 이후 7년간 더 살면서 74세로 타계하기까지 프로폴리스의 효능을 알리기 위해 많은 곳을 찾아다니며 강연을 하는 등 열정적인 노력을 기울였다.

2) 소아백혈병에는 사재를 털어가면서

　국내에서는 백혈병에 프로폴리스를 사용해서 나았다는 사례들을 크게 접해보지 못했지만, 미조구치 박사는 소아백혈병에는 사재를 털어가면서 도왔다고 한 것을 보면 그 효능이 보통은 아닐 것으로 여겨진다.

　백혈병은 종양세포가 빨리 증식하여 골수에 축적되면서 종양이 나타나는 병이다. 골수에서 제대로 성숙되지 않았거나 비정상적인 백혈구가 과도하게 증가하여 정상적인 백혈구와 적혈구, 혈소판의 생성이 억제되면서 생겨난 병이다. 혈액의 이상에서 온 병이므로 어느 암보다 치유효과가 더 높을 것이라는 생각이다.

　고향 친구(진영화: 부산광역시 수영구 민락동 22-2)가 백혈병으로 부산 B 병원에 입원해 있어서 친구 몇 명과 병문안을 간 적이 있었다. 머리카락은 거의 다 빠지다시피 했고, 그렇게 좋던 체격은 어디에 갔는지 찾아볼 수 없을 정도로 몸은 쇠약해 있었다.

친구들이 한결같이 하는 이야기가 "재산 잃고 사람까지 잃게 되었다."는 것이었다. 그가 다시 건강을 되찾을 것으로 생각했던 사람은 아무도 없었다. 필자 역시 어렵다는 생각이 들면서도 프로폴리스 제품(프로킹) 한 통을 주었다. 일본 의사가 백혈병에 좋다고 극찬한 제품이니 잘 챙겨 먹으라는 당부만 하고 왔다.

다음에 찾아갔을 때 전보다 많이 좋아졌고, 그를 위해 손잡고 간절한 기도까지 한 후에 돌아왔다. 퇴원 후에도 수차례 우리 제품을 구입해 갔다. 지금은 완전히 회복되어 뛰어다니면서 일하는 도로 주차관리직을 수년째 계속 하고 있다.

프로폴리스 하나만으로 그런 위력이 있었다고는 보지 않지만, 대단한 위력이 가해졌던 것만은 틀림없는 사실이다. 그때 한 병실에 같은 병을 앓고 있던 환자가 일곱 명이 있었는데 뒤에 알고 보니 거의 다 죽고 자기 혼자만 살아남았다고 했다. 이런 것을 보면 백혈병에도 프로폴리스가 위력이 있는 것만은 틀림없는 것으로 여겨진다.

2. 프로폴리스의 항암 효과
1) 암의 원인

생체조직 안에서 형질전환(形質轉換)된 세포가 무제한으로 증식하여 악성종양을 형성하는 것이 암이다. 암은 머리카락, 손톱, 발톱을 제외한 신체의 어느 조직에서나 발생할 수 있다. 암세포는 언제나 약한 조직에 먼저 침범하여 파괴하고서, 발생부위로부터 멀리 떨어진 다른 장기까지 전이되어 결국 죽음에 이르게 한다.

암의 원인은 아직 정확하게 규명되지는 않았지만, 지금까지 밝혀진 바로는 유전적 요소와 같은 내적 요인과 잘못된 식생활, 스트레스, 발암 화학물질(흡연, 석면 등), 바이러스 감염 등의 외적 요인이 단독적 또는 복합적으로 작용하여 발병하는 것으로 알려져 있다.

세계보건기구(WHO) 산하 국제암연구소(IARC)와 미국 국립암연구소저널(JNCI)에서는 전체 암의 70% 정도가 흡연, 감염, 식생활 등 환경적 요인에 의하여 발생한다고 발표하였고, 한국인에게 주로 발생하는 암의 원인 또한 환경적인 요인에 의해 발병하는 것으로 알려졌다. 필자는 여러 환경적 요인 중에서도 정백식과 같은 식생활이 암의 주요 발병 원인임을 강조하고 있다.

한국인에서 흔한 암의 일반적인 원인

암 발생부위	일반적인 원인
위암	식생활(염장식품-짠 음식, 탄 음식, 질산염 등), 헬리코박터균
폐암	흡연, 직업력(비소, 석면 노출 등), 대기오염
간암	간염 바이러스(B형, C형), 간경변증, 아플라톡신
대장암	비만, 고지방식, 과다한 육류 섭취, 저섬유질 식사, 유전적인 요인
유방암	비만, 고지방식, 음주, 여성호르몬, 유전적 요인
자궁경부암	인유두종 바이러스, 성관계

(출처: 암정보-제2판, 국립암센터 2006)

우리 몸에 암세포가 적으면 면역반응에 의해 자연적으로 소멸할 수 있으나, 암세포가 커지면 체내 저항력이 약화되면서 암 종양으로 성장하게 된다. 암 종양의 크기가 1cm 정도 되려면 보통 8~10년이 소요되지만, 3cm로 커지는 데는 6개월도 걸리지 않을 정도로 빠른 속도로 확산된다. 그러나 암의 악성도(惡性度)나 분화도(分化度) 차이는 개체의 면역능력에 따라 달라지기도 한다. 드물게는 조기암(早期癌)인데도 전신에 퍼질 수 있고, 국소에서는 많이 진행되었지만 전신에는 퍼지지 않은 경우도 있다.

암은 현대의 난치병이지만 그렇다고 해서 불치의 병은 결코 아니다. 우리 몸속에 강한 면역성을 가진 항체가 있으면 암은 발생하지 않는다. 항체는 백혈구의 림프구(lymphocyte)에서 만들어지는 물질로 림프구는 척추동물에만 있고, 무척추동물에는 없다. 전체 동물종의 97%를 차지하는 무척추동물들은 체내에서 면역 기능을 갖는 항체를 만들지 못하고 있다. 그렇다 보니 세균과 곰팡이가 침입하였을 때 즉시 방어해서 죽여야 생존할 수 있기 때문에 병원균 감지 능력이 사람보다 100배 이상 발달해 있다.

곤충과 같은 무척추동물들은 세균과 곰팡이의 침입을 방어하기 위해 다른 물질을 이용하기도 하는데 이것을 잘 응용하는 곤충이 꿀벌이다.

꿀벌이 항균작용을 하는 나무의 수지를 갖고 와 거기에 타액, 꽃가루, 밀랍을 첨가하여 효능을 극대화한 것이 프로폴리스이다. 이것이 새로운 항암물질로 등장하게 된 것은 그리 오래되지 않는다. 동유럽에서 알려진 것이 60년대이고, 우리나라에 알려진 것은 90년대 이후이다.

2) 체험사례

전직 초등학교 교장인 H 씨는 70대 때 암 중에서도 고치기 어려운 잇몸에 생기는 치은암(齒齦癌)에 걸렸다. 방사선치료를 받으려고 했더니 미국에서 의사로 근무하는 큰아들이 "방사선치료를 받으면 합병증이 발생할 수도 있고, 방사선치료를 받은 사람이 안 받은 사람보다 저항력이 약해져 오히려 수명이 단축되었다는 연구결과가 나와 있으니 방사선 치료는 받지 마십시오."라고 할 때는 서운한 생각이 들었다. '암환자가 방사선 치료를 받지 않으면 그대로 죽는 것이 아닌가?' 하는 생각이 들기도 했지만, 방사선 치료를 받았던 친구들이 오히려 일찍 죽는 것을 보고 그 치료를 받지 않았다고 했다.

그 대신 자연요법을 철저히 실천했다. 율무를 1/4 첨가한 현미식을 하였고, 녹즙도 마시면서 항암작용이 높은 '어성초 효소(현, 제정환)'와 프로폴리스, 화분제품도 열심히 드셨다. 1년간 드시고 나서는 암에 대해서는 염려를 놓아도 된다는 진단을 받았지만, 혹시나 해서 1년간 더 드셨다. 지금 연세가 80대 중반이신데도 건강한 생활을 하고 계신다.

효성여대(현재 대구가톨릭대) K 교수는 위암 수술 뒤에 체중감소가 너무나 심했다. 프로폴리스, 화분, 현미식에 전적으로 의존한 뒤 1년이 지나서는 정상적인 강의도 할 수 있게 되었다.

필자의 이종 형수도 자궁경부암에 걸렸는데 프로폴리스, 화분, 현미식 이 세 가지만 꾸준히 섭취하고 8개월 만에 완치되었다.

항암제를 장기 투약하면 약의 부작용에 의해 백혈구 감소로 탈모가 발생한다. 그러나 프로폴리스는 백혈구의 감소를 억제함으로 항암치료에서 오는 탈모 방지에 효과 있다는 연구 보고도 있다. 쥐에게 발암 물질로 간암을 유발케 한 뒤 프로폴리스를 직접 투여한 실험에서 60%는 암의 증식이 억제되었다는 연구 결과도 나왔다.

3) 암 치유에는 복합적인 방법이 필요

대부분의 암은 식생활의 잘못 때문에 혈액이 탁해진 데 그 원인이 있다. 혈액이 탁해지면 그 속에 독소가 많아져 어느 약한 부위에 암원성물질(癌原性物質)이 생기거나, 아니면 돌연변이를 일으켜 암세포가 되었을 때 무제한 증식하여 종양(腫瘍)을 형성한다. 그래서 국소요법보다는 전신요법이 필요한 것이고, 프로폴리스가 암에 좋다고 해서 한 가지 방법에만 의존하는 것도 위험한 방법이다.

암환자들에게 여러 가지 치유방법 중에서 권하고 싶은 방법

첫째, 현미식 권장

암세포를 백미에 접종하면 바로 증식하지만, 현미에 접종하면 사멸한다. 이것은 현미(쌀눈, 쌀겨)에 들어 있는 베타시토스테롤(β-sitosterol)이라는 성분이 암을 억제하고, 쌀겨에 다량 함유된 피틴산이 암세포의 증식을 억제하는 작용을 하기 때문이다. 백미식이나 육식을 하는 상태에서는 어떤 약을 써도 암은 고치기 어렵다. 그러나 평소 섬유질이 풍부한 균형된 식생활을 하면 암은 예방할 수 있는 병이다.

둘째, 프로폴리스 섭취

프로폴리스는 혈액을 맑게 하면서 항암작용에 뛰어난 효과가 있

다. 프로폴리스에서 암세포를 변형시키거나 성장을 억제하는 물질들로는 케르세틴, 카페인산, 클레로단 디테르페노이드(cle-rodane diterpenoid), 아테필린 C(artepillin C) 등이 있다.

일본의 프로폴리스 권위자인 전(前) 국립예방위생연구소 마츠노 테츠야(松野哲也) 박사는 1991년 일본암학회에서 발표한 프로폴리스와 암의 관계에 대한 보고서에서 프로폴리스의 성분 중에서 케르세틴, 카페인산 페네칠 에스테르(CAPE, caffeic acid phenethyl ester), 테르펜성분의 일종인 클레로단 디테르페노이드가 항종양(抗腫瘍)작용과 항암작용을 한다는 것을 밝혀 의학계의 주목을 받았다.

그 후 동경 지케이카이(慈惠會)의대와 지치(自治)의대병원에서 암환자를 통해 조사한 바로는 프로폴리스에 암세포를 죽이게 하는 림프구의 증폭작용을 돕는 성분이 있다는 것이 판명되었다.

프로폴리스는 또 면역성을 강화시킴으로써 종양의 진행과정을 억제하므로 암환자에게는 보통 사람의 배를 섭취케 한다. 그러나 앞서 논했지만 수술 전후에는 일정기간 섭취를 하지 않는 것이 좋다.

셋째, 화분 섭취

체내 저항력을 길러주는 데는 화분 이상의 좋은 물질이 없을 정도이다. 화분은 면역력과 저항력을 강화해주는 영양소 중에 최고의 영양소이다. 그리고 세포의 기능을 활성케 한다.

넷째, 이 외에 항암작용을 하는 물질 섭취

유근피(榆根皮, 느릅나무 뿌리껍질)를 민간에서는 암치료제로 사용하는데 위벽을 엷게 하는 작용이 있기 때문에 수술 뒤에 섭취하는 것은 좋지 않다. 어성초(魚腥草)는 항균, 항염증, 면역증강, 이뇨, 진해작용 등의 효능이 있고, 항생제인 '설파민(sulfamine)' 보다 더 뛰어난 항균력을 갖고 있다. 이러한 작용의 어성초와 프로폴리스를 겸해 사용했을 때는 그 효능을 더 높일 수 있다.

암에 무엇이 좋다 해서 무조건 섭취하는 것은 좋지 않다. 프로폴리스가 좋다고 해서 한 가지에만 모든 것을 의존하거나 과용하는 것도 바람직하지 않다.

4) 세계양봉대회

국제양봉협회연맹(APIMONDIA)이 처음 구성되어 제1회 세계 양봉대회가 열린 것은 1897년 벨기에의 수도 브뤼셀에서였다. 이러한 국제적인 회의를 통해서 봉산물의 위력이 하나씩 밝혀지기 시작했다. 이 당시만 해도 봉산물의 의제는 꿀, 로얄젤리였다가 화분이 새롭게 조명되었다.

1960년대 동유럽에서는 프로폴리스가 항균작용을 한다는 것이 양봉인들로부터 알려졌고, 덴마크의 아가드(K. Lund Aagaard) 박사가 독일에서 최초로 프로폴리스제품을 생약으로 허가를 받음으로써 프로폴리스가 유럽에서 재인식된 계기가 되었다.

프로폴리스가 일본에서 주목받기 시작한 계기는 1985년 일본 나고야에서 개최되었던 제30회 세계양봉대회 이후부터였다. 이것은 아시아에서 처음 열린 국제양봉회의였으며, 회의의 개최와 운영은 일본양봉벌꿀협회가 중심이 되었지만, 여기에는 양봉학에서 세계적 권위를 갖고 있는 다마카와(玉川)대학교에서도 많은 협력이 있었다.

이 대회의 7개 분과 중 하나인 '꿀벌치료학(Apitherapy) 분과'에서 있었던 프로폴리스 사례 발표를 보면 아래와 같다.

'관절근육계통의 염증에 대한 프로폴리스 함유 벌꿀에 의한 치료'는 불가리아의 한 의사가 어깨, 팔꿈치, 무릎관절염환자와 건초염환자 36명에게 실험적으로 행한 치료 사례이다.

치료에 사용한 것은 프로폴리스를 10% 섞은 벌꿀을 녹인 것으로 이것을 환부에 직접 바르거나 반창고 거즈에 발라서 붙이기도 하였다. 결국 온찜질하는 것으로 1회에 25~30분을 10~12회 반복하였다. 치료 결과에 대해서는 36명 중 34명에게 효과가 있었고, 그 가운데 20명은 환부의 부기나 통증, 관절이 구부러진 곳에 생긴 습진 등이 완전히 치료되었거나 완전하지는 않지만 크게 효과를 본 것으로 발표했다. 또 보통의 프로폴리스치료(환부에 녹은 벌꿀을 바르는 것) 등과는 다르게 이 치료는 한 번만 하면 다시 반복하지 않아도 효과가 계속되었다.

프로폴리스를 사용한 온찜질의 치료 예

증 상	인원	효과 큼	효과 있음	효과 없음
척추관절염(척추 변위)	14	8	6	
견관절염 · 건초염	8	5	2	1
팔꿈치관절의 장애	3	1	1	1
무릎관절염과 외상	7	4	3	
복사뼈의 외상	4	2	2	

'효과 큼'은 통증이나 운동장애 등의 증상이 완치되었거나 50% 이상 없어진 환자. '효과 있음'은 증상이 50%까지 없어진 환자를 의미

또 '방사선요법 후의 프로폴리스에 의한 치료'는 56세의 한 여성에게 집중적으로 프로폴리스를 이용하여 치료한 사례를 발표한 것이다.

환자는 자궁암 수술을 받은 후 방사선 치료를 하던 중 직장과 대장에 궤양이 발생하여 인공항문을 붙이든지, 직장을 다시 수술하든지 선택해야 할 정도까지 증상이 악화되었다. 그러나 본인이 수술을 거부했기 때문에 의사들은 부득불 치료방법을 프로폴리스치료로 바꾸었다. 그 방법은 프로폴리스추출액(프로폴리스 30%) 25방울을 1일 3회 음용하는 것을 4개월간 계속하고 1개월 쉰 후 복합꿀벌요법(로얄젤리, 벌꿀, 화분 섭취)을 이어서 한 것이다. 이 치료로 항문의 출혈이 멎었고, 궤양이 커지거나 새로 생긴 것이 없었다고 발표했다.

이러한 발표는 동유럽의 의사가 아니고서는 발표할 수 없는 사례이다. 이것은 대체의학에 대한 연구도 깊이 있게 하고, 그중에서도 봉산물을 집중적으로 연구한 의사들이 있었기에 가능하였던 일이다. 이와 같은 학회에서의 발표는 엄격한 심사과정을 거쳐 발표되는 학술논문 정도의 정확성은 요구되지는 않았다. 그러나 그 점을 감안하더라도 거의 관심 가지지 않았던 프로폴리스가 앞으로 크게 발전할 가능성을 보여주었다는 것만으로도 일본 양봉 관계자에게는 큰 힘이 되었다.

5) 항암성분의 발견

이렇게 시작한 일본에서의 프로폴리스 붐은 6년 후인 1991년, 당시 국립예방위생연구소 실장이었던 마츠노 테츠야(松野哲也) 박사가 제50회 일본암학회에서 발표한 연구결과에 힘입어 한층 박차가 가해졌다.

　박사는 프로폴리스 중의 어떤 성분에 항암작용이 있는가를 규명하기 위한 연구를 1990년부터 시작하였다. 그 결과 '케르세틴', '카페인산 페네칠 에스테르(CAPE, caffeic acid phenethyl ester)', 테르펜성분의 일종인 '클레로단 디테르페노이드(clerodane diterpenoid)'라는 세 개의 성분이 항종양(抗腫瘍)작용과 항암작용을 한다는 것을 밝혀 암학회에서 발표하였다. 이 발표가 매스컴에서 크게 보도됨으로써 프로폴리스라는 생소했던 이름이 일반인에게도 널리 알려지는 계기가 되었다.

　프로폴리스가 암에 효과가 있다는 체험이나 치료 사례는 있었지만, 항암작용이 있는 성분을 밝힌 연구는 그때까지 많지 않았기 때문에 세계적으로도 의학적 가치가 있는 발표였다. 그중에서도 '클레로단 디테르페노이드'라는 물질은 박사에 의해 처음 발견된 물질이었다.

　마츠노 박사는 이듬해 암학회에서 프로폴리스의 성분이 어떤 작용으로 암세포를 죽이는가를 발표했고, 1995년 오카야마현에 있는 하야시바라(林原) 생물화학연구소 테츠오 키모토(Tetsuo Kimoto) 박사팀은 프로폴리스에서 추출한 아테필린 C(artepillin C)라는 물질이 인간의 위 악성종양 세포와 폐암세포 파괴 효과를 지니고 있다는 것을 밝혔다. 이후 다른 연구기관이나 연구자들도 잇달아 프로폴리스의 항암작용에 대한 연구 성과를 발표하였다.

3. 백혈병이 낫다

92년 봄으로 기억된다. "우리 재원(민재원-당시 3세, 부산광역시 중구 영주2동 534-324)이가 림프선염에다 백혈병까지 앓게 되어 부산 M 병원을 갔더니 서울에 있는 큰 종합병원에 가서 치료를 받아보라고 했지만, 서울까지 가서 입원시킬 형편이 못된다."고 하면서 집안의 딱한 형편을 이야기했다.

재원이 치료비로 1,000만 원이나 지출되자 며느리가 들어와 우리 집안 망치게 되었다는 시어머니의 잔소리가 늘어났고, 남편도 자식이 보기 싫다며 집을 나간 지 몇 달이 되었지만 지금까지 소식이 없다고 했다.

부인도 "시댁에서 더 견딜 수가 없어 아이와 같이 나와 작은방 한 칸에 생활하면서 자신은 간병인으로 일하고 있는데, 병원에서도 고치지 못하는 병으로 보고 있지만, 우리 재원이가 죽을 것이라는 생각은 조금도 들지 않는다."고 했다.

"백혈병에 프로폴리스가 좋다는 말을 들었는데 실제로 프로폴리스가 백혈병에 좋습니까?" 하고 물었을 때 "국내에서는 아직 백혈병을 고쳤다는 이야기를 듣지 못했습니다. 그러나 일본에서는 미조구치 가즈에 박사가 자신이 암 말기 때 프로폴리스로 고쳤고, 어린이 백혈병 환자를 위해 자신의 재산을 털어가면서 프로폴리스를 보급하는 것을 보면, 여기에 대한 치유율이 높은 것으로 압니다. 제가 지금 수백 권의 책을 가지고 있지만, 책에서 소개하는 효능보다 실제 효능이 더 좋다고 여겨지는 물질은 이 프로폴리스밖에 없습니다." 하고 프로폴리스와 화분제품을 같이 드렸다.

"프로폴리스가 백혈병을 직접 공격하는 공격부대라고 하면, 화분은 후방에서 지원하는 포병부대입니다. 전방 공격부대와 포병부대의 협조가 잘 이루어질 때 적을 무찌를 수 있듯이 인체도 똑같은 원리가 필요합니다." 하고 이야기를 할 때 필자의 큰아들 일이 떠올랐다.

생후 4개월 때부터 병치레를 하여 여러 병원에 다녔지만, 정확한 병명이 나오지 않았고, 마을에서는 큰아들이 얼마 살지 못할 것이라는 소문이 퍼져 있었다. 음식물이 입에 들어가면 토하고, 10미터 이내에서는 가쁜 숨소리가 들릴 정도여서 여러 병원을 찾아다녔지만, 차도는 조금도 없었다. 이때 대구 사대부고 앞에 있는 오 소아과에 갔더니 이 아이에게는 약이 필요 없고, 영양학적으로 도와주는 것이 제일 좋은 치료방법이라고 조언을 해 주었다. 이것이 아들의 병을 고치는 처방이 되었다.

병치레를 계속 하다 보니 세 살까지는 찍은 사진이 없고, 초등학교 1학년까지는 백일해, 림프선염 등 모든 병을 다 앓을 정도로 약한 체질 중에서도 가장 약한 체질이었다. 그 아이의 투병기록이 『건강으로 가는 길(필자의 저서, 두리원 刊)』에 나와 있다. 그러나 지금은 가족 중에서도 제일 건강하다.

제품을 드리기 전에 먼저 제품에 손을 얹고, "예수님은 세상에 계실 때 가난하고, 병든 자의 친구가 되어 주셨고, 그들의 문제점도 해결해 주셨습니다. 특히 어린아이를 사랑해 주셨던 주님께서 재원이의 병도 고쳐 주십시오. 이 가정에 광명의 빛이 가득하게 하여 주십시오."라는 기도를 드리고 나서 드렸다.

성인은 1개월의 분량이었지만, 재원이는 4~5개월을 먹을 양이었다. 그 해 12월 재원이가 완치되었다면서 건강한 모습의 아들을 데리고 찾아왔다. 재원이가 건강을 되찾은 뒤 의학적으로 확실한 진단을 받으려고 병원에 찾아갔더니 "전에 나왔던 백혈병은 오진이었을 것입니다. 병원에서도 때론 오진이 나올 수 있습니다."

"병원에서는 그렇게 이야기하였지만, 저는 오진은 아니었다고 생각하며 프로폴리스가 우리 재원이를 고쳤다고 봅니다."

인사하기 위해 다시 찾아온다는 것이 얼마나 어려운지 필자의 체험을 통해 알 수 있다. 필자의 아들이 사경에서 헤어났을 때 오 소아과 원장님을 한번 찾아뵈어야겠다는 생각은 74년부터 가졌지만, 지금까지도 실행하지 못하고 있다. 그때 원장님의 연세는 50대 중반 정도였다.

약 한 봉지, 주사 한 대 주지 않고, 조언 한 마디로 고치게 하셨던 오 원장님이 지금 살아 계신지 돌아가셨는지 모르겠지만, 진작 한번 찾아뵙지 못한 것이 후회스럽기만 하다.

4. 만성골수성백혈병 환자 성덕 바우만 군

이 책의 원고를 쓰던 96년, 만성골수성백혈병 환자 성덕 바우만 군을 살리자는 캠페인이 매스컴을 통해 크게 확산되었다. KBS에서는 특별생방송이 장장 5시간이나 계속되었다. 필자는 라디오로 이 방송을 들으면서 가슴 벅차오르는 민족애의 뜨거움을 느끼며 이 글을 쓰게 되었다. 3군 사관학교 생도들도 솔선해서 골수이식을 위한 검사에 동참하였을 때 그들의 행동은 너무나 아름다웠다.

성덕 바우만 군의 모습도 당당했지만, 그의 건전한 정신력도 자랑스러웠다. "이 고통도 순간적으로 올 수 있는 고통으로 생각하고 있으므로 능히 이겨낼 수 있다."라고 할 때 "하나님 저 성덕 바우만 군에게 은혜를 베풀어 주십시오."라는 기도가 나의 입에서 쉽게 나올 수 있었다. 그를 키워준 양부모들의 신앙관도 투철하였고, 친자식보다 더 사랑하는 그 모습에는 눈시울이 드거워지기도 했다.

그는 지금도 항암제를 맞고 있기 때문에 하루 15시간의 수면을 취해야 한다고 했다. 성덕 바우만 군이 15시간을 자야 한다는 것은 항암제 때문에 오는 피해를 다소 줄이는 데 필요한 시간이다. 항암제나 방사선은 나쁜 세포만 죽이는 것이 아니고, 좋은 세포까지 죽이기 때문에 생체 리듬이 깨어지고, 저항력 약화는 반드시 있게 마련이다. 그렇다 보니 긴 수면을 취해 줄 때 체내에서 만들어지는 미량 영양소의 양이 많아지므로 떨어지는 저항력 유지에 큰 도움이 된다.

성덕 바우만 군은 공군병원에서 치료를 받았다. 일반 종합병원에서 치료를 받는다면 치료비만도 막대했을 것이다. 그가 섭취하는 음식은 높은 칼로리의 2차 식품들이다. 그에게 2차 식품이 아닌 병의 치유력을 가진 1차 식품들을 먹게 한다면 방사선의 독성도 다소 줄일 수 있을 텐데 그러지 못하는 것이 안타깝다.

필자는 완전 1차 식품은 아니지만, 절반은 1차 식품을 먹고 있다. 그 결과로 15년간 주사 한 대 맞지 않고 생활하고 있고, 감기에 걸려도 아스피린 두 알이면 낫는 체질로 바뀌었다. 매일 약을 복용해야 했고, 감기에 걸리면 열흘 안에 낫지 않던 예전의 몸에 비하면 너무나 큰 변화다.

  음식과 질병과는 별 관계가 없다고 보는 의사들도 상당수에 이른다. 류마티스 관절염을 전공한 전문의 중에서 "류마티스 관절염에는 음식은 가릴 것 없이 무엇이든 먹으면 된다."고 이야기하는 분도 많았다. 하지만, 류마티스의 고통이 심한 환자에게 "당신이 무엇을 먹었을 때 고통이 더 심했습니까?"라고 물으면 돼지고기, 닭고기, 버터, 치즈 등을 먹었을 때 더 아팠다고 말할 것이다.

  그 음식물이 무엇 때문에 더 아프게 하였는지 영양학을 조금이라도 연구하였다면 그 해답은 쉽게 찾을 수 있다.

  의사들 중에서 성덕 바우만 군에게 1차 식품을 권하는 의사가 없다는 것이 안타깝고, 프로폴리스는 건강한 세포를 해치는 일은 없기 때문에 몇 달만이라도 섭취할 기회를 줬으면 얼마나 좋을까 하는 생각을 가져 보았다. 의사들 중에 자연의학을 연구한 의사가 많아지지 않는 한 불가능한 일이다.

  일반적으로 부모와 자녀의 골수 일치율은 50% 미만, 형제 자매 간의 골수 일치율은 25% 정도이며, 타인 간 골수 일치 확률은 2만 5천분의 1에 불과하다. 그렇지만, 이런 천문학적인 확률에도 성덕 바우만 군은 골수이식을 받아 건강을 되찾게 될 것이다.

  그가 역경을 딛고 미국 공군 사관학교의 생도가 되었다는 그 자체만으로도 우리 민족과 흡사하다. 우리는 고난이 있을 때마다 굴하지 않았고 밟혀도 잔디나 질경이 같이 되살아나는 민족이었다.

  일본이 한국을 합방시킬 때 일본을 시찰하였던 친일파들에게 일본과 조선은 100년의 문화차이가 있지만, 일본과 조선이 하나가 되면 조선도 일본과 같이 문화국이 될 수 있다는 감언이설(甘言利說)

로 속였다. 그러나 그들이 일제강점기 35년간 이 민족에게 준 것은 탄압과 억압뿐이었다. 그들이 자동차를 만들어 낼 때 우리는 자전거도 만들지 못했고, 그들이 비행기를 만들어 낼 때 우리는 총 한 자루도 만들지 못했다. 그런 와중에 6·25 전쟁이 일어나 남은 공장들마저 잿더미로 변해 버렸다.

이후 혼란기의 한국 상황을 지켜본 칼 티 로완(Carl T. Rowan)이라는 서방 언론인은 1966년 12월 14일자 이브닝 스타紙에 "한국에서 민주주의가 피길 기대하는 것은 마치 쓰레기통에서 장미꽃이 피기를 바라는 것과 같다."라는 혹평을 했지만, 우리 민족은 힘차게 역경을 딛고 일어서므로 이제는 세계적인 경제강국으로 성장하게 되었다.

국가가 성장하려면 지하자원이나 축적된 기술 아니면 자본이라도 있어야 하는데 우리나라는 이 모두가 없는 열악한 국가였다. 그런데 해방된 지 50년 만에, 그것도 분단국가에서 무역거래량이 세계 20위권 안에 들었다. 그리고 우리나라 자동차는 세계 육대주 곳곳을 누비고 있고, 오대양에서는 우리나라에서 만든 대형선박들이 떠다니는 것만으로도 우리의 가슴을 뜨겁게 만든다. 정말 자랑스럽고 꿋꿋한 민족이다. 이 나라는 비록 국토는 작은 나라이지만, 결코 작은 나라가 아니다.

성덕 바우만 군은 역경을 딛고 오뚝이처럼 일어선 우리 민족의 핏줄을 받았기 때문에 건강하게 일어날 수 있을 것이다.

우리 민족 모두가 그렇게 되기를 너무나 열망하고 있다. 그 뜻은 꼭 이루어질 것이다.

5. 췌장암에 대한 프로폴리스의 항암작용

덴마크에서 발행되는 한 일간지의 1973년 8월 15일자 머리기사에 '그는 치료되었다.'라는 제목으로 그 당시에는 잘 알려지지 않았던 프로폴리스를 사용하여 췌장암이 나았다는 믿어지지 않는 놀라운 기사가 보도되었다.

환자는 42세로 현재 독일 브레멘에 살고 있는 사람이었다. 그는 1969년에 암 중에서도 난치성에 속하는 췌장암에 걸렸다는 진단을 받고 수술한 후 치료를 받았다.

수술한 부위가 아물자 의사는 환자에게 방사선치료를 받도록 했다. 몇 번 받은 후 체력의 한계를 느껴 부득이 퇴원을 했다. 집으로 돌아왔을 때는 체중이 줄어져 54kg밖에 나가지 않았고, 입안의 궤양도 낫지 않아 미음만 먹는 상태였다. 8개월이 지나도 상처가 호전되지 않자 의사는 한 달에 한 번 치료하기로 하였다.

이런 상태였을 때 친지로부터 프로폴리스에 대한 이야기를 들었다. 들으면서도 반신반의하였다. 암에는 모두 그러하지만 특히 췌장암에는 효과 있는 물질이 더욱 없었기 때문이다. 그러나 자연물질이면 큰 부작용이 없을 것으로 여기고 프로폴리스를 섭취하게 되었다.

프로폴리스의 치료 효과가 나타나면서 증상이 호전되어 6개월 정도 섭취하였을 때는 식욕도 좋아졌고, 체중이 20kg이나 늘어나면서 원상태로 회복되었다. 그러자 전에 하던 일도 다시 시작할 수 있었다.

몸이 회복되자 7~8개월간 프로폴리스 섭취를 중지하였다. 환자는 지금까지 있었던 효능을 프로폴리스보다는 병원의 치료 효과에 더 무게를 두었다. 얼마 지나지 않아 췌장의 악성종양이 다시 재발이 되었고, 병원치료와 함께 방사선치료를 계속 받았지만 종양은 계속 악화되었다. 그제야 환자는 복용하던 약을 중단하고 프로폴리스만 섭취하게 되었다.

정상상태로 회복되자 의사가 그에게 전에 복용하던 치료약을 다시 먹었느냐고 물었을 때 그는 사실대로 프로폴리스만 섭취했다고 말했다.

그가 유일하게 사용한 치료제가 프로폴리스였다는 것은 너무나 놀라운 사실이었다.

그는 현재 맥주와 도수가 높은 브랜디까지 마시고 있고, 어떠한 음식이든지 먹을 수 있으며, 일도 평상시와 같이 하고 있다. 프로폴리스는 예방 차원에서 매일 반 순가락씩 음용하고 있다.

출처: Apimondia(1978년). 『놀라운 양봉산물: 프로폴리스』, Apimondia press, Bucharest. pp.128~129

류마티스 관절염

1. 류마티스 관절염과 역절풍

혈액검사에서 류마티스 인자가 나오고 다발성(多發性)으로 관절에 통증이 있으면 류마티스 관절염이다.

류마티스 관절염(rheumatoid arthritis)이라는 병명의 어원은 헬라어 'rheuma(류마)'에서 유래한 것으로, 이 말은 'rheo(흐르다)'와 'malakiva(질병, 병)'라는 단어의 합성어이다.

고대 그리스인들은 류마티스 관절염이 몸에 독소가 흐르기 때문에 생기는 것이고, 그 독소가 관절에 부착되어 관절이 붓고 아프며, 심할 때는 잠도 잘 수 없는 통증까지 느끼게 된다고 하여 이 병을 '흐르는 병'이라 하였다.

한의학에서는 류마티스 관절염을 풍(風), 한(寒), 습(濕) 이 세 가지가 체내에 들어와서 여러 관절에 돌아다니면서 관절이 붓고 통증이 극심하며 구부리고 펴기를 잘하지 못하는 병이라 하여 역절풍(

歷節風=류마티스 관절염)이라 했다.

　한방에서는 풍이 여러 가지 병을 유발하는 요인으로 보고 있다. 그러나 풍 단독으로 병을 일으키는 것이 아니고, 다른 요인과 결합될 때 병을 유발하는 것이다. 그중에서도 풍한, 풍열, 풍습이 결합되면 생체에 큰 변화를 가져다준다고 한다.

　한(寒)은 양기(陽氣)를 상하게 하고, 기(氣)의 활동을 저해시킨다. 한이 있으면 열(熱)은 자연히 따라온다. 이때 잘 올 수 있는 것이 오한, 발열, 관절통이다. 습(濕)은 음에 속하고, 성질은 무거우면서 탁하다. 그래서 기(氣)의 활동을 억제하므로 몸이 항상 무겁고, 허리가 쪼이는 듯이 아프고, 사지가 나른하며 관절과 근육이 항상 일정하게 아픈 것이 특징이다.

　이 세 가지가 복합적으로 이루어져 아픈 것이 역절풍이다. 이 병의 통증이 너무 극심하다 보니 마치 흰 호랑이가 관절을 깨무는 것처럼 통증이 심하다고 해서 백호역절풍(白虎歷節風)이라고도 했다. 그러한 고통을 겪었던 필자로서는 아주 적절한 표현이라는 생각을 한다. 이 병은 밤에 더욱 심하고, 잠을 자는 것도 고통 때문에 어려움을 느끼곤 했다.

　류마티스 관절염은 생명과 바로 연결되는 병은 아니지만, 고통과 경제적인 손실 외에도 많은 시간을 잃게 만드는 병이다.

　정신과 건강을 잃게 만드는 마약을 망국병이라고 부르지만, 류마티스 관절염도 어떻게 보면 망국병의 일종이라고도 할 수 있다.

　지금은 전 세계적으로 류마티스 관절염 환자가 급증하여 미국의 경우 성인의 4분의 1이 관절질환을 앓고 있고, 류마티스 관절염 환자수는 210만 명으로 추정되고 있다(2006년). 1997년 관절염 및 관련질환으로 인한 지출비용이 미국 GDP(국내총생산)의 1%나 차지하였다. 직접 지출된 의료비가 511억 달러라고 하니 그 비용도 엄청나지만, 그로 인한 경제적인 손실까지 가산하면 그 금액은 천문학적인 숫자에 이른다.

우리나라도 통계상으로는 전체 인구의 1% 정도(약 40~50만 명)가 류마티스 관절염을 앓고 있다고 하나 실제 환자수는 훨씬 더 많을 것이다. 고통을 겪는 이들의 직·간접의료비 지출을 합산하면 연간 손실은 개인이나 국가적으로도 엄청난 액수이다.

필자가 61년도에 이 병을 앓은 뒤 20년간 만난 환자는 우리 아들까지 포함해서 네 사람뿐이었다. 그러하던 병이 80년대 이후부터 급격히 늘어나 지금은 류마티스 전문병원이 우후죽순으로 생길 정도로 류마티스 관절염 환자들이 넘쳐나고 있다.

국가적으로 토양을 살리는 예방책을 세우지 않고, 껍질음식을 외면하고 정백식을 선호하는 한 류마티스 관절염 환자는 더욱 늘어날 수밖에 없다.

2. 류마티스 관절염은 고질병

류마티스 관절염은 현대의 고질병으로 알려져 있다. 하지만, 철저한 1차 식품 위주의 식생활과 자연의 원리를 이용한 자연요법을 병행하면 뚜렷한 차도가 나타나는 것은 사실이다.

그러나 여기에는 많은 노력과 끈기가 필요하다. 식생활의 개선에 있어서는 자기 한 사람 때문에 가족의 식생활을 바꿀 수 없다는 것이 지배적인 생각들이어서 식생활을 개선하지 못하는 분들이 많다. 그리고 식생활 하나만으로 낫게 하는 데는 어려움이 따른다.

질병에는 수반되는 증상들이 있듯이 만성 류마티스 관절염에도 다음과 같은 자각증상들이 있다.

① 몸이 항상 무겁고 쉽게 피로해진다.
② 다리가 저리면서 쥐가 자주 난다.
③ 관절에 찬바람이 잘 들고 시리다.
④ 아침에 자고 일어나면 관절이 뻣뻣하고 소리가 잘 난다(조조강직(早朝强直)).
⑤ 통증이 있고, 심할 때는 붓기도 한다.

이 다섯 가지 중 네 가지만 좋아지면 남은 한 가지는 자연히 좋아지므로 관절염은 자연히 낫게 된다. 그러나 식생활만 개선했을 때 ①, ②, ③번은 좋아져도 ④, ⑤의 해결에는 어려움이 있다. 식생활이나 자연요법으로 다른 병들은 고칠 수 있어도 염증을 잡지 못하면 류마티스 관절염은 잘 고쳐지지 않는다. 그렇지만, 류마티스 관절염도 염증만 잡아주면 고질병이라는 꼬리표를 뗄 수 있다.

한국의 저명인사들 가운데도 여러 사람이 류마티스 관절염으로 고생하고 있고, 이 병으로 인해 일생동안 고생하다가 돌아가신 분도 있다. 발병자 가운데는 매우 드물지만, 일 년도 채 못 되어서 대소변을 받아내야 하는 중한 사람도 있다. 고통 때문에 잠을 이루지 못하는 사람은 발병자 10명 가운데 2~3명은 된다.

류마티스 관절염을 30년간 앓고 있는 한 의사는 "류마티스 관절염은 완치가 어렵고, 아플 때마다 진통완화제를 사용하는 것이 최선의 방법이다."라고 말하기도 했다. 그러나 식생활과 염증을 잡아 주는 대체의학을 병행할 때 류마티스 관절염도 불치의 병이 아닌 고칠 수 있는 병으로 여겨진다.

류마티스 관절염의 병기(病期)

병기	초기: 1기	가벼운 증세: 2기	심한 증세: 3기	중증: 4기
X-ray 결과	뼈의 손상은 없지만, 경한 골다공증은 있다.	골다공증이 있고 연골에 가벼운 파괴가 있다.	골다공증이 있고, 연골의 파괴가 있다.	3기에 관절강직이 가해진다.
근위축의 이상	없음	관절 주위에 가벼운 염증이 있음	심한 염증이 광범위하게 발생	심한 염증이 광범위하게 발생
관절변형	없음	없음	관절에 이상이 오면서 굽어지는 증세 있음	관절의 변형이 있음
강직	없음	없음	없음	섬유성 또는 골성 강직이 있음

1) 류마티스 관절염

관절염은 관절에 염증이 생겨 통증을 느끼는 질환으로 급성과 만성 등 여러 종류가 있다.

그중에서도 만성적으로 오게 되는 대표적인 관절염이 근육이나 관절에 오는 류마티스 관절염과 관절의 연골이 손상되면서 국소적으로 퇴행성 변화가 나타나면서 발병하는 퇴행성관절염이다.

류마티스 관절염은 모든 관절에서 올 수 있지만, 대체로 양 무릎과 양 팔꿈치에서 발병률이 높고, 그 외에 손목이나 손가락관절에 다발성으로 오는 것이 보편적이다. 남성보다는 여성이 세 배 정도가 많고, 그중에서도 관절에 압박을 많이 받는 비만 여성에게 많다. 평균 발병 연령은 35세이다.

　류마티스 관절염은 퇴행성관절염보다 여러 부위에 발생 빈도가 높고, 한두 관절이 아닌 전신에 다발성으로 발생할 때는 고통이 더 심하다. 때로는 화장실에 가기도 어려워지는가 하면, 연골이 상하고 뼈가 변형될 때는 걸음걸이에도 이상이 생긴다.

2) 퇴행성관절염

　퇴행성관절염은 연골조직의 퇴행과 염증으로 인해 발병되는 질환이다. 중년 이후 여성에게 발병률이 높고, 발병 부위는 손가락관절과 체중을 많이 받는 허리, 무릎, 등뼈, 복사뼈 등이다.

　발병 요인으로는 노쇠현상, 유전, 비만, 스트레스 등으로 알려졌지만, 때로는 관절의 부상 또는 선천적인 기능 장애로 올 수도 있다고 보는 것이 지금까지의 정설이다. 그러나 필자는 정백음식문화로 인해 세포막과 연골이 약해진 데 그 원인이 있다고 여긴다.

　퇴행성관절염을 앓는 분이 오랫동안 앉아 있다가 걸으려면 관절이 뻣뻣하고 가벼운 통증까지 수반한다. 그러나 잠시 움직이고 나면 경직된 근육이 풀리면서 약간 부드러워진다. 퇴행성관절염은 류마티스 관절염과 같은 심한 통증은 느끼지 않는다. 비만형으로써 퇴행성관절염을 앓은 분은 체중만 줄여도 통증은 한결 완화된다. 체중을 무난하게 줄이는 방법으로는 고지방, 고당질 음식을 줄이고, 현미식을 하면서 아침을 먹지 않고 하루 두 끼만 먹어도 2개월

주요 관절염의 종류와 특징

종류	발생빈도	발생대상	증상(부위)	원인	기타
퇴행성 관절염	55세 이상 약 80%, 75세 이상 대부분 발병	중년이후 폐경된 여성에게서 많이 발병	가벼운 관절통이 있고, 관절이 부드럽지 못하며, 무릎관절, 고관절, 척추 등 체중이 실리는 부위에 발병	껍질음식문화에서 정백음식문화로 바뀌면서, 급격한 연골의 노화현상 때문에 발병	급성이 아니라 서서히 발병. 때로는 오랜 세월 지난 후에 발병
류마티스 관절염	전체 인구의 1%	30~50대. 여성 발병률이 남성의 3배이며 발병연령이 낮아지고 있다.	손가락, 손목, 무릎 등 관절에 주로 발병. 아침에 자고 일어날 때 몸이 무겁고, 관절이 뻣뻣하다. 관절에 통증이 심하다.	세포막이 약해지면서 활성산소, 젖산 같은 유해물질에 견디지 못하여 독소를 배출하면서 염증 유발	손가락마디를 비교했을 때 퇴행성관절염은 주로 끝마디에서 발병하지만, 류마티스관절염은 중간마디에서 발병
강직성 척추염	전체 인구의 0.5%미만 이중 5%는 소아 때 발병	20~30대 남성의 발병률이 여성의 3배	요통이 서서히 발병하다가 어느 시점에 가서는 아침에 일어날 때 관절이 뻣뻣해지고, 통증이 심해짐. 척추와 인대, 힘줄 등에 염증이 생김. 초기에 운동을 하고 나면 통증이 많이 감소	70년대 이전의 류마티스 관절염처럼 강직성 척추염도 희귀병이었으나 정백음식문화로 바뀌면서 많이 발병	병이 진행되면서 척추마디가 서로 달라붙는 현상이 발생
섬유 조직염	여성의 2%, 남성의 0.5% 정도	20~50대 여성의 발병률이 남성의 6배. 60대 이상 여성의 10%가 발병하는 것으로 추정	피로감과 전신근육통이 오는 것이 특징. 변비, 설사가 반복되고 전신무력감과 수면장애가 같이 온다.	신경 전달 물질의 불균형과 혈중 아미노산의 이상, 스트레스가 주원인으로 추정	관절에는 침범하지 않는 근육 류마티스로 볼 수 있다.
통풍	식생활의 서구화 (동물성 식품 섭취 증가)로 증가 추세	40대 이상의 남성 환자가 전체 환자의 대부분을 차지(남성의 발병률이 여성의 9배)	급성은 엄지발가락, 발뒤꿈치, 복사뼈, 손가락관절에도 잘 옴. 대개의 경우 한 관절부위에 잘 발생함.	퓨린 함량이 높은 단백질을 많이 섭취하거나 생선류·고기 내장부위 섭취, 음주, 스트레스가 원인. 혈액 내 요산 농도가 높아지면서 발생함.	몸이 비대하고 고지혈증이 있는 사람, 음주를 많이 하는 사람에게서 발생 빈도가 높음
루푸스 (전신성 홍반성 낭창)	전체국민 중 0.05~0.1% 발병 (유병률은 여성이 남성의 10배)	젊은 여성 (루푸스 환자의 95% 가량은 20~30대 여성)	다발성 관절통이 특징. 피부와 신경조직, 장기 등에 침범하기 때문에 전신이 쇠약해지면서 우울증까지 잘 발생함. 얼굴에는 나비모양의 피부발진, 탈모, 구강염 수반	면역체계 이상	관절염 외에 신장염 등 다른 질병까지 동반할 수 있는 것이 특징

이면 2~3kg은 무난히 줄일 수 있다. 식사 때 해조류와 멸치, 채소 등을 많이 먹는 것이 좋다.

3. 미국 류마티스학회 진단 기준

류마티스 관절염은 주로 관절에 잘 오지만, 이것은 전신질환이기 때문에 신체 어느 부위에도 올 수 있고, 발병되는 곳도 다양하게 나타난다. 초기 증세로는 한두 군데 가벼운 관절통이 오다 6개월을 전후해서 관절에 다발성으로 온다. 주로 오는 부위는 무릎관절과 손가락관절이고, 그 외에 발목, 발꿈치, 손목 등으로 오게 된다. 고관절에 오면 가벼울 때는 절뚝거리면서 바깥출입 정도는 겨우 할 수 있지만, 심하면 화장실에 가는 것도 어렵다.

관절 이외에 인대나 신경근에서도 통증이 유발되기도 한다. 이런 증세를 신경통(神經痛)이라고 한다. 신경통은 명현현상이 한번 지나가면 쉽게 낫는 수도 있지만, 류마티스 관절염만은 그렇지 않다.

미국 류마티스학회에서는 류마티스 관절염에 올 수 있는 증세의 기준을 다음과 같이 정해 두었다.

류마티스 관절염의 증세와 진단기준

1) 아침에 기상하면 관절이 뻣뻣하고 유연하지 못하다.
2) 최소한 하나의 관절 이상에서 관절 운동 시 통증과 압통이 있다.
3) 관절종창(關節腫脹, 연골조직 비대 또는 관절액 증가)이 있다.
4) 관절종창이 상대적으로 발생한다.

5) 피하결절(皮下結節, 피부 아래에 생기는 단단한 멍울)이 출현한다.
6) 류마티스 관절염의 전형적 방사선 소견이 출현한다.
7) 류마티스 인자가 증명된다.
8) 관절액(關節液)의 응집반응이 불량하다.
9) 활막 내 류마티스 관절염의 전형적인 조직변화가 있다.
10) 피하결절 내 전형적 변화가 증명된다.

4. 류마티스 관절염도 산성체질에서

　인체는 60조의 세포로 이루어져 있고, 1개의 세포 안에는 수백 수천의 효소를 갖고 있다. 이것을 보면 인체가 가진 효소의 개수는 천문학적인 숫자에 이른다.
　세포 내 화학반응에 관여하는 효소의 종류는 약 2,000여 종으로 밝혀져 있으며, 지구상에 있는 효소의 종류는 10,000여 종에 이른다.
　효소가 가장 활발하게 활동하는 온도는 35~45℃이고, 체내에서 가장 활발하게 활동하는 온도는 36~37℃이다. 체내 효소가 가장 좋아하는 온도가 사람의 정상적인 체온이다.
　수은체온계 중에서 최대온도가 42℃ 이상 표시된 것은 없다. 체온이 42℃ 올라가면 체내 효소가 사멸된다. 효소의 사멸은 인간의 죽음을 의미한다.
　효소가 활발하게 작용할 수 있는 여건을 마련해 주는 것이 좋은 건강체를 유지하는 것이다. 효소는 적합한 온도에서 전달작용을 잘 하듯이 산도(pH)도 적합할 때 제 기능을 다하게 된다. 체내 효소가 가장 좋아하는 산도는 pH7.2~7.4 정도의 약알칼리성체질이다. 체액이 pH7 이하로 내려가면 산성체질이 된다.

산성체질에서 오는 것이 혈액의 혼탁이다. 혈액이 깨끗하지 못했을 때 피로물질인 젖산을 많이 갖게 된다. 정도에 따라 차이는 있지만, 산성체질이 되었을 때는 백 사람이면 백 사람 모두가 육체적인 피로와 정신적인 피로까지 느끼므로 일에 대한 의욕도 떨어진다. 효소가 부적합한 환경에서 제 활동을 다 할 수는 없다.

산성체질이 되는 주요인은 음식물에 있다. 우리가 섭취하는 음식물이 연소작용에 의해 모두 에너지가 될 때는 체내에 독성이나 노폐물이 생기지 않는다. 그러나 불완전 연소가 되면 체내에 노폐물이 생기고, 그것이 축적되면 산성체질이 된다.

열량영양소(탄수화물, 단백질, 지방)를 연소시키는 데 촉매제 역할을 하는 것이 조효소제인 비타민 B와 칼슘, 칼륨, 마그네슘 같은 미네랄이다. 이것이 부족하면 산성체질을 유발시킨다.

촉매제 역할을 하는 미량 영양소는 식물의 내부에 있는 것이 아니고, 속껍질의 피막에 들어 있다. 그러나 농약 때문에 이런 것을 버리고 있다. 농약의 오염도가 가장 적으면서 영양소가 많은 오이 껍질까지 벗기고 먹는 실정이다. 이런 영양 불균형이 이루어지면 체액은 pH7 이하로 내려가는 산성체질이 된다.

현재 많이 사용하는 신토불이(身土不二)라는 말은 몸과 흙은 둘이 아니고 하나라는 뜻인데 자신의 고향에서 생산된 음식물을 먹는 것이 곧 신토불이로 생각하고 있다. 토양과 인체를 동일하게 본다면 산성토양은 산성체질을 유발시킨다.

산성체질이 되면 체내에는 독소가 생겨난다. 산성체질이 오랫동안 지속될 때 몸에 유익하였던 효소(또는 단백질)의 한 종류가 돌연변이 현상으로 변형되면서 반역물질로 돌변하여 약한 부위의 연골을 잘 침범하게 된다. 이것을 현대의학에서는 류마티스 인자라고 한다. 류마티스 인자는 순전히 자가 독소에 의해 만들어진다. 저항력이 강한 약알칼리성체질이나 체내에 노폐물을 갖고 있지 않으면 류마티스 인자는 병을 일으킬 수 있는 병독소(病毒素)를 만들지 못한다.

토양이 비옥하고 식물을 껍질째로 먹을 수 있었던 70년대 중반 이전에는 다리 아픈 류마티스 관절염 환자를 찾아볼 수 없었다. 토양이 나빠지고, 미네랄의 섭취가 부족해진 80년대부터 체질들이 산성화되면서 류마티스 관절염 환자는 급격히 늘어났다.

부모가 류마티스를 앓으면 잠재적인 요인을 가지고 있기 때문에 일반인과 비교하면 류마티스에 걸릴 확률은 3배나 높다.

필자의 가정은 3대가 류마티스 관절염을 앓았다. 그 중 필자는 편지 세 장 쓰기도 힘들었던 기간이 20년이나 지속되었다.

필자가 61년도에 발병한 요인을 살펴보면 그때 먹었던 음식물이 흰 쌀밥(보리 혼식이 아니었음)과 같은 산성식품이었고, 알칼리성식품인 멸치를 싫어하였다. 산성체질에 잠재적인 인자까지 가지고 있었던 필자였기에 류마티스가 없었던 60년대에 발병하였던 것이다.

하체가 약하다. 몸이 무겁다 하는 말은 모두 산성체질에서 올 수 있다. 현대의 난치병인 류마티스 관절염에 걸리지 않기 위해서는 약칼리성체질로 만드는 것이 무엇보다 중요하다.

5. 류마티스 관절염과 프로폴리스
1) 베데스다 연못의 38년 된 병자

이스라엘의 예루살렘 양문(羊門) 곁에는 '베데스다'라는 연못이 있었다. 이 연못에서 가끔 물의 요동(搖動)이 있을 때 먼저 들어가는 자는 어떤 병에 걸렸든지 낫게 되는 기적이 일어나 각처에서 많은 병자들이 모여들었다. 그중에는 맹인, 다리 저는 사람, 혈기 마른 사람 등 가지각색의 병자들이 다 있었다. 그곳에 38년간이나 걸어보지 못하고 누워있는 병자도 있었다.

그 곁에 가셨던 예수님은 그 병세가 심히 오래된 것을 아시고, 그 환자를 향해 "네가 낫고자 하느냐?"하고 인자한 음성으로 물었다. 그러나 그 병자는 낫기를 원하고 있지만, 연못에 물이 움직일 때에 못에 넣어 주는 사람이 없어 이렇게 있다며 자신의 신세를 한탄하듯 말했다. 그때 예수님은 병자를 향해 "일어나 네 자리를 들고 걸어가라."고 명하셨다. 그러자 병자는 즉시 나아서 일어나 걸어가게 되었다는 내용이 신약성경 요한복음 5장에 나온다.

성경에는 그 병자의 병명에 대해서 언급하지 않고 있다. 필자는 그 구절을 읽을 때마다 '이 병자의 병명이 무엇이었을까?'하고 생각해 보았다. 위장병은 오랫동안 고생할 수 있는 병이지만, 걸어 다니지 못하고 누워 있는 병은 아니다. 일어나지 못할 정도의 위장병이라면 악성종양인 암일 가능성이 크다. 암이면 오래 살아보았자 1~2년이다. 심장이 나빠서 누워 있는 상태라고 하면 오래 살아도 3~4년이다. 그런데 38년이라고 하면 반평생이 넘는 긴 기간이다.

 이 병은 분명히 필자가 앓았던 류마티스 관절염이라고 생각된다. 병중에서 병세에 비해 합병증이 가장 적은 것이 류마티스 관절염이다. 그렇다고 해서 아주 없는 것은 아니다. 류마티스는 병 그 자체로서는 죽지 않고 대부분 심장이 나빠져 죽는다. 부신피질 호르몬제 같은 약을 많이 복용했을 때는 심장이 더욱 나빠진다.

 사지(四肢)의 관절에 류마티스가 발병하면 몸이 무겁기가 이루 말할 수 없고, 발목에는 100근의 추가 달린 것 같다. 고통이 심하고 몸이 무거울 때는 집에 화재가 발생해도 나가지 않고 그대로 있고 싶을 정도이다. 지금은 약의 부작용으로 발병 후 38년 동안 살기는 어렵지만, 약의 독성만 없으면 수십 년이라도 고통을 겪으며 살 수 있는 병이 류마티스 관절염이다.

 류마티스가 무릎관절, 발목관절, 고관절까지 왔을 경우 걸을 수도 없기 때문에 늘 누워 있어야만 한다.

2) 류마티스는 고통스러운 병

 나의 체험을 통해서 보면 몇 군데 관절에서 통증이 오면, 밤에 잠을 자려고 해도 고통 때문에 잠이 잘 오지 않는다. 겨우 잠이 들었다가도 한번 깨기라도 하면 다시 잠을 이루지 못했다. 잠을 자려고 해도 정신이 더욱 말똥말똥해져 여러 가지 공상의 나래를 펴다 보면 어느 듯 새벽이 된다.

이러한 생활이 몇 년 계속되다 보니 내 병은 고칠 수 없다는 좌절감에서 오는 심적 고통이 육체적 고통보다 오히려 더 심했다.

기독교 신자인 내가 '신이 있다면 제게 이런 고통을 줄 수 있습니까?' 하고 반 억지스런 하소연과 함께 원망도 하게 되었다.

이것이 나만의 고통이 아니고, 가족 전체에 미치는 고통이라고 생각하면 '나 자신이 태어나지 않았으면 이 고통을 당하지는 않을 것인데' 하고 나를 낳아준 부모까지 원망스러웠다. 이렇게 심한 고통이 7년간 계속되었다가 그다음부터는 다소 호전되었지만, 통증을 이기기 위해서는 약을 먹어야 했고, 무슨 약이든 하루만 먹지 않으면 공연히 불안해서 못 견디는 약물의존자이기도 했다. 그래도 결혼을 해서 40세 이전에 두 아들을 두었고, 40세 넘어서는 딸을 하나 더 얻었다. 너무나 귀여운 딸이다. 그 귀여운 딸을 마음속으로만 좋아했지 내 몸이 불편하다 보니 한번 안아주지 못했다. 아버지의 체온을 느끼지 못하고 자란 딸이기 때문인지 사춘기 때는 아버지의 손이 몸에 닿기만 해도 기겁을 했다. 이것도 류마티스가 남겨준 우리 가정의 작은 후유증이었다.

이러한 고통을 겪었던 사람이기 때문에 류마티스 관절염에 대해서는 누구보다 잘 알고 있다.

3) 프로폴리스 한가지로만 그런 효과가 있었을까

프로폴리스가 류마티스 관절염에도 효과 있다는 것은 루마니아의 토도로프(S. Todorov)와 바실레프(V. Vasilev) 두 의학자에 의해 밝혀진 바 있다.

그들의 발표에 의하면 류마티스 환자 24명에게 프로폴리스를 섭취케 했을 때 23명은 좋아져서 퇴원하였고, 1명은 큰 효과가 없었다고 했다.

물이 차서 붓는 습성 류머티스 관절염환자 5명에게 섭취시켰을 때는 2명의 환자가 완치되어 퇴원했고 2명은 상태가 좋아졌지만, 1명은 별 효능이 없었다.

운동하기 어려웠던 관절염환자 10명에게 주었을 때는 모두가 좋아져 운동량을 높일 수 있었다고 한다.

필자가 이 글을 접하였을 때 류마티스 관절염에 프로폴리스 한 가지 물질로써 그런 효과가 있었다면 획기적일 뿐 아니라, '현대의 난치병', '고질병' 등 류마티스에 따라붙는 여러 가지 수식어도 사라질 수 있다. 그렇지만, 얼마 동안 섭취했을 때 그러한 효과가 있었다는 것이 나와 있지 않고, 이것이 병원에서 실험한 것이기 때문에 프로폴리스 한 가지만 섭취해서 그런 효과가 있었다고는 생각되지 않는다. 병원 치료제와 함께 섭취했을 때 그런 효과가 있었다고 보는 것이 필자의 견해다.

프로폴리스에는 혈액순환 촉진작용과 소염작용이 있는 것은 분명하지만, 이 작용만으로 류마티스 관절염이 낫기는 어렵다.

6. 복합작용이 있어야 낫는다

류마티스 관절염을 고치려고 하면 다음과 같은 작용들이 있어야 한다.

다리가 저리다	=	혈액순환 촉진
몸이 차다	=	보온작용
몸이 무겁다	=	독소배출작용
통증이 있다	=	소염작용
관절에 소리가 난다	=	활액분비 촉진
몸의 기능이 약하다	=	저항력 강화
피가 탁하다	=	청혈작용
세포의 기능 저하	=	세포의 활성화
산성체질	=	약알칼리성체질

이런 복합작용이 이루어질 때 류마티스 관절염은 고칠 수 있다고 보는 것이 필자의 견해다.

류마티스 관절염은 통증만 없으면 낫는 병이다. 그러나 통증이 없어지기 전에 먼저 무겁던 몸이 가벼워지고, 뻣뻣하던 관절이 유연해지면서 통증이 조금씩 줄어들기 시작한다. 이것이 류마티스 관절염을 근본적으로 낫게 하는 과정이므로 1~2개월에 낫는 병은 아니다.

류마티스 관절염 환자에게는 프로폴리스 대신에 충영열매인 등천료(藤天蓼) 제품('등다래')과 어성초 제품('제정환'), 화분제품('바이오폴렌')을 복합해서 권하고 있다. 이런 복합적인 작용으로 상승효과를 높일 때 관절염에 뚜렷한 효과가 나타나고 완치도 가능하다.

모 대학원에 수강하러 다닐 때 다리를 절면서 다니는 박병종(부

산 자유시장 송월타올 대리점) 사장을 보고,
 "박 사장님, 다리를 왜 저십니까?"
 "류마티스 관절염 때문에……."
 "몇 년이나 되셨습니까?"
 "8년째 고생하고 있습니다."
 "고생이 많으시겠습니다. 류마티스 관절염은 고질병 중에서도 고질병이지요. 저도 그 병을 21년간 앓았던 사람입니다."
 "그럼, 김 선생님은 완치되셨습니까?"
 "네, 완치되었습니다. 내일 책을 한 권 갖다 드리지요"
 다음날 필자의 체험기가 일부 수록된 『건강으로 가는 길(두리원)』을 드렸다.
 자신은 약을 정해서 먹으면 몸에 부작용이 오지 않는 한 약의 효과가 있든 없든 간에 6개월간은 복용해 본 후 다른 것으로 바꾼다고 했다. 지금도 한 제품을 몇 개월째 먹고 있다고 했다. 류마티스 관절염에 효과 있는 약이라 해도 2~3개월에 확 나타나는 병이 아니기 때문에 지금까지 그렇게 해 왔다고 했다.
 "그 생각이 옳은 판단 같은데 어떻게 그런 생각을 하게 되었습니까?" 했더니 둘째 형님이 ○○대학병원의 정형외과 과장으로 있어서 그 영향이 컸다고 했다.
 "현대의학에서도 류마티스 관절염을 수년 혹은 평생 동안 약을 먹어야 되는 병이라고 하는데 1~2개월에 효과가 없다고 바꾸는 것도 문제가 되지만, 몇 개월 사용해도 효과가 없는데 계속 복용하는 것도 문제가 있습니다."
 "그럼, 김 선생님이 취급하는 제품이 있으면 제가 먹어 보겠습니다." 해서 세 가지 제품을 주었다.

"세 가지를 드실 때 명현현상이 올 수 있으므로 혹 통증이라도 오게 되면 낮에 한번 빼고 드십시오. 몸에 다른 부작용은 일절 없습니다."

그 후 동문 체육대회 때 갔더니 "김 선생님, 내가 4개월째 먹었는데 이제는 다리를 절지 않고, 달리기도 할 수 있습니다." 하면서 너무나 기뻐했다.

최이선(부산광역시 연제구 연산9동) 씨는 류마티스 관절염 발병 3년 만에 화장실 가기도 힘들었는데 제품을 드신 지 1년 만에 자유롭게 생활하고 계신다. 이분의 소개로 먹게 된 시정순(울산광역시 남구 무거동) 씨는 울산에서도 큰 미용실을 경영하셨는데 류마티스 관절염 때문에 직업을 포기하신 분이다. 6개월 만에 좋아지자 진선애(울산광역시 남구 옥동)씨를 소개해 주었다. 이분은 바이올린을 연주하시는 분인데 손에 관절염이 왔다. 이분이 좋아지자 자기 올케에게 사다주기도 했다.

이것은 몸을 따뜻하게 하는 '등다래', 소염·독소배출 작용을

류마티스 관절염에 도움 되는 제품과 작용

프로폴리스제품	혈액순환 촉진, 독소배출 작용, 소염·항균작용, 저항력 강화, 청혈작용
등천료제품	혈액순환 촉진, 보온작용, 소염·항균작용, 활액분비 촉진
어성초제품	독소배출 작용, 소염·항균작용, 청혈작용
화분제품	저항력 강화, 세포의 활성화, 약알칼리성체질

하는 '제정환', 저항력을 강화시키는 '바이오폴렌'을 섭취했을 때 복합적인 작용에 의해 나타난 효과들이다. 지금은 이 제품들보다 효과가 더 뚜렷한 '뉴마-21'이 개발되었다.

프로폴리스만 단독으로 섭취했을 때는 이런 효과가 있을 수 없다. 독소배출 및 소염작용, 저항력 강화 등으로 염증까지 잡아 줄 때 효과를 더 높일 수 있다.

7. 변형은 왜 오지 않았습니까?

"류마티스 관절염은 3기가 되면 변형이 오는 걸로 아는데 선생님은 그렇게 되지 않은 이유가 어디에 있었습니까?"라는 질문을 수차례 받은 적이 있다. 그때마다 의사를 잘 만난 덕이라고 했다. 환자는 의사를 잘 만나는 것이 복이고, 교인은 목사를 잘 만나는 것이 복이라고도 할 수 있다.

그 당시에 합성 부신피질호르몬제인 프레드니솔론(prednisolon)과 태반주사(胎盤注射), 소염진통 효과가 있는 이루가피린 등의 약을 사용했지만 통증 억제에는 효과가 없었다. 프레드니솔론을 하루 4알(20㎎)씩 먹을 때는 얼굴이 약간씩 붓기도 했다. 이때 친구의 형님 되시는 의사분이 "프레드니솔론을 복용해서 효과를 얻지 못하면 복용을 중단하라"고 했다. 미국에서는 이 약이 부작용이 입증되어 사용제한을 받고 있지만, 한국에서는 아직 그런 규제가 없다고 했다. 만일 먹게 되면 비타민 C를 하루 1,000㎎ 이상을 꼭 먹으라고 권유해, 그때부터 부신피질호르몬제를 먹지 않고 다소 진통을 억제하는 아스피린과 비타민제인 아로나민을 겸해서 복용했다.

부신피질호르몬제를 많이 복용한 몇 사람에게 그 약을 처방받을 때 비타민 C를 권하던 의사가 있었는지 물었을 때 권하던 의사는 없었다고 했다. 비타민 C는 괴혈병(壞血病)에만 유용한 것이 아니라, 해독작용도 겸하고 있기 때문에 부신피질호르몬제를 사용할 때 비타민 C를 복용하면 약의 독성을 줄일 수 있다는 사실은 필자의 병이 완치된 뒤에야 알게 되었다.

뼈의 변형이 왔던 사람들을 보면 통증 때문에 부신피질호르몬제를 많이 복용하면서 운동을 하지 않았던 사람들에게서 변형이 더 왔다. 부신피질호르몬제는 연골이나 피부의 염증을 가라앉히는 소염제로서는 좋은 약이지만, 뼈의 조직을 약하게 만들어 마치 무에 바람 든 것 같은 뼈를 만드는 부작용이 있다.

뼈의 조직이 강하면 류마티스 관절염은 오지 않는 병이다. 60~70년대에는 눈이 온 뒤 빙판길에 미끄러져도 뼈가 부러졌다는 이야기는 마을에서 듣지 못했다. 이때 농촌 인구는 현재의 5~6배였다. 그런데 지금 농촌에서는 빙판길에서 미끄러지면 남녀노소 할 것 없이 뼈 부러지는 사람이 생기는 것을 보면 그만큼 뼈가 약해졌다는 것을 증명하는 것이 된다. 70년대만 해도 류마티스 관절염은 희귀한 병이었는데 지금은 전체 인구의 1%가 류마티스 관절염을 앓고 있다.

골다공증(骨多孔症) 하면 노인층에나 오는 병이었는데 지금은 30대에도 발병하고 있다. 골다공증 환자 가운데 류마티스 관절염 환자가 많은 것은 강해야 할 뼈가 류마티스 인자에 대한 저항력을 잃었기 때문이다.

부신피질호르몬제를 과다하게 복용하면 뼈의 조직과 다른 관절까지도 약화시킨다. 그러므로 부신피질호르몬제를 1일 5mg 이상 복용할 때는 전문의의 지시를 받는 것이 꼭 필요하다.

8. 사람뼈, 호랑이뼈도 효과 없다

한때 관절염에 좋다고 알려졌던 고양이 고기는 옛날에 영양부족으로 몸이 허약해서 생기는 산후 관절통에는 다소 효과가 있었겠지만, 80년대 이후부터 많아진 류마티스 관절염에는 효능이 없다는 것이 알려졌기 때문에 지금은 찾는 사람이 거의 없는 것으로 안다. 그러나 말뼈나 호랑이뼈(虎骨)에 대해서 관심을 갖는 분들은 다소 있다.

필자도 관절에 좋다는 것은 다 구해 먹었고, 호랑이뼈가 들어가서 좋다고 한 호골목과주(虎骨木瓜酒)도 먹어 보았다. 어렵게 구한 것이지만, 진품인지는 알 수 없었다. 지금은 중국을 통해 구하는 사람들이 많지만, 진품을 구하기는 어려울 것이다. 국제적으로 호랑이뼈의 교역을 금지하고 있어서 암시장에서 은밀하게 거래되고 있다고 하나 설령 구했다 해도 진짜 호랑이뼈 인지는 의문이다. 그렇게 어렵게 호랑이뼈를 구해 먹는다 해도 병에는 아무런 도움이 되지 못한다. 호랑이뼈만이 아니고 말뼈, 노루뼈도 동일하다. 이런 동물의 뼈는 다른 동물의 뼈에 비해 골밀도가 강하기 때문에 더 효과가 있을 수 있다는 논리가 성립될 수도 있지만, 모두가 칼슘 보충 기능밖에 없다.

하루는 고통으로 신음하고 있을 때 어머님이 구하기 어려운 귀한 약이라면서 주셨는데, 연한 잿빛 가루였다. 그것을 먹으려고 입안에 넣으니 석유 냄새가 먼저 확 풍겨와서 말로만 듣던 사람뼈라는 것을 직감할 수 있었다.

왜 하필이면 사람이 사람의 뼈를 먹어야 하는 이런 병에 걸렸을까? 그래도 먹어서 낫는다고 하면 이보다 더한 것도 먹을 수 있다는 생각을 갖고 어디에서 나왔다는 것을 뻔히 알면서도 모르는 척하며 수개월간 먹었지만 아무 효과를 얻지 못했다.

뼈를 먹는 것은 칼슘 보충의 한 방법이다. 칼슘은 우리 몸에서 제일 많이 필요로 하는 미네랄(mineral)이다. 칼슘은 알칼리성이기 때문에 장기 복용하면 산독증(酸毒症) 제거에 다소 도움이 되지만, 치료의 위력이 있는 것은 아니다. 채소는 종류에 따라 비타민이나 미네랄의 함량 비율에는 약간의 차이가 있듯이 뼈에도 강도에 따라 약간의 차이는 있겠지만, 월등한 차이가 있는 것은 아니다. 호랑이 뼈를 먹어서 나을 수 있는 병이면 그 분량의 멸치를 20배 정도만 먹어도 나을 수 있는 병이다.

건강은 희귀한 물질이나 고가품만으로 얻어지는 것은 결코 아니다. 먼저 내 병을 고칠 수 있다는 확고한 신념과 긍정적인 생각을 갖는 것이 무엇보다 중요하다. 그다음으로 피를 맑게 해주는 것이 필요하다. 그리고 영양학적으로 세포의 기능을 활성화시키면 대부분의 병은 낫게 된다.

9. 관절염은 무서운 병

광주시 북구 문흥동에 사시는 박○○ 여사는 10년 전부터 류마티스 관절염이 발생하여 화장실에도 가기가 어렵게 되었다. 그러자 자녀들이 "우리 어머니 병은 자식인 우리가 고치겠다."고 하면서 의대, 약대에 들어가 의사가 되고 약사가 되어 개업까지 했지만, 병세는 조금도 호전되지 않고 관절은 모두 굳은 상태라고 했다.

부산광역시 부산진구 전포동에 사시는 곽○○ 여사는 필자의 저서 『건강으로 가는 길』을 읽고 많이 공감하였다고 했다. 그분은 7년간 대소변을 받아내고 있고, 모든 관절이 굳어져 있어서 나무토막같이 굳어버린 것이 자신의 몸이라고 했다.

걷지 못하는 사람은 걷기를 바라는 것이 소원이고, 걸음걸이가 서툰 사람은 정상적인 걸음을 걷는 것이 소망이다. 이분의 소원은 걷는 것도 아니고, 등을 벽에 붙이고서라도 한번 앉아 보는 것이 소원이라고 했다.

모든 류마티스 관절염이 이렇게 심해지는 것은 아니지만, 이러한 환자가 있다는 것만으로도 무서운 병이다. 통증이라도 없으면 다소 낫겠지만, 여기에 통증까지 수반되다 보니 이중 삼중의 고통을 겪게 되는 것이 류마티스 관절염이다.

심한 관절염도 고칠 수 있는 날이 하루빨리 와야 하겠지만, 이미 굳어진 관절이라면 약만으로는 안 된다. 여기에는 물리적인 치료방법도 병행되어야 하는데 이것도 오래되었으면 어렵다.

혈액순환, 보온, 소염, 독소배출, 세포기능의 활성화, 체질개선 등의 방법을 적용시켰을 때 두 달 만에 안 올라가던 팔이 올라가서 기쁘다고 했지만, 완전히 낫기는 어려운 상태에 있다.

병은 발병되었을 때 고치는 것도 중요하지만, 발병하지 않도록 하는 사전예방이 무엇보다 더 중요하다.

1996년 한국보건사회연구원에서 발표한 바에 의하면 우리나라 질병 가운데 위장병 다음으로 환자가 많은 질병이 관절염이라고 했다.

위장병환자가 전체 국민의 약 4.3%를 차지한다고 한다. 관절염 환자가 위장병 환자의 절반만 차지한다 해도 그 숫자는 100만 명이나 된다. 20년 전에는 드물었던 관절염 환자가 이렇게 많아졌는데도 아직까지 학술적인 원인 규명이 되어 있지 않다.

원인 없이 이루어지는 일은 결코 없으므로 역학적으로 조사하게 되면 원인은 분명히 나올 수 있다.

필자는 1986년도에 "토양의 병은 육체의 병을 유발시킨다."고 했고, 미네랄은 합성되지 않기 때문에 주는 농사가 아닌 빼앗는 농사가 지속적으로 이루어질 때 앞으로 관절염 환자는 엄청나게 늘어날 것이라고 예견했던 것이 적중되고 있다.

토양을 살리는 운동이 일어나 토양의 유기질 함량이 높아진다 해도 정백식(精白食)을 계속 하면 아무 소용이 없다. 모든 미네랄의 성분은 식물의 껍질층에 함유되어 있다. 이것을 먹지 않는 한 튼튼한 뼈를 갖기는 어렵다.

"뼈를 튼튼하게 하기 위해서는 칼슘을 많이 섭취해야 한다."고 한다. 인체 내에 가장 많은 미네랄이 칼슘이므로 칼슘이 많이 필요한 것은 당연하지만, 칼슘 하나가 모든 것을 해결한다고는 보지 않는다. 칼슘을 보조할 수 있는 다른 미네랄 역시 필요하다. 합성된 칼슘이 아닌, 동물의 뼈나 어류의 뼈를 평소 꾸준히 먹어도 뼈를 강화시키기 때문에 관절염을 예방할 수 있다는 것이 필자의 지론이다.

"굴 껍질을 분쇄하여 빵에 넣으면 빵의 보존성도 높일 수 있고, 뼈도 강화시킬 수 있는 일거양득(一擧兩得)의 효과가 있다."고 일본 농림수산성 식품종합연구소에서 밝힌 바 있다.

필자는 이 글을 읽기 수년 전부터 필자 나름대로 2년간 굴 껍질을 연구한 적이 있다. 굴 껍질을 물에 넣어 두면, 6개월이 지나도 물은 변질하지 않는 것을 보았기 때문에 빵의 변질을 막는 효과는 분명히 있다. 그 대신 문제 되는 것은 강한 제산작용(위액의 분비를 억제)이다. 이것을 잘못 사용하였다가는 위산분비 저하로 소화장애가 생길 수 있는 위험이 있다. 특별한 연구 없이 사용하는 것은 국민들에게 엄청난 해를 줄 수 있다. 소화에 지장을 주는 성분이 규산(硅酸, silicic acid)이라는 것도 알아내었다.

위장에 장애만 없다면, 평소에 조개껍질분말을 섭취해도 관절염은 막을 수 있다고 보는 것이 필자의 생각이다.

평소 다시마, 미역, 멸치 등을 많이 섭취하고 5분도의 쌀을 주식으로 하면 관절염이나 성인병은 결코 발생하지 않는다.

이 방법을 적용해도 가벼운 관절염은 낫는 수가 있다. 이렇게 해서 나을 수 있다는 것은 여기에 들어 있는 성분의 부족으로 관절염이 왔다고도 할 수 있다.

중국 고의서인 황제내경(黃帝內經)에 "이미 병이 발생한 후에 치료하려 하지 말고, 병이 발병하기 전에 미리 예방하라((不治已炳治未炳)"는 글이 있다. 또 "명의는 병이 나기 전에 병의 원인을 제거하고, 보통 의사는 병이 나야 고친다."는 내용도 있다.

　병을 잘 고치는 의사가 참된 명의가 아니고, 병의 발병 원인을 알아 병 발생을 사전에 예방케 하는 의사가 참된 명의이다. 우리나라에도 이러한 명의가 많이 나왔으면 하는 것이 필자의 소망이다.

10. 염(炎)을 잡아야 관절염(류마티스 · 퇴행성)이 낫는다.

　한 가지 일에 몰두하다 보면 꿈을 꿔도 그와 연관된 꿈을 꾼다. 영어공부를 열심히 하는 사람은 꿈도 영어로 꾼다고 한다.

　필자는 꿈을 잘 꾸지 않기 때문에 류마티스와 연관된 꿈을 꾸지는 못했다. 그렇지만, 책을 봐도 류마티스 관절염과 연관시켰고, 생각을 해도 류마티스를 결부시키면서 생각해 왔다. 그런지 18년, 제조회사(건강식품 제조)를 운영한 지 12년 만에 "염(炎)을 잡아야 류마티스(퇴행성) 관절염이 낫는다."라는 평범한 진리를 깨닫고 건강기능식품인 '뉴마-21(Rheuma-21)'을 개발했다.

　'뉴마(Rheuma)'는 헬라어 'rheo(흐르다)'와 'malakiva(질병, 병)'가 결합된 'rheuma((독소가)흐르는 병)'에서 유래한 류마티스 관절염(rheumatoid arthritis)을 의미하고, '21'은 21년간 류마티스 관절염을 앓았던 사람이 개발했다는 뜻에서 붙여진 이름이다.

　이 제품의 주원료는 갑각류(게, 새우 등)의 껍질에서 추출한 키토산을 효소분해하여 체내에서의 소화 흡수율을 높인 키토올리고당에 상어연골, 글루코사민, 프로폴리스추출물, 비타민C, 피쉬콜라겐 등이 함유되었으며 이 외에 항산화물질도 첨가하였다.

주원료인 키토올리고당의 항균작용, 면역력 증강 작용과 함께 여러 원료의 복합작용으로 류마티스 관절염에 효과가 있는 제품이다.

류마티스 관절염은 활성산소나 젖산과 같은 유해물질이 약해진 세포막을 침투하면서, 거기에서 발생하는 유해물질이 류마티스를 일으킬 수 있는 요인 물질과 결부했을 때 염증을 유발케 한다. 그 힘이 집단화될 때 류마티스 관절염이 발병한다. (『염(炎)을 잡아야 류마티스 관절염 낫는다(두리원)』 참고)

15년간 스크랩해온 류마티스 관절염에 관한 자료 가운데는 "류마티스 관절염은 불치의 병이고, 고칠 수 있는 의사는 아직까지 없다."라고 한 글도 있다. 그러나 류마티스 관절염은 변형만 되지 않았으면 고칠 수 있는 병으로 여겨진다.

껍질음식문화에서 정백음식문화로 바뀐 것이 관절염을 유발하는 원인이 되었다면, 특수껍질을 섭취하면 류마티스 관절염을 고칠 수 있다는 이론이 정립된다.

프로폴리스는 식물의 껍질에서 배출된 수지가 주성분이고 키토올리고당은 게, 새우 같은 갑각류의 껍질에서 추출된 것이다.

관절염은 모세혈관과 세포 사이에 있는 결합조직이 나빠지면서 발병케 된다. 콜라겐(교원질(膠原質))의 분해를 촉매 하는 효소인 콜라게나제(collagenase)를 치유할 수 있는 성분이 관절 및 연골의 구성성분으로 상어연골에 많이 함유된 콘드로이친(chondroitin)이다. 관절염 증상에 곰탕, 도가니탕 등이 좋다고 하는 것도 관절연골의 구성성분인 교원질이 풍부하여 뼈와 관절건강에 도움을 주기 때문이다.

'뉴마-21'이 개발되기 전에는 관절염환자들에게 몇 가지 제품을 같이 섭취케 했다. 그것을 2~3개월 섭취하면 효과는 분명히 있었다. 지금은 '뉴마-21' 하나만 섭취해도 그때 몇 가지 제품을 같이 먹던 것보다 더 좋은 효과가 있다.

류마티스 관절염은 면역이 약해져서 오는 질환이기 때문에 면역을 강화시키는 '바이오폴렌'을 같이 섭취하면 효과는 더 분명해진다. 30대 초반까지는 6~7개월에 낫는 예도 있었다.

이 제품이 많은 환자들에게 효과가 있기까지는 매출증대보다는 류마티스 관절염에 획기적인 제품을 개발하기 위한 연구에 더 많은 시간과 노력을 기울였고, 새벽기도 때마다 기도한 것을 하나님이 응답하신 결과라 생각된다.

하나님은 있는 자나 강한 자를 들어 사용하지 않고 "세상의 천한 것들과 멸시받는 것들과 없는 것들을 택하신다(고전 1:28)."고 하셨다. 그 이유의 해답은 29절에 나온다. "이는 아무 육체도 하나님 앞에서 자랑하지 못하게 하심이라." 그렇다. 나같이 부족한 사람을 통해 이런 제품까지 개발케 하신 것은 오직 하나님의 은혜이므로 하나님의 이름을 높이지 않을 수 없는 것이다.

이 제품이 개발되고 나서 의사, 한의사, 약사를 포함한 다양한 직종을 가진 사람들이 두리원 제품을 섭취하고 있다. 이렇게 되기까지는 『염(炎)을 잡아야 류마티스 관절염 낫는다』라는 책이 대형서점에서 꾸준히 판매되었기 때문이다.

회사를 설립한 지 12년 만에 대리점 개설과 주부사원 모집을 통해 영업력을 강화했고, 사무실 직원도 한 사람에서 몇 사람으로 늘어났다.

11. 연골은 재생되나?

연골은 재생된다는 이론보다는 안된다는 이론이 지배적이다. 완전히 손상된 연골이나 뼈가 처음과 같이 완전 회복되기는 어렵다.

관절의 연골에는 연골세포를 구성하는 성분인 콜라겐(collagen), 프로테오글리칸(proteoglycan)이 절대적으로 필요하다. 이것이 부족해서 연골의 기능이 위축되어 마른 풀잎같이 말라 있으면 재 기능을 하지 못한다. 이때 스펀지같이 수분을 흡수할 수 있는 프로테오글리칸 성분 등이 공급되면 말라 있던 연골이 수분을 흡수하면서 부풀어져 뼈와 뼈 사이에서 완충역할을 하게 된다.

이것을 가지고 자연의학에서는 연골이 재생된다는 이론을 제기하기도 한다. 실제 연골이 재생된다 해도 처음과 같이 완벽한 연골은 되지 못하는 것으로 알고 있다.

'뉴마-21'에는 프로테오글리칸을 함유한 키토올리고당, 글루코사민과 어류에서 추출한 콜라겐 등이 첨가되어 있어서 연골에 많은 도움을 주게 되므로 류마티스 관절염뿐만 아니라 퇴행성관절염에도 도움이 된다.

피가 맑으면 만병을
다스린다

1. 봉산물로 만병을 다스린다
1) 벌침과 류마티스 관절염

우리 속담에 "병은 한 가지 약은 천 가지"라는 말이 있다. 실제 난치병을 앓고 있으면 주위에서 "어디에 가면 고칠 수 있다."는 말을 수없이 듣게 되고, "그 병에는 무엇을 쓰면 고칠 수 있다."는 말도 많이 듣는다.

이런 말을 듣고 구입하다 보면 끝이 없다. 필자가 20년간 관절염을 앓으면서 찾아간 곳만도 수십 곳이 되고, 좋다고 해서 구해 먹은 것만도 수백 가지가 된다. 그중에 효능이 많이 부풀려져서 사람들이 잘못 알고 있는 것 가운데 하나가 고양이(猫肉)다. 고양이 중탕이 관절염에 좋다는 말을 여러 사람에게서 들었지만, 고양이 먹고 고친 사람은 아직 만나 보지 못했다. 고양이 고기에 류마티스 관절염을 고칠 수 있는 약리작용이나 영양학적 작용은 없다.

관절염에 뜸이 좋다 해서 아픈 관절마다 뜸을 떠서 외형적으로 몸을 버려 놓은 사람도 볼 수 있다. 체내 저항력이 강한 사람이면 처음에 한두 곳 아플 때는 그 부위에 뜸을 뜨면 백혈구의 증가로 면역력이 강해져서 류마티스 인자와 싸워나가기 때문에 병이 낫기도 한다. 그와 반대로 체내 저항력이 많이 떨어져 있는 상태에 있거나, 여러 부위가 아프면 뜸만 가지고는 고칠 수 없다. 이것은 뜸만이 아니고 벌침도 마찬가지다. 전신관절에 류마티스가 와서 연골이 파손되었거나 골다공증에 류마티스까지 왔다면 벌침이나 뜸만으로는 어렵다.

필자의 어머님은 소녀 시절에 류마티스 관절염이 와서 6개월간 쑥뜸을 떠서 고쳤다. 쑥뜸이 청혈작용과 백혈구를 증가시켜서 고치는 원리라면 벌침은 소염, 살균, 청혈, 백혈구 증가를 통해 고침으로 뜸보다는 효과가 더 있다. 류마티스 관절염이 초기고, 체내 저항력이 있는 상태에서 수개월간 끈기 있게 벌침을 맞으면 고칠 수도 있다. 그러나 모든 관절염에 다 효과 있는 것은 아니다.

우리나라에서 명성을 얻고 있는 류마티스 전문의가 류마티스 관절염에는 고양이나 벌침은 효과가 없다고 단호하게 쓴 글을 보고, '왜 뜸은 효과 없다고 쓰지 않고, 벌침만 넣었을까? 전신에 뜸을 떠서 수십 군데 흉터를 만들어 놓은 사람도 수십 명은 보았을 텐데……. 뜸이 효과 없다고 쓰지 못한 것은 한의사들의 파워가 너무 크고, 그들이 임상자료를 제시하며 공격할 것이 뻔하기 때문에 쓰지 못한 것이 아닐까?' 하는 생각을 해보았다.

우리나라에서 벌침으로 시술하는 사람이 시·군마다 몇 사람씩은 다 있지만, 그들이 벌침으로 류마티스 환자를 고쳐도 고쳤다고 당당히 말하지 못하는 것은 무면허라서 의료법에 위반되기 때문이다.

서울대학교 농과대학에서 교재로 사용된 『양봉학(養蜂學, 최승윤 저)』 328쪽 봉침독(蜂針毒) 항목에 나와 있는 내용을 옮겨 본다.

"예로부터 봉침독이 신경통, 류마티스에 유효하다고 알려져 왔으며 더욱 최근에 와서 다방면에 그 효과를 거두게 됨에 따라 세계 여러 나라에서 봉침독의 연구가 활발해지고 있다.

1879년부터 40년간 봉침독 치료에 공헌해 온 오스트리아의 필립 테레(Phillip Terc) 박사는 류마티스 및 그 유사중에 치료한 670례에서 완치가 83%, 반 치유가 15%, 무효가 2%였음을 발표하였다. 1952년 독일 암연구소의 안톤(Anton) 박사는 직업별 암 발생비율을 조사하여 발표하였는데 그 내용을 보면 천 명 중 암 발생률이 양봉가 0.36인 반면에 양조업자 4.6, 제과업자 2.3, 농민 2.1, 의사 2.0, 건축가 1.9, 공업 노동자 0.6이었다(양봉가의 암 발생비율이 낮은 것은 평소 봉산물 섭취와 벌침에 많이 쏘였기 때문으로 볼 수 있다. 필자 주).

봉침독 요법의 권위자 뮤라스 박사는 봉침독은 신경통, 류마티스에 유효할 뿐만 아니라 특히 암에 대한 치료 효과도 발표하였는데 주목할 만한 일이다."

벌침을 의학적으로 이용하려는 연구가 계속되어, 독일의 제약회사인 머크 社에서는 1,400군의 벌통에서 연간 15kg의 봉독을 채취해서 '호라빈(제법특허)'이라는 신경통, 류마티스 치료용 주사제를 개발하였다.(양봉계 1968년 8월호 참고)

지금까지 알려진 봉침독의 약리 및 생리작용은 아래와 같다.

1. 류마티스 관절염
2. 혈압 강하
3. 강력한 살균작용
4. 혈액 중의 림프구 및 적혈구의 재생과 증가
5. 부신의 아드레날린 촉진
6. 국소의 충혈작용 및 혈액순환의 개선

그 당시 국내 의사들 중에서 봉독으로 관절염을 치료하는 의사는 몇 사람 정도밖에 안 되었던 것으로 알고 있다. 그런 분들이 수십 명만 되었어도 그러한 글을 쓰지 못했을 것이다.

필자는 건강 때문에 양봉을 시작하면서 20년간 많은 꿀벌로부터 쏘임을 받았다. 고치지는 못했어도 건강에 많은 도움이 되었다고 생각한다. 벌침은 아픈 부위에다 바로 놓았을 때 효과가 있다. 필자는 여섯 관절이 아팠는데 아픈 부위의 관절에 벌침을 계속 놓았더라면 건강은 더욱 좋아졌을 것으로 생각한다. 그 당시에는 여기에 대한 깊은 지식이 없었기 때문에 통증이 아주 심할 때에만 아픈 부위에 집중적으로 쏘이곤 했지만, 끈기 있게 계속하지는 못했다.

2) 만성병에는 청혈작용이 중요하다

류마티스 관절염에 적용되는 약이 수백 가지가 되어도 고칠 수 있는 작용의 원리는 청혈, 독소배출, 소염, 항균, 저항력 강화(체질 개선이 됨), 보온(몸을 따뜻하게 하여 주는 것)이다. 이 작용이 잘 이루어지면 류마티스 관절염도 어렵지 않게 고칠 수 있다.

모든 성인병(당뇨병, 고혈압, 심장병, 동맥경화 등)은 혈액이 탁해지고, 체내 독소가 많아지면서 생겨나는 병이다. 피를 맑게 하고 체내 독소가 배출되면 성인병은 자연히 낫게 된다.

청혈과 독소배출은 다른 용어이지만, 인체에 적용될 때는 동일한 작용이 이루어진다. 피가 맑아지면 독소는 배출되고, 독소가 배출되면 피는 자연히 맑아진다. 이 두 가지 중 하나만 철저히 이루어져도 성인병은 낫는다. 성인병은 초기에는 완전치유가 가능해도 만성이 되었을 때는 어렵다. 그러나 그 병에 대한 합병증만 오지 않으면 활동하는 데나 생명에는 위험이 적다.

암의 종류가 여러 가지라고 해도, 피가 맑아지고 체내독소가 없고 저항력이 강화되면 암은 자연히 낫게 된다. 암은 생명과 직결되는 병이어서 무서운 병에 속하지만, 고치는 데는 도리어 류마티스 관절염보다 더 쉽다고 말하는 의사도 있다. 필자 역시 그러한 견해를 갖고 있다.

위의 학설은 의학계로부터 공인받은 학설은 아니지만, 이것을 터득하기까지는 20년간의 투병생활이 있었다. 또한, 건강 전문서적 수백 권을 읽은 지식과 30년간 자연의학을 연구하면서 얻어진 지식의 결합체다. 필자가 이 원리를 알지 못했다면 지금까지 투병생활은 계속 되고 있었을 것이다.

'봉산물(蜂産物)로 만병을 고친다.'라고 한 것은 꿀벌에서 생산되는 것이 한두 가지가 아닌 몇 가지가 되고, 그 속에서 이러한 작용들이 이루어지기 때문이다.

자연의학연구가에게 백미로 환자를 고치라고 하면 못 고쳐도 단식을 시켜서는 고칠 수 있다. 백미 대신에 배아가 붙어 있는 곡물을

봉산물의 성분과 작용

종류	주원료	벌의 사용처	주성분	주작용
꿀 (honey)	화밀(花蜜)	꿀벌의 식량	포도당, 과당, 효소 (비농축꿀)	영양보급, 조혈, 피로해소
로얄젤리 (royal jelly)	화분, 꿀	여왕벌의 먹이	10-히드록시-2 데센산(10-HDA)*, R 물질	노화방지, 세포기능강화, 병후 회복
화분 (bee pollen)	꽃의 수술	유충의 먹이, 로얄젤리의 원료	아미노산, 미량영양소, 칼륨 등	영양보급, 조혈, 체질 개선, 면역력 강화, 세포기능강화
프로폴리스 (propolis)	나무의 수지	질병예방, 소독, 방풍	플라보노이드	항균, 항산화, 항암, 소염, 청혈, 혈액순환개선
벌침 (bee sting) (propolis)	노봉(老蜂)일 때 벌침에 독이 많다	방어 및 공격용	멜리틴, 아파민 등	항균, 진통, 소염, 청혈

* 10-HDA(10-Hydroxy-2-Decanoic Acid)

준다면 단식을 시키지 않고서도 고칠 수 있다.

  벌꿀만으로 병을 고치라고 하면 어렵지만, 화분과 프로폴리스로 병을 고치라고 하면 어렵지 않게 고칠 수 있다. 프로폴리스가 청혈 및 혈액순환에 뛰어난 효능이 있고, 화분은 저항력 강화와 세포의 기능을 활성화시키는 강한 위력이 있기 때문이다.

  프로폴리스는 벌이 채취해온 수지의 종류가 구별되지 않기 때문에 어떤 질병에 어떤 프로폴리스가 더 좋다고는 말할 수 없다. 그러나 화분은 어떤 식물의 화분이라는 것이 색깔이나 향, 맛으로 구별되기 때문에 질병에 따라 달리 섭취할 수 있다. 신경통에는 진달래 화분, 암에는 개다래, 백굴채 화분, 변비에는 참나무 화분, 두뇌를 맑게 하는 데는 붉나무 화분이 첨가될 때 더 효과가 있다. 화분에는 살을 찌게 하는 화분이 있는가 하면 반대로 살을 빠지게 하는 화분도 있다. 이런 것을 알고 적용할 때 화분의 효능을 더욱 높일 수 있다.

2. 전립선염에는 프로폴리스보다 화분

　모든 약리작용은 혈액을 통해서 나타난다. 전립선은 단단한 막으로 형성되어 있어서 항생제가 침투하기 어렵기 때문에 치료가 잘 되지 않는다. 치료가 잘 안 되다 보니 약도 많고, 치료방법도 다양하다.

　전립선염에 걸리면 시원한 소변을 보지 못하고, 배뇨(排尿)할 때마다 하복부에 바늘로 찌르는 듯한 통증을 느끼며, 소변을 보아도 양이 적고, 보고 나도 개운치 않다. 밤에 자다가도 1~2회 정도는 일어나서 소변을 보아야 하는 것이 특징이다.

　전립선질환은 50~60대만이 걸리는 질환이 아니고, 20~30대도 걸릴 수 있는 질환이다. 그중에서 전립선염은 청장년층에서 노년층까지 두루 나타나는 비뇨기질환이다. 이는 성행위 등이 원인인 세균성 전립선염은 전체의 5% 정도에 불과하고, 나머지 95% 정도가 과음, 과로, 스트레스나 잘못된 생활습관 등의 요인에 의해 발생하는 비세균성 전립선염이기 때문이다.

　세균성 전립선염은 대개 대장균이 요도로부터 감염되어 염증을 일으키거나 전립선으로 역류할 때 발생한다. 그리고 방광염, 편도선염 등 신체 다른 부위에 생긴 염증에 의해서도 발생되는 병이다.

정도영(양봉계 주간, 작고) 선생이 『양봉계』를 통해 프로폴리스가 난치병 중의 하나인 전립선염에 효과 있다는 외국의 문헌을 소개한 것이 프로폴리스를 알린 효시가 되었다.

그 당시에는 프로폴리스 추출 및 정제법이 소개되지 않았기 때문에 불순물이 들어 있는 상태 그대로의 프로폴리스를 전립선염으로 고생하는 친구에게 가져다준 기억이 있다. 그 당시만 해도 필자는 자연의학에 대한 지식이 없었기 때문에 1개월만 먹어 보라면서 주었다.

1989년 어느 공중화장실에 '전립선 특효, 프로폴리스'라는 광고 스티커가 붙어 있는 것을 보고 '프로폴리스 효능 중에서 제일 효과 적은 질환이 전립선염인데 저런 광고를 할 수 있을까?' 하는 의아심을 가졌다. 화분을 단독으로 섭취해도 60~70%는 완치할 수 있지만, 프로폴리스를 섭취했을 때는 10~15%의 효과밖에 얻을 수 없다. 그 외에 프로폴리스의 효과가 작은 질환은 여성의 대하증과 중이염이다.

전립선염, 대하증, 요도염, 중이염 같은 병은 모두 세균에 의한 감염이다. 즉 농(濃)이 나오는 세균 질환에는 프로폴리스가 약하다. 그러나 바이러스 질환에는 강한 작용을 하는 것이 프로폴리스이다.

자연의학에서는 전립선염에 화분을 최고로 친다. 프랑스 의학자들의 발표에 의하면 전립선염에는 화분이 84%의 치유 효과가 있다고 극찬한 바 있다. 순수한 화분만 섭취해서 그런 효과가 있었을까 하는 의아심이 생긴다. 병원에서 나온 통계이므로 화학약품(항생제)과 병행시켰을 때 나타난 효과가 아니었을까 하는 생각이 든다.

의학적으로 84%의 완치는 정말 놀라운 수치다.

 필자는 30년간 화분을 다루어 왔기 때문에 맛만 보아도 무슨 화분이라는 것을 판별할 수 있고, 이 화분은 어떤 작용에 의해 어느 질환에 더 좋다는 것을 알 수 있을 정도이므로 이 분야에 있어서는 전문가라고 자부한다. 저 자신을 높여서 죄송하지만……

 전립선염에는 이뇨작용과 항균작용에 도움을 주는 '제정환'과 저항력을 높여주는 '바이오폴렌', 루틴이 들어 있는 '생화분'을 같이 2개월 정도 섭취했을 때 좋아지는 것을 경험하였다. 프로폴리스는 농이 나오는 세균에는 약하다. 그러나 어성초는 정반대다. 어성초는 심한 여성 대하증에도 2개월이면 효과가 있고, 재발된 중이염도 2개월에 재발 없이 호전되는 것을 경험한 바 있다.

 전립선염에는 화분이 최고이다. 잘 낫지 않는 소아 경부림프선염은 화분만 6개월 섭취해도 단단한 멍울이 삭아진다. 화분이 경부림프선염에 미치는 작용은 전립선염에도 유사작용을 하게 된다.

 어성초는 균을 직접 사멸하는 작용을 하지만, 화분은 그런 작용은 하지 않는다. 그 대신 체내 면역력을 강화시켜 균의 서식처를 제거시킴으로써 무력화시키는 작용을 한다.

 두리원의 제품 중에 '스템-원'이 있다. 이 제품의 주원료는 옥타코사놀, 로얄젤리, 동결건조마늘, 누에가루 등이다. 이것은 염증을 해소하는 작용이 있다. '스템-원'과 화분제품인 '바이오폴렌'을 같이 전립선염 환자들에게 섭취케 했을 때 놀라운 치유 효과가 있었고, 소변줄기도 굵어졌다. 자다가 2번이나 일어나서 소변보던 분이 2개월 섭취로 그 증세가 없어졌다고 하는 사례도 여럿이 된다. '바이오폴렌'은 오줌싸개에 탁월한 효과가 있다.

3. 프로폴리스와 스태미나(stamina)

프로폴리스에 대해 다룬 몇 권의 책에서는 프로폴리스가 부작용도 없고, 정력도 좋게 한다고 되어 있다. 정말 책 내용대로 부작용도 없고, 스태미나(정력)도 좋게 하는 것일까 하는 데는 부정적인 입장이다.

프로폴리스의 주요 구성성분은 나무의 수지이다. 나무가 수지를 내는 목적은 자신(식물)을 해치려고 하는 적(바이러스, 세균)을 죽이고, 손상된 상처를 빠르게 재생시키기 위해서이다. 자신을 보호하기 위해 내는 물질이기 때문에 어떤 물질보다 부작용은 적을 수 있다. 그러나 없다고는 할 수 없다.

또한, 프로폴리스는 자연항생물질이다. 자연(Natural)이라는 명칭이 하나 더 있을 뿐이지 항생물질 자체가 스태미나를 좋게 할 수는 없다. 스태미나를 좋게 하려면 말초신경을 자극해 호르몬 분비를 촉진하는 성분이 함유되어 있거나, 비타민이나 미네랄(아연) 중에서도 특수영양소가 함유되어 있을 때 가능한데 프로폴리스에는 이러한 성분이 함유되어 있지 않다.

그렇지만, 프로폴리스로 체질을 변화시켜 스태미나를 좋게 할 수는 있다. 몸이 비대하고 혈액이 탁하여 피로를 많이 느끼는 사람은 스태미나가 좋을 수가 없다. 스태미나의 최대 적은 피로이므로, 피로가 축적되어 있던 사람은 피로만 해소되면 스태미나는 자연히 좋아진다. 프로폴리스를 꾸준히 섭취하면 여기에 함유된 비타민 P(flavonoid)의 혈액순환 촉진 및 청혈작용으로 피로를 없애준다. 이것도 소량으로 섭취할 때는 효과적이지만, 다량으로 섭취하면 도리어 스태미나를 떨어뜨리는 요인이 된다. 흔히 말하는 명현현상이 프로폴리스에서는 강하게 나타나는데, 여기에서 오는 것이 피로와 약한 부위의 통증이다. 그러면 정력이 도리어 감퇴할 수도 있다.

봉산물 가운데 스태미나를 좋게 하는 것은 화분(花粉, pollen)과 로얄젤리(royal jelly)이다. 화분은 벌이 꽃의 수술에서 채취한 물질이다. '꽃의 수술'을 영어로는 '스테멘(stamen)'이라 하며, 복수형은 '스태미나(stamina)'이다. 그리스신화에 나오는 운명의 여신(the Fates)이 잣는 날실(라틴어로 stamen)에서 유래한 스태미나(stamina)가 '원기, 정력, 힘, 지구력'과 '꽃 수술(의 복수형)'이라는 두 가지 의미를 갖고 있지만, 이 두 의미는 서로 깊은 연관성이 있다. 꽃 수술(stamina)에서 채취한 화분이 남성에게는 지칠 줄 모르는 정력(stamina)을 제공하는 식품이기 때문이다.

로얄젤리는 여왕벌의 먹이다. 여왕벌이 되는 알이나 일벌이 되는 알은 동일하지만, 유충기에 다량의 로열젤리가 먹이로 공급되느냐 아니냐에 따라 여왕벌이 되기도 하고 일벌이 되기도 한다. 여왕벌은 조건만 갖추어지면 하루에 1,000~2,000개의 알을 산란하는 정력가이고, 일벌보다 30배 이상 장수하게 된다. 이 때문에 로얄젤리는 장수와 정력의 대명사로 알려져 있다.

이것을 먹는다 해서 며칠에 좋아지는 것은 아니다. 며칠 만에 좋아진다면 최음에 의한 약리작용이기 때문에 장기복용하면 도리어 몸을 망칠 수도 있다. 그러나 화분이나 로얄젤리는 몸의 기능을 좋게 함으로써 발산되는 정력이기 때문에 몸에 무리는 일절 없다.

4. 소아기관지염에 뛰어난 효과

　밤꽃의 개화가 끝나는 7월 초가 되면 양봉인들은 농약과 논물(畓水: 제초제 사용으로 독성이 강함)로부터 벌의 피해를 막고, 8월 초부터 피기 시작하는 싸리(80년대 이후로는 생산이 거의 되지 않음)와 붉나무 꿀의 채밀을 위해서 깊은 산골을 찾아가게 된다. 이곳에서 1년 중 2~3개월은 외부인과 단절된 생활도 하게 된다.

　이런 곳에서 생활하다 보면 친지나 지인들로부터 간혹 "우리 아이가 기관지가 안 좋아서 오랫동안 기침을 하고 있는데 야생 벌집을 좀 구할 수 없느냐?" 하는 부탁을 받기도 했다. 지금은 시장의 약재상이나 인터넷 등에서 야생 말벌집을 파는 것을 간혹 볼 수 있지만, 20~30년 전에는 그렇게 파는 사람이 별로 없었던 것으로 기억된다.

　비 오는 날을 택하여 땅벌집을 파내기도 했고, 나무에 붙어 있는 둥근 말벌집을 그대로 채취하기 위해 여러 가지 방법을 동원해보기도 했다.

　야생 벌집을 구했을 때는 직접 보내주기도 했지만, 그렇지 못할 때는 꿀 묻은 밀랍을 보내주었다. 기관지에는 꿀만 먹는 것보다 꿀이 묻은 밀랍을 그대로 먹는 것이 기관지에 좋다는 문헌을 여러 곳에서 접했기 때문이다. 그때 필자의 생각으로는 야생 벌집이나 양봉의 벌집이 동일하다는 생각을 했다. 같은 꿀을 먹고 낸 밀랍으로 만든 것이 벌집이기 때문이다. 그러나 야생 벌집은 외벽을 튼튼하게 해야 하므로 식물의 수지를 많이 첨가해 양봉 벌집보다 튼튼하게 만들어져 있다. 이 수지성분이 기관지에 효과 있는 물질이라는 것을 그 당시에는 알지 못했다.

필자가 수차례 기고한 글에서 야생벌이 집을 만들 때 세균의 침입도 막고, 집 자체도 튼튼하게 만들기 위해 소량의 양이지만, 혼합하는 물질이 바로 프로폴리스라고 했다. 프로폴리스는 50℃ 이상 열을 가하면 효소의 파괴로 효능은 떨어질 수밖에 없다. 그런데도 여러 질환에 효능이 있는 것은 효소 이외의 성분에 의해 오는 것으로 여겨진다.

프로폴리스는 소아기관지염에는 100%의 효과를 나타낸다. 야생벌집을 구해 먹어도 낫지 않던 부산의 박○○ 어린이는 알레르기 천식까지 있어서 겨울에는 항상 마스크를 써야 했고, 기온이 조금 내려가도 외출을 삼가야 할 정도로 심한 상태였다. 이 아이는 체력보강을 위해 화분을 먹으면서 프로폴리스도 섭취했다. 3개월 만에 기관지가 깨끗이 낫게 되었고, 수년이 지난 지금까지 재발 없이 건강한 생활을 하고 있다.

얼마 전에 감기가 들어 병원에 데리고 갔더니 하루 만에 낫는 것을 보고 의사가, "감기환자들이 다 너 같으면 의사들이 굶어 죽겠다."라는 농담 섞인 말까지 해주어서 아이가 이제는 건강체가 되었다는 것을 실감했다고 한다.

어린이가 1개월 먹을 프로폴리스를 야생 벌집에서 얻으려고 한다면 수 kg을 먹었을 때 얻을 수 있는 양이다. 어른은 어린이와 비교하면 효능이 다소 떨어지는 것을 체험했지만, 어린이에게는 저항력 강화 물질과 병행했을 때 그 위력은 대단하다. 1개월만 먹어도, 그 효과는 뚜렷이 나타난다.

부산 초읍에 사시는 할아버지 한 분은 지나가다가 상호가 생각나서 들렀다고 했다. 일곱 살 되는 자기 손녀가 기관지가 안 좋아

고생을 많이 했는데, 초읍교회에 다니는 교인 한 분이 권해준 '프로킹(프로폴리스제품)'을 2개월 먹고 그렇게 심하던 기관지염이 깨끗이 낫게 되어서 지나가는 길에 인사차 들렀다고 했다. 손녀가 얼마나 심했으면 상호를 기억하고 찾아 주었을까 하는 생각이 들었다.

일본 (주)나까시마 자연과학연구소의 나까시마 타다타카 사장은 프로폴리스가 소아천식이나 소아기관지염에 100%의 치료 효과가 있다고 했는데, 필자의 경우도 소아기관지염에는 95%, 위염이나 위궤양에는 100%의 효과가 있었다.

5. 불면증에 프로폴리스

부산 동래에 사시는 김인숙 여사는 신경을 좀 쓰거나 기분이 언짢은 일이 조금만 있어도 잠이 오지 않아 약국에서 수면제를 구입해 복용한다고 했다. 잘 때 수면제를 먹지 말고, 대신 포도주를 약간 마시면 잠이 한결 잘 오므로 그렇게 해 보라고 권하였더니 술은 조금만 마셔도 가슴이 두근거리고, 얼굴까지 빨개져서 아예 마시질 않는다고 했다.

일본 제약회사의 연구소에 근무하는 나와다 키지 박사는 밤마다 잠이 잘 오지 않아 고심하고 있었는데 프로폴리스를 저녁마다 섭취한 후로 깊은 숙면을 취할 수 있었다고 했다. 잠을 충분히 자지 못해서 오던 심한 피곤함도 없어졌고, 아침이 되면 기분이 이루 말할 수 없이 상쾌해 졌다고 했다. 이러한 체험기를 읽은 적이 있어서 주무실 때 프로폴리스를 주원료로 한 제품인 '프로킹'을 한 포(包)씩 섭취해 보라고 권했다.

　이상하게도 프로폴리스제품을 먹고서부터 잠을 잘 자게 된다고 했다. 수면제를 복용하고 자면 기분이 안 좋고 머리까지 무거움을 느꼈는데 프로폴리스제품을 먹고부터는 그러한 증세가 없어졌다고 했다.

　자신은 프로폴리스제품을 먹으면 입의 감각이 둔해지는 듯한 이상한 기분을 느낀다고 했다. 프로폴리스는 체질에 따라 약간의 다른 증세들이 올 수 있으므로 심하지 않으면 더 드셔 보시라그 했다. 보름 정도 섭취하고부터는 그러한 증세도 없어졌다고 했다.

6. 자살충동을 느끼는 분에게

　부산 연일시장은 연산로터리에서 동쪽으로 400~500m 거리에 있는 시장이다. 이곳에서 P 회사 대리점을 운영하는 K 씨의 매장은 연일시장에서도 장사가 잘되는 매장으로 소문이 나 있다. 그런 알짜배기 매장의 주인인 K 씨가 점포정리를 하겠다는 것이다. 그 이유는 "내가 살아봤자 얼마 살지 못하고 죽을 것인데 살아 있을 때 정리하는 것이 좋을 것 같다."는 것이다. 게다가 "나는 살 의욕이 없고 죽고 싶은 생각밖에 없다."고 하니, 부인의 안타까움은 말할 것도 없고, 형제들의 걱정도 이만저만이 아니었다. 특히 형제들의 우애가 돈독한 집안이어서 일요일이면 모두 모여 야유회를 가거나 그렇지 않으면 고향을 찾는 의좋은 형제들이었다.

이런 우울 증상에 좋은 처방이 없느냐고 문의해 왔다. 정신적으로 산만해지고, 간간이 머리가 무거우면서 아프고, 일에 대한 의욕이 없어지는 것은 거의 산성체질에서 온다. 산성체질이 되면 혈액이 탁해진다. 혈액이 탁해지면 정상적인 영양을 공급해도 세포에 전달되는 것은 일부에 지나지 않기 때문에 뇌에는 항상 결핍 현상이 일어난다.

갓난아기가 배고프면 치근덕거리면서 잠을 잘 자지 않듯이 우리 뇌도 영양결핍 현상이 일어나면 잠이 오지 않고, 공상이 많아진다. 깊은 숙면을 취할 때 체내에서는 영양합성이 이루어지는데 이것마저 되지 않기 때문에 몸은 더욱 피곤해지고, 정신적인 불안도 더 커진다. 뇌에 필요한 미량 영양소는 비타민 B와 칼슘, 아연, 철, 마그네슘과 같은 미네랄이다.

피를 맑게 하기 위해서 프로폴리스제품과 영양공급을 위해서 가공된 화분제품(바이오폴렌)을 드렸다. 피가 맑아지면 세포에 영양공급이 잘 되므로 생체의 모든 기능이 강화된다. 생체 활성에 필요한 영양소를 가진 '바이오폴렌'을 드리면서 "1개월 섭취하면 다소 좋아지는 것을 느끼게 될 것이고, 2개월째는 잡념이 덜 생기고, 남이 볼 때 얼굴색이 좋아졌다고 할 것입니다. 3개월이 되면 아주 좋아질 것입니다."

K 씨가 제품을 섭취한 지 3개월이 되었을 때 필자가 생각하였던 것보다 더욱 좋아져서 "자살에 대한 충동은 일절 없어지고, 밝은 마음으로 열심히 일하게 되었다."고 했다.

수년 전에는 고등학교 2학년 학생이 공포증이 있어서 큰 도로를 건너려고 하면 불안해서 건널 수가 없었다고 했다. 같은 반 친구들과도 말하기가 싫고, 학교 가는 것도 죽는 것 같이 싫어서 부득이 휴학계를 낸 학생이었다. 이 학생에게도 K 씨와 같은 제품을 적용시켰더니 4개월 만에 완전히 건강을 되찾았다. 이 학생 덕분에 그의 고향이었던 문경 사람들까지 찾아왔고, 그의 친척들과는 지금까지 유대관계를 갖고 있다.

7. 프로폴리스는 돌연사(突然死)를 막아준다

의료 혜택을 잘 받을 수 없었던 70년대 까지만 해도 응급환자를 병원으로 빨리 옮기지 못해 사망하는 경우가 많았다. 특히 농촌지역은 도로나 교통사정이 좋지 않아 시내에 있는 병원까지 가는 데 많은 시간이 소요되어 급성질환이 발생해도 응급처치나 수술시기를 놓쳐 생명을 잃는 일이 많았다.

지금은 1인당 국민소득이 2만 달러에 접어들었고, 국민건강 보험제도가 잘 되어 있어서 의료혜택을 못 받아 사망하는 사람은 거의 없어졌다. 그러나 그 대신 급성심근경색이나 뇌졸중 등의 심혈관 및 뇌혈관질환으로 사망하는 사람은 많아졌다. OECD(경제협력개발기구)의 '건강지표 2007' 보고서를 보면 우리나라 급성심근경색 한 달 내 사망률은 19%로 멕시코의 25%에 이어 OECD회원국 중 2위를 차지했으며, 뇌졸중도 한 달 내 사망률이 15%에 달해 일본의 4배가 넘는다고 한다.

심혈관 및 뇌혈관질환은 증상이 심해져서 병원을 찾게 되면 죽지 않으면 일생 불구로 보내야 하므로 혈관계통에 이상이 있는 사람에게는 공포의 대상이 되고 있다.

현대의학에서는 뇌경색(腦梗塞)이나 뇌출혈로 오는 병을 뇌졸중(腦卒中)으로 표현하고 있고, 한의학에서는 중풍(中風)이라고 한다. 뇌졸중 외에 급사할 수 있는 병이 협심증(狹心症)이나 심근경색 등이다.

이러한 병들은 모두가 혈액의 고지혈증(高脂血症)에서 온다. 고지혈을 쉬운 말로 표현하면 혈액 중에 지방량이 많아져 혈액이 끈적끈적하고 탁해져 있다는 뜻이다. 혈중 콜레스테롤이나 중성지방 수치가 높아지면 혈액순환이 원활하지 못하게 된다. 혈액순환이 원활하지 못하면 이로 인해 신체 곳곳에 영양분과 산소 공급이 제대로 되지 않아 쉽게 피로를 느끼고 손발 저림, 시력저하, 두통 등이 생긴다. 심장병, 중풍, 당뇨 합병증 등 인체의 모든 질병은 혈액순환의 장애에 의해 생기는 것이다.

혈액이 탁해지는 원인은 여러 가지가 있겠지만, 그중에서도 주원인은 음식물의 잘못에서 오는 식원병(食原病)이다. 하나님이 주신 자연의 식물 가운데 1차 식품 위주의 식생활을 하면 체액이 약알칼리성이 되어 피는 항상 맑게 흐를 수 있다. 그러나 2차 식품이나 3차 식품 위주의 식생활을 선호하면 체액이 산성화되어 혈액은 탁해진다.

그 외에 긴장된 생활을 하거나 스트레스를 많이 받아도 혈액은 탁해진다. 마음이 편안하고 유쾌할 때는 세균이나 바이러스에 대한 방어체계에 관여하며 면역을 강화하는 T 림프구나 B 림프구도 우리 몸에서 잘 분비된다. 그러나 긴장하거나 스트레스를 많이 받게 되면 이로운 림프구의 면역 세포들이 감소한다는 것이 밝혀졌다.

생명이 되는 피를 맑게 하면 성인병이나 급성질환으로 인한 돌연사는 절대 발생하지 않는다. 프로폴리스를 치료용의 3분의 1만 평소에 섭취해도 그러한 병들은 사전에 예방할 수 있다.

쥐 실험에서도 농축된 프로폴리스 추출물이 혈압저하 효과뿐 아니라 혈액의 포도당 수준을 유지하는 기능을 보여 주며, 프로폴리스에 함유된 디하이드로플라보노이드(dihydroflavonoids)가 모세혈관의 기능을 강화하고, 혈액순환에서 고지혈증을 억제하는 효과를 나타내고 있다.

자연의학과 민간요법

1. 자연의학을 연구하는 학자가 없다

학술적인 이론에서는 다양한 견해가 존재하지만, 인문·사회과학 분야와 같은 보수적인 학계에서는 어느 학자가 기존의 통설과 다른 학설을 주장하면 학문적인 논쟁을 통해 논의하기보다는, 기존 전통이나 권위에 반항하는 이론이라고 하여 학계에서 따돌림받거나 배척당하는 일들이 왕왕 있다. 학계에서 이단(異端)으로 낙인이 찍히면 어디에도 융합되지 못하고, 강단에서 퇴출당하는 서러움도 겪을 수 있다.

이것은 학계에만 있는 일이 아니고, 의료계에서도 비슷하다. 교과서적인 학설에서 조금만 벗어나거나 기존 의학적 치료법 대신 다른 치료법을 활용했을 때는 현 의료계로부터 경시와 질타가 따른다.

필자의 첫 저서였던 『건강으로 가는 길』의 추천사를 받기 위해 공직에 계시던 O 의학박사에게 부탁했더니 "공직에 있는 내가 추천사를 썼을 때는 여러 곳에서 비난을 받을 수 있기 때문에 미안하지만, 쓰기가 어렵다."고 했다.

제품홍보를 겸한 소책자를 출간할 때는 화교인 S 한의사의 추천사를 받았다. 그런데 얼마 지나지 않아 자신의 추천사를 삭제해 주기를 원했고, 그 대신 미국에 있는 동료 화교 한의사의 추천서를 받도록 해 주겠다고 했다. 이유는 국내 한의사들로부터 시달림을 받는 것이 그 이유라고 했다. 미국에 있는 한의사에게는 그렇게 할 수 없지 않겠느냐는 것이 그분의 뜻이었다.

이러한 일은 국내만 있는 것이 아니고, 자연의학을 가장 선호하는 일본에서도 있었던 일이다. 미조구치 가즈에 박사는 자신이 암 말기 때 프로폴리스를 섭취해서 나은 뒤, 자신의 재산을 희사해 가면서 프로폴리스를 홍보했다. 그때에 그는 "내가 이것을 홍보하면 많은 의사들이 나를 비난하게 된다. 그들이 극단적으로 의사면허를 반납하라 하고, 박사학위를 취소시킨다고 해도 내 나이 70세이므로 아무런 두려움이 없으며 그들의 요구가 그러하면 그 요구까지 들어주겠다."는 말까지 했다. 정말 용기와 소신이 있는 의사라는 생각이 들었다. 실지 그는 많은 돈을 들여 프로폴리스를 구입하여 백혈병 환자들에게 무료로 나누어 주기까지 했다.

급성이나 수술할 병들은 현대의학이 잘 고치지만, 저항력이 떨어져 생겨난 만성병들은 쉽게 고치지 못한다. 여기에 자연의학을 연구한 의사가 치료한다면 다른 의사에게 치료받는 것보다는 빠른 효과를 얻을 수 있다.

와타나베 쇼(渡邊 正) 박사가 원장으로 있는 와타나베 의원(니시의학연구소)에 입원하면 하루 세 끼를 주는 것이 아니고, 점심, 저녁 두 끼만 준다. 등심이나 삼겹살 같은 고기는 구경할 수도 없다. 제공되는 것은 현미잡곡밥과 된장국에 작은 생선, 해조류, 버섯, 두부 반찬과 생야채 샐러드 등의 간소한 식단이다. 녹즙은 즙만 짜주는 것이 아닌 찌꺼기까지 다 마시도록 걸쭉하게 만든 녹즙이다. 그리고 운동과 찜질요법이 치료의 전부이다. 약이나 주사는 일절 주지 않는 병원이다. 그런데도 수십 년 전 하루 입원료가 우리나라 돈으로 20만 원이었다. 여기에 입원을 하려고 하면 미리 예약을 해야 하는데, 우리나라 명사들 가운데 상당수가 그곳에 가서 치료를 받기도 했다.

우리나라에서는 자연의학을 전문적으로 연구하는 학자나 의사가 드물다. 자연 의학을 연구하려고 하면 일어만이 아니고, 영어나 독어 중 어느 한 가지는 할 수 있어야 한다. 그런데 우리나라에서는 자연의학에 대한 깊은 조예를 갖고, 영어나 독일어 서적이나 자료를 번역할 수 있는 분이 거의 없다. 있다면 그 책을 번역한 일본어 책을 다시 번역하는데 지나지 않는다.

국민의 경제 소득 및 지식수준까지 높은 일본에서는 부작용이 많은 합성 의약품을 될 수 있는 한 복용하지 않으려고 한다. 대신 선호하는 것이 자연물질이다. 봉산물(蜂產物) 소비는 세계에서 최고이고, 봉침술(蜂鍼術)도 세계 제일이다. 브라질에서 원료를 수입하여 프로폴리스제품으로 가공해서 수출하는 것으로도 막대한 이익을 얻고 있다. 어디 그것뿐인가 저주파, 고주파나 자석 등의 치료기도 세계 첨단을 걷고 있다. 이러한 것은 정부에서 정책적으로 많은 지원을 하고 있고, 학문적으로도 연구가 활발하기 때문이다.

늦었다고 생각될 때 시작해도 결코 늦지 않다. 최근 들어 국내에서도 대체의학(代替醫學)을 학문적으로 가르치는 대학 학과나 대학원이 많이 생겨나고 있다. 그중에서도 CHA 의과학대학교(구, 포천중문의대) 대체의학대학원의 경우는 의사, 치과의사, 한의사를 대상으로 전공분야 이외의 다양한 대체의학을 연구함으로써 이 분야의 전문 인력을 양성하고 있다. 그 외 많은 대학 및 대학원에서도 대체의학과 관련한 다양한 교과과정을 개설하고 있다. 그러나 아직도 많은 대체의학 분야가 제도권 밖에 있어서 이에 대한 정책적·학문적 지원이 이루어질 때 과학적인 의학으로 정립될 것으로 여겨진다.

2. 자연의학자가 있을 때 국민을 속이지 못한다

어떤 학자가 엉터리학설을 발표해도 그것을 논박해서 제압할 수 없을 때는 그 엉터리 학설도 정설이 되고 만다. 업체의 이익을 위해서 옳지 않을 것을 주장해도 그것을 입증하지 못할 때는 국민은 속게 되고, 업체에서는 큰 이익을 갖게 된다.

이러한 일들은 수십 년 전에 있었던 일이지만, 앞으로도 또다시 일어날 수 있다. 그중 한 예는 "(껍질을 벗길 수 없는) 꽃가루의 껍질(외피막)을 벗겨야만 알레르기 독소 물질을 제거할 수 있다."라는 학설 때문에 국내 많은 양봉업자들에게 큰 피해를 주고, 원료와 기술을 공급한 스웨덴 AB 쎄넬(AB Cernelle) 社에는 큰 이익을 가져다주었던 일이다. 그것보다 더 큰 피해는 국제적인 망신이었다. 양봉협회의 주장을 국가기관에서는 인정하지 않으므로 어쩔 수 없이 그 학설을 논박하기 위해 외국 연구기관과 전문 학자들에게 문의하다 보니, 결국 국가적인 망신만 톡톡히 당하는 꼴이 된 것이다.

90년대 초 국내에 녹즙 붐이 일면서 신문, 잡지에는 매일 녹즙기 광고가 나오고, 몇 집 건너 한 집꼴로 녹즙기가 있을 정도로 녹즙에 대한 인기가 높았다. 그러나 녹즙에 대한 올바른 지식은 전달되지 못했다. 제조회사들은 녹즙을 짜고 남은 찌꺼기에는 농약과 중금속 등의 오염물질이 있기 때문에 즙만 마시는 것이 좋다고 광고했다. 녹즙기에는 중금속이나 농약을 감지해서 분리할 수 있는 센서가 붙어 있는 것도 아닌데 어떻게 분리해 낼 수 있단 말인가? 찌꺼기에 농약과 중금속이 있다면 녹즙에도 그대로 들어 있기 마련이다.

녹즙에 비타민은 함유되어 있어도, 장(腸)을 연동시켜 변비를 예방하는 식이섬유와 생체조절기능을 강화시키는 미네랄은 모두 찌꺼기 속에 들어 있는데, 이것을 고스란히 버리고 있다. 채소를 그대로 섭취하는 게 좋지만 그렇게 되면 녹즙기가 안 팔리기 때문에 제조회사에서는 녹즙만 좋은 것이라고 홍보해 왔다. 녹즙기 제조회사에서는 이런 얄팍한 상혼으로 소비자를 수년간 기만해 왔지만, 그것을 반박하는 글은 아직 한 번도 보지 못했다. 이 계통의 전문 학자가 국내에 한 사람이라도 있었다면, 그런 엉터리 주장은 펴지 못했을 것이다.

프로폴리스도 예외가 아니어서, 일본학자의 주장을 그대로 받아들여 "국내산 프로폴리스는 효과가 없고, 벌이 강하고 오염이 되지 않는 밀림지역에서 생산된 남미산 프로폴리스가 더 우수하다."고 주장하는 국내학자도 분명히 나올 것이다.

독자들 가운데는 당신 같은 사람이 나서면 되지 않겠느냐고 하겠지만, 대학 강단에도 서보지 못한 사람은 백 명이 있어도 저명한 대학교수 한 사람의 힘에도 미치지 못한다. 교수나 전문기관의 연구원이 아니면 매스컴을 탈 수도 없다. 이것이 현실이고, 앞으로도 그렇게 될 수밖에 없다.

의사나 학자가 이 계통에 심취하면 주위에서 받게 될 압력도 크겠지만, 10년, 20년의 지식이 축적되었을 때는 누구도 도전할 수 없는 독보적인 존재가 될 수 있다.

이것은 너무나 분명하므로 이 방면에 관심을 갖고, 도전할 수 있는 의학도가 많이 나왔으면 한다.

3. 항생성분을 가진 프로폴리스와 어성초

프로폴리스와 어성초는 모두 강한 자연 항생성분을 가지고 있다. 프로폴리스는 벌이 채취하여 벌통 안에서 생산되는 물질이기 때문에 대량생산이 어렵지만, 어성초는 재배되는 다년생식물이기 때문에 대량생산이 가능하다. 책에는 야생 어성초가 좋고, 울릉도나 제주도의 응달진 숲 속에서 자생한다고 했지만, 지금은 야생 어성초가 국내에서는 거의 채취되지 않는다.

프로폴리스와 어성초에 대해서 글을 쓸 수 있는 것도 필자가 모두 생산하였기 때문이다. 프로폴리스는 60년대 중반부터 알게 되었고, 직접 연구하기 시작한 것도 20여 년이 넘었다. 어성초를 알게 된 것은 90년대 초부터이지만, 시골에 농장이 있어서 1,500평 정도 직접 재배한 경험도 있다.

프로폴리스는 국내산과 외국산을 비교하여 실험할 기회는 갖지 못했지만, 국내산을 사용했을 때 책에 소개된 효능보다 더 우수한 물질임을 알 수 있었다.

각국의 프로폴리스에 대한 연구논문이나 책을 접했을 때 저자들이 연구한 것은 자기 나라에서 생산된 프로폴리스였다. 그렇다고 보면 나라에 따라 수목의 분포가 다르고 기후의 차이도 있지만, 거의 유사한 효능을 가지고 있는 것으로 보인다.

그러나 국내산이 더 좋다고 강조할 수 있는 것은 사계절이 뚜렷하고 온도차가 커서 수지에 함유된 항균 및 항산화 물질의 효능이 더 뛰어나기 때문이다. 열대 우림지역의 급성장하는 나무의 조직에 비해 온대지역의 나무 조직이 더 단단하고 수지 성분이 우수한 것도 이런 원리에서이다. 나무의 수종에 따라서는 프로폴리스의 효능도 다를 수 있다.

항균, 항염작용에 있어서는 프로폴리스나 어성초 모두 뛰어난 효능을 갖고 있다는 것은 많은 연구논문에 의해서 입증된 사실들이다.

프로폴리스가 치은염이나 인후염에 뛰어난 효능이 있고, 관절이 붓는 증상에는 어성초가 좋은 반응을 나타내고 있다.

어성초에는 생선 비린내와 같은 냄새가 난다. 이 냄새는 데카노일 아세트알데히드(decanoyl acetaldehyde)라는 성분 때문이다. 이 성분은 강력한 항균력과 살균력을 갖고 있다. 실험결과 일반 항생제보다 약 4만 배나 강한 항균력을 지닌 것으로 밝혀졌다. 비병원성 곰팡이, 백선균, 무좀균에는 항균작용이 있고, 포도상구균, 임균(淋菌), 항산성균(抗酸性菌)에는 억제작용이 있다. 또 어성초에는 조혈작용과 세포재생작용을 하는 엽록소(葉綠素)가 다량 함유되어 있어서 상처를 빨리 아물게 하고 흉터를 잘 남기지 않는 기능을 한다.

어성초 잎과 뿌리에는 퀘르시트린(quercitrin) 성분이 들어 있고, 꽃과 줄기에는 이소퀘르시트린(isoquercitrin) 성분이 들어 있다. 이 두 가지 성분이 상승작용을 할 때 정장(整腸)과 배설(排泄)에 뛰어난 효과가 있다.

어성초를 끓여 먹어도 변비에 효과 있지만, 숙변(宿便, 장 속에 오래 묵어 있는 대변) 제거에는 뿌리와 잎을 가루 내어 환을 만들어 먹으면 더 좋다. 여기에는 식이섬유가 많이 들어 있어서 정장작용에는 더 효과가 있다.

퀘르시트린 성분은 이외에도 이뇨 및 모세혈관 강화작용을 하여 고혈압과 동맥경화에 효과가 큰 것으로 밝혀졌다.

4. 프로폴리스 단방요법(單方療法)

1) 아토피와 프로폴리스

옛날에는 없었던 아토피가 근래에 와서 초등학생들에게 급격히 많아졌다. 이것은 환경문제와 식생활과도 밀접한 관계가 있다. 우리가 어릴 적 토담집이나 흙집에서 생활하고, 덜 도정한 곡식을 주식으로 했을 때는 아토피라는 용어를 들을 수가 없었다. 그러던 병이 시멘트로 지은 집에다 화학물질이 첨가된 벽지와 가구로 가득 찬 공간에서 살다 보니 면역력이 떨어지면서 발병하게 된 것이 아토피 피부염(atopic dermatitis)이다.

자식들이 아토피 때문에 고생하는 것을 볼 수가 없어 호주, 뉴질랜드 같은 친환경 국가로 이민 가는 사람이 있는가 하면, 아토피 치유에 도움된다 해서 시골 대안학교로 전학시키는 부모도 있다. 이런 것을 보면 아토피가 쉽게 낫는 병이 아니라는 것을 알 수 있다.

아토피는 먼저, 식품첨가물이 많이 들어 있는 인스턴트식품을 먹이지 않고, 반현미식에 생채식을 하면서 프로폴리스를 사용하면 어렵지 않게 나을 수 있는 병이다.

프로폴리스 사용은 1.5ℓ 페트병에 생수를 붓고 여기에 프로폴리스원액을 15cc 넣고 흔들면 액이 우유빛깔처럼 뿌옇게 된다. 이것을 아침저녁으로 소주잔 한 잔씩 하루 2회 마시게 하고, 그 액을 아침저녁으로 증세가 있는 부위에 스프레이로 뿌린 후 마를 때까지 그대로 둔다. 며칠 하다 보면 더 심해질 수도 있다. 그럴 때는 중단했다가 다시 하면 그런 증세가 없어진다.

1.5ℓ 페트병을 다 사용하고 두 번째 만들 때는 프로폴리스 용량을 더 높여 20cc를 넣는다. 프로폴리스 액을 더 넣더라도 30cc 미만으로 사용하는 것이 좋다. 이것을 2개월 정도만 사용해도 놀랄 정도로 좋아진다.

2) 프로폴리스와 볶은 소금

무슨 병이든 뼈 부위에 생긴 병은 잘 낫지 않는다. 그 이유는 모든 작용은 혈액을 통해 이루어지는데 뼈에는 혈액이 잘 통하지 않으므로 약효가 잘 나타나지 않는다.

그런데도 프로폴리스는 치아뿌리에 발생하는 치근 염증이나 치주조직에 발생하는 치주염(齒周炎, 풍치)에 뛰어난 효과가 있다. 루마니아의 한 연구소에서는 프로폴리스가 치조염(齒槽炎)과 구강점막염에 유용할 뿐만 아니라 상처를 방지해주는 효과도 있음을 밝혔다. 러시아의 연구에서는 치근막염(齒根膜炎)에 대해서도 프로폴리스의 효과가 확인되었다. 이러한 프로폴리스의 효과는 구강 내 미생물과 균의 증식을 억제하는 항균작용 때문이다.

프로폴리스 액을 면봉에 찍어서 바르는 것도 한 방법이지만, 필자의 경험으로는 그것보다 더 좋은 것이 소금에 프로폴리스 액을 넣어 만든 '소금프로폴리스 치약'이다.

소금(볶은 소금이면 더욱 좋음) 150g에 프로폴리스 액 15cc를 섞으면 소금이 연한 노란색이 된다. 색이 약하면 프로폴리스를 조금 더 넣으면 되고, 색이 진하면 소금을 더 넣으면 된다. 이렇게 만든 치약으로 아침저녁 1개월 정도 양치하면 대개는 낫는다. 잇몸이 안 좋은 10여 명에게 주었더니 7~8명이 더 달라는 부탁을 해 왔다. 필자 역시 잇몸이 약했는데 프로폴리스 치약으로 쉽게 고쳤다. 소금치약을 아는 분들에게 만들어 주었더니 죽염에다 섞으면 더 좋을 것으로 여기고 죽염으로 만들어 달라는 사람도 있었다. 소금프로폴리스 치약만 사용하면 이빨이 누렇게 된다. 그렇기 때문에 치약에 이것을 조금씩 묻혀 사용하면 그런 것이 없다.

현재 발병되고 있는 암, 당뇨, 고혈압, 신경통, 관절염, 빈혈, 두통 등 모든 병은 대부분 미네랄의 부족에서 오고 있다. 시중에서 판매하는 미네랄 보충제는 다량으로 필요로 하는 미네랄 몇 가지를 첨가한 것이 대부분이다. 그러나 소금(천일염)에는 미네랄이 풍부하게 함유되어 있어서 극소량의 부족으로 온 질병에는 말할 것도 없고, 대량으로 필요한 미네랄 중에서도 칼슘을 제외하고는 대부분이 충족된다.

바닷물은 pH8 내외의 약알칼리성을 갖고 있다. 소금 역시 알칼리성이므로 장기 섭취하면 산성체질을 약알칼리성체질로 바꿀 수 있다. 체질이 바뀐다는 것은 피가 맑아진다는 것이다. 해독이 적다 해서 소금을 대량으로 섭취할 때는 득보다 도리어 해가 더 많을 수 있다.

소금을 철판 위에 놓고 약한 불에 저으면서 볶아보면 냄새가 지독하게 난다. 냄새가 없어지면 1차 식품인 볶은 소금이 된다.

소금에 열을 가해서 비소(砒素)와 중금속이 함유된 간수만 제거하면 일반소금보다 유익한 소금이 될 수 있다. 그 소금을 섭취하였을 때 여러 가지 호전반응도 올 수 있다.

소금을 위장에 효과 있게 만들려면 천일염과 백반(白礬, 약국이나 약재상에 가면 구할 수 있음)을 9:1의 비율로 섞어서 그것을 볶아 1회에 1g씩 하루 3회씩 섭취하면 위염이나 위궤양에 좋을 뿐 아니라 간에도 좋은 효과가 있다. 많은 돈 들이지 않고 효과 있는 제품을 집에서도 쉽게 만들 수 있다.

5. 식중독에는 프로폴리스, 과식에는 식초

조선시대의 의서(醫書)인 『향약구급방(鄕藥救急方)』과 『동의보감(東醫寶鑑)』에서는 식초가 고기나 생선, 채소의 독을 없애준다고 기록하고 있다. 실제로 식초는 살균력이 강하여 대부분의 병원균을 약 30분 이내에 사멸시키는 작용이 있어 배탈이나 설사, 식중독 등을 예방하는 데 도움을 준다. 과식에는 식초가 더 낫지만, 식중독에는 식초보다 프로폴리스가 훨씬 효과적이다.

식물성이나 동물성 식중독에는 프로폴리스가 좋다는 것을 전장에서 서술한 바 있다. 복통이나 설사, 음식물을 먹고 나서 이상하다고 생각될 때 물 100cc에 프로폴리스추출액 8~10방울을 떨어뜨려 먹으면 가벼운 식중독은 1~2회로 낫는다.

과식 중에는 육류 과식이 위장에 더 부담을 주고, 육류 중에도 구운 육류가 더 좋지 않다. 구운 육류를 과식했을 때는 입안이 텁텁하고, 소화가 덜 되고, 몸까지 무거움을 느끼지만, 생선회는 다소 과식을 해도 아침에 자고 일어나면 입안이 산뜻하고 위의 부담감을 덜 느낀다. 생선회에서 부담감을 덜 느끼는 것은 고기 속의 효소가 살아 있고, 거기에 식초(초장)가 들어가서 소화를 촉진시켜 체내 독소를 덜 만들기 때문이다. 이것은 생선회만이 아니라, 모든 음식의 과식 때 식초를 마시면 속이 편안해지고 입안도 상쾌해진다.

우리가 먹는 식초를 크게 나누면 양조식초와 합성식초 두 가지로 구분된다. 빙초산 또는 초산을 희석하여 인공적으로 만든 합성식초는 여러 화학 물질을 첨가했기 때문에 되도록 먹지 않는 것이 좋다. 양조식초는 현미, 보리 등으로 만드는 곡물식초와 감, 포도,

사과, 레몬 등의 과일로 만드는 과일식초가 있다.

양조식초와 합성식초를 구별하는 방법은 간단하다. 식초병을 들고 흔들어서 식초에 거품이 생기지 않으면, 빙초산을 희석하여 만든 합성식초이고, 거품이 생기는 것은 발효시킨 양조식초이다. 양조식초의 산도는 대부분 4~6도이지만, 합성식초는 7~8도 이상이다. 그래서 양조식초는 한번 마실 때 10~15cc에 물을 3~4배 첨가하면 되고, 합성식초는 양조식초보다 양은 적게 하고 물은 5배 이상 타서 마셔야 한다. 특히 주의할 것은 식초는 산을 촉진하기 때문에 위액이 많은 위산과다증에는 덜 좋다. 또한, 마실 때는 식전이 아닌 식후에 바로 마셔야 한다.

자연과 건강

1. 한민족의 우수성은 토양과 관계가 있다

　세계에서 우수한 민족을 꼽는다면 게르만민족인 독일인과 유대민족이다. 현재 전 세계에 흩어져 살고 있는 유대인 수는 1,500만 명 정도에 불과하지만, 노벨상 수상자의 30%를 차지할 정도로 뛰어난 민족이다. 또 포천지가 선정한 미국 100대 기업의 30~40%를 유대인이 경영하고 있고, 세계 억만장자의 30% 역시 유대인이다.

　독일 게르만민족이 우수한 것은 그들이 주식으로 즐기는 감자와 무관하지 않다. 독일에서는 감자를 '채소의 왕'이라 부를 정도로 높이 평가하면서 즐겨 먹는다.

　감자는 탄수화물과 식이섬유, 비타민C 외에도 비타민B1, B2, B3, B6 등이 풍부한 식품이다. 비타민 B군은 두뇌의 영양공급으로 기능을 향상시키는 데 도움을 준다. 또한, 대표적인 알칼리성식품으로 세포의 기능을 강화하고 과용된 나트륨 성분의 체외 배출을 촉진하는 칼륨 함량이 매우 높을 뿐만 아니라 마그네슘, 철분 등 인체에 이로운 무기물을 함유하고 있다.

화학비료가 모든 작물에 다 적용되는 것은 아니다. 감자에 화학비료를 사용하면 덩이줄기가 굵어지지 않고 잎만 무성하게 자란다. 감자에는 유기질 퇴비가 많이 들어갔을 때 굵어진다.

그들은 자연의 영양소를 그대로 갖고 있는 1차 식품을 선호하고 있다. 이런 음식문화가 독일을 우수 민족으로 키우는 데 중추적인 역할을 했다.

황산, 인산, 요산 등을 많이 생성하는 육식을 배척한 음식 문화가 유대민족의 두뇌를 좋게 하는 데 간접적인 원인이 되었다면 직접적인 원인은 교육에 있다. 유대인 부모들은 자식이 재벌의 총수가 되는 것보다 학자가 되는 것을 더 원했다. 그러한 마음가짐이 있었기에 유럽 중세 때만 해도 왕족 가운데는 문맹자가 있어도 유대인만은 남의 집 몸종이나 문지기로 있더라도 문맹자가 없었다. 이러한 교육열과 신이 택한 민족이라는 선민의식이 그들을 뛰어난 민족으로 만들었다.

우리 민족도 세계적으로 우수 민족에 속한다. 그것을 경제적인 측면에서 찾아볼 수 있다. 한 나라가 경제적인 성장을 이룩하려고 하면 축적된 기술이나 풍부한 지하자원이라도 있어야 한다. 그런데 우리나라는 해방 이후에 남은 것이라고는 가난뿐이었다. 우리나라보다 못사는 나라는 아프리카의 몇 개국밖에 없었다. 그러한 민족이 반세기 만에 준선진국을 이룬 것은 경제적 기적이다.

이렇게 되기까지는 어떻게 해서라도 자식을 공부시키겠다는 뜨거운 교육열도 한몫을 했지만, 하나를 가르치면 둘을 알 수 있는 우수한 두뇌를 가진 민족이었기에 가능했던 것이다.

그 지능을 갖게 한 모체는 바로 흙이다. 우리나라 토양은 대량생산되는 광물질은 없어도 다양한 광물질이 분포되어 있다. 그래서 광물질의 표본국이라고 할 수 있는 나라가 우리나라다.

5대 영양소 가운데 두뇌에 가장 필요한 영양소가 미네랄이다. 인체를 구성하는 미네랄의 수는 50여 가지로 알려져 있다. 이 가운데 한두 가지만 부족 되어도 두뇌에 이상이 올 수 있다는 것이 분자교정의학(分子矯正醫學, orthomolecular medicine)의 학설이다.

우리나라 토양에서 생산된 것을 어느 나라에 비교해도 맛이 떨어지지 않는 것은 토양 속에 들어 있는 광물질 때문이다. 우리나라 배추나 무가 일본 것보다 더 맛이 있는 것도 토양 속에 특수 미네랄이 더 함유되어 있기 때문이다.

우리나라 토양은 축복받은 토양이다. 이 토양이 황폐화될 때는 국민의 건강을 잃게 되는 것은 말할 것도 없고, 국민의 지능도 떨어질 수밖에 없는 것은 너무나 자명한 사실이다.

2. 토양의 황폐화와 질병

우리 조상들은 신토불이(身土不二)라는 말을 즐겨 사용해 왔다. 그리고 성경에서도 하나님이 흙으로 사람을 지었다고 한 것을 보면 토양과 인체는 불가분의 관계가 있음을 알 수 있다. 즉 토양의 병은 인체의 병을 의미할 수 있다. 예전에 없었던 류마티스 관절염과 요통환자가 80년대 중반부터 급격히 늘어난 것도 토양과 무관하지 않다.

1) 토양이 나빠진 시기

　도시의 산업이 발달하자, 농촌의 유휴 노동력이 도시로 유입되기 시작한 것이 70년대 중반이다. 농촌의 노동력이 풍부할 때는 화학비료 대신에 자가생산한 퇴비를 많이 사용했지만, 인건비의 상승으로 퇴비를 만들어 사용하는 것이 적자 영농을 유발하는 요인이 되자 값싸고 사용하기 편리한 화학비료를 선호하게 되었다. 화학비료 소비량이 1960년도에는 1,719톤이었다. 이것을 기준으로 하였을 때 1970년도에는 2배, 1980년도에는 9배, 1990년도에는 무려 14배로 늘어났다. 30년 사이에 이만큼 사용량이 늘어났다는 것은 토양의 지력을 높여주는 퇴비의 사용량은 그만큼 줄어들었다는 뜻이 된다. 화학비료로 농사를 지을 때는 퇴비를 만들어 사용하는 비용의 10분의 1만으로도 농사를 지을 수 있으므로 300평당 5~6만 원이면 가능하다. 그러나 유기농법에 농약을 덜 사용한 저공해 농산물을 생산하려고 하면 유통되는 농산물에 비하여 3배 정도는 값을 더 받아야 타산이 나올 수 있다.

　정부가 권하는 토양의 유기질 함량 기준치는 3%이지만, 이것이 80년도에 들어와서는 1% 선으로 떨어졌다. 남들보다 많은 퇴비를 사용했던 필자의 논은 80년도에 토양검사를 시행하였을 때는 2.2%였던 것이 85년도에는 1.5%로 낮아졌다. 질소비료나 인산비료를 다량 사용하였을 때 토양 속에는 유산(硫酸)이 남게 되고, 염화칼륨을 많이 사용하면 칼륨은 흡수되지만 염화 성분은 토양 속에 남게 되므로 토양을 산성화시킨다. 토양이 산성화되면 토양을 개량하는 지렁이도 생존하지 못하게 되고, 영양전달 매체에 큰 역할을 하는 미생물의 수효도 급격히 줄어든다.

연도별 화학비료 소비량

연 도	화학비료 소비량(ton)	1960년 100% 기준(%)
1960년	1,719	100
1970년	3,719	200
1980년	16,132	900
1990년	25,082	1,400

[자료: 농촌진흥청]

연도별 농약출하량 및 단위면적당 사용량

구분	1975	1980	1985	1990	1995	2000	2003
농약출하량 (유효성분량 M/T)	8,619	16,132	18,247	25,082	25,834	26,087	24,610
사용량(Kg/ha)	2.7	5.8	7.0	10.4	11.8	12.4	12.7

[자료: 농림부 식량정책국]

2) 지력이 떨어질 때

저항력이 강한 사람은 일 년 내내 감기 한번 앓지 않고 생활할 수 있다. 혹 감기에 걸린다 해도 아스피린 한두 알로 쉽게 낫는다. 필자가 이 저항력의 원리를 알기 전에는 감기를 일 년 중 수차례씩 하였고, 한번 걸리면 일주일 안에는 낫지 않는 체질이었다. 그러나 유기농법으로 재배한 식물을 먹고 몸의 저항력이 강화된 후로는 감기를 모르는 체질이 되었고, 감기에 걸려도 감기약 한 첩으로 쉽게 낫는 체질로 바뀌었다. 이것은 인체에만 적용되는 것이 아니고 토양이나 곤충에도 적용된다.

필자의 집에서는 70년부터 80년도까지 십 년간 누에를 봄, 가을

8장씩(1장은 누에 2만 마리를 말한다.) 쳤다. 이것은 양잠(養蠶) 농가로서는 큰 규모에 속한다. 누에를 칠 때 봄에는 병 발생률이 없어도 9월에 사육하는 가을누에는 병 발생률이 높다. 일 년 평균치를 계산하였을 때 20~30%는 실패하는 것이 통례이다. 그러나 우리 집은 5% 미만으로 실패율이라고 할 수 없을 정도로 낮았다. 고치도 견층(繭層)이 두꺼워서 명주실이 많이 나오는 고치였기 때문에 등급 중에도 최고 등급을 언제나 받았다. 십 년간 아무 탈 없이 잘된 것이 너무나 이상할 정도였다. 70년대까지는 양잠업이 고소득을 올려주는 농업이었지만, 80년대에 들어와서는 고임금 때문에 수익성이 적어서 그만두게 되었다. 누에농사 때는 잘된 원인을 알지 못했는데 수년 지나서 '토양과 인체는 동일성을 가지고 있다.'는 이론을 체득함으로써 그 원인을 알게 되었다.

70년대는 새마을 운동으로 곳곳에 지붕개량사업이 한창이었다. 집 한 채를 개량하면 트럭으로 두 세대 분량의 썩은 볏짚 이엉이 나왔다. 이것을 우리 집 것만이 아니라 남의 집 것까지도 얻어서 매년 뽕밭에 넣곤 했다. 2~3월 이른 봄에 땅이 안 보일 정도로 넣어주면 잡초가 올라오지 않는다. 잡초가 없으므로 제초제를 사용할 필요가 없었고, 단백질 성분을 가진 질소질을 억제하므로 병충해도 없었다. 병충해가 없으면 농약이 필요 없다. 매년 넣었던 짚들이 썩으니 유기질이 풍부했고, 거기에 농약성이 없으니 지렁이들이 많이 서식해 토양은 글자 그대로 옥토가 되었다. 여기서 자란 뽕잎은 싱싱하여 잘 시들지도 않았고, 뽕잎 자체도 두꺼웠다. 이런 무공해 뽕잎을 먹은 누에들은 병에 대한 저항력이 강했기 때문에 무름병, 누에고름병 같은 병도 없었고, 최고 영양가 있는 뽕잎을 먹었기 때문에 질 좋은 고치를 생산할 수 있었다.

지금 우리나라의 농사는 주는 농사법이 아니고 빼앗는 농사법으로 경작한 지 오랜 시간이 경과하였기 때문에 토양이 병들대로 병들어 있다. 토양의 병은 그 위에서 자란 식물로 이어지고 결국은 그 식물을 먹는 사람에게까지 전가되므로 그것이 예전에 없었던 여러 가지 병을 유발하는 요인이 되고 있다.

국가적인 차원에서는 경제성장도 중요하지만, 급속도로 늘어나고 있는 질병을 줄이기 위해서는 토양을 살리는 운동이 국가적인 차원에서 일어나야 한다. 그렇게 되어야 만연된 질병을 크게 줄이는 방법이 된다.

3) 류마티스 관절염 유발

100종 이상의 미네랄 중 우리 인체를 구성하는 미네랄 수는 50여 가지로 알려져 있다. 그중 인체에 필수적으로 필요한 미네랄은 약 20종이다. 미네랄은 신체의 구성요소와 기능을 조절하는 영양소로 인체구성에 있어 3.5%밖에 되지 않지만, 결핍되면 불균형을 가져와 암, 심장병, 당뇨병, 관절염, 정신질환 등의 심각한 성인병을 유발한다.

식물은 태양과 물만 있으면 광합성 작용에 의한 비타민을 생산해 내지만, 미네랄은 자체적으로 합성되지 않는다. 토양 속에 미네랄 성분이 없으면 식물에도 그 성분은 없게 된다. 시금치는 철분이 많이 들어 있는 식물이지만, 철분이 없는 토양에서 재배되었을 때는 시금치 속에 철분은 하나도 없다. 인체 내에서도 스스로 합성되지 않기 때문에 채소, 어류 등의 식품섭취를 통해 얻게 된다.

　뼈의 주성분은 미네랄이다. 뼈에 필요한 미네랄 가운데 한두 가지만 부족해도 뼈는 약해질 수 있고, 그 원인에 의해 류마티스 관절염이나 요통이 유발될 수 있다. 그것은 관절염에만 적용되는 것이 아니고 다른 고질적인 성인병에도 해당된다.

　미국에서 관절염 환자가 많아지기 시작한 것은 1950년대부터이고, 우리나라는 1980년대부터이다. 미국보다 30년이 늦어진 것은 화학비료의 사용량이 미국보다 30년이 늦어진 데 있다. 미국에서 화학비료를 다량으로 사용하기 시작한 것은 1940년대부터이고, 우리나라는 1970년대 중반부터이다. 미국이나 한국이 다 같이 화학비료를 다량으로 사용한 지 십 년째부터 관절염 환자가 급격히 늘어나기 시작한 것이다.

　필자는 1961년에 류마티스 관절염이 발병했다. 그때 병원에 입원도 했지만, 같은 질병을 앓는 환자는 보지 못했다. 그러하던 병이 지금은 많아도 너무나 많아졌다.

　1998년 국내 최초로 류머티스 전문 병원으로 개원한 한양대 류마티스병원은 연간 외래환자 수가 10만 명에 이르고, 진료를 받으려면 보통 5개월 넘게 대기해야 할 정도로 환자가 많다(2007년 자료).

미국과 한국의 관절염 발병비율

국 명	연 도	토양 유기질 함량	성인 중 관절염 발병비율
미 국	1950	1.5% 선	2%
한 국	1980	1.5% 선	2%

* 정부가 권장하는 유기질 함량치는 3%
* 전체 관절염질환 발병비율

많다는 표현보다는 차고 넘친다는 표현이 더 맞을 것 같다. 이렇게 많다 보니 병원마다 류마티스 환자들은 줄을 잇고 있다.

류마티스 관절염은 앞으로 더욱 늘어날 병이다.

4) 토양과 인체는 동일

만성화된 류마티스 관절염은 영원히 고치지 못하는 병이고, 죽을 때도 가지고 가는 병으로 생각했다. 그러나 병을 고칠 수 있었던 것은 둘째 아들이 초등학교 1학년 때 아버지가 앓고 있는 류마티스 관절염에 걸렸기 때문이다. 자식마저 이 병을 앓을 때는 너무나 암담했다. 현대의학으로 고치기 어려운 병이라면, 다른 방법으로 고칠 수는 없을까 하는 생각에서 건강에 관한 책들을 무조건 사서 읽기 시작했다. 전에는 이러한 책들을 보지 않았던 것은 병은 약으로 고치거나 의사가 고친다는 고정관념을 갖고 있었기 때문에 다른 방법을 찾는 것은 현대의학에 대한 도전으로 생각했었다. 건강에 관한 서적 백여 권을 읽은 지식과 이십 년간 농촌생활을 하면서 읽은 칠팔십 권의 농업 지식을 결부시킬 때 토양과 인체는 동일성을 갖고 있다는 것을 알게 되었다.

토양을 좋게 하는 것은 화학비료나 농약이 아니고 퇴비이듯이 인체의 저항력을 강화하는 것은 약이나 고단위 영양소인 단백질이 아니라 퇴비와 같은 영양소인 비타민, 미네랄과 전달 매체 역할을 하는 효소(enzyme)라는 것을 알게 되었다.

유기농법으로 재배한 현미식을 하고 자연의 영양소를 그대로 갖고 있는 1차 식품 위주의 식생활을 하면서 생식세포인 화분을 같이 섭취하였더니 6~7개월 만에 자식의 병은 완전히 낫게 되었고, 필자도 1년 만에 21년간 팔, 다리에서 오는 통증과 편지 세 장 쓰기 힘들었던 몸에서 완전히 벗어나게 되었다. 이것은 믿기 힘든 현실이었다. 이러한 현실 때문에 리포트 한 장 써보지 못한 사람이 86년도에 『건강으로 가는 길』을 출간할 수 있었다.

토양은 계속 병들어가는 상태에 있고 거기에다 식생활의 획기적인 변화마저 없게 된다면 류마티스 관절염이나 요통 등의 성인병들은 앞으로 계속 늘어날 수밖에 없다.

경작지에는 3~4년마다 다른 곳의 흙을 가져다 넣어주고(客土),

건강한 토양과 건강한 인체

토 양		인 체	
관수시설		혈액순환	
배수작용		독소배출작용	
토양개량		체질개선	
토양의 5대 비료		인체의 5대 영양소	
질소 인산 칼리	가장 많이 필요로 하는 비료	탄수화물 단백질 지방	열량영양소
석회 퇴비	토양개량 및 미량영양소	비타민 미네랄	체질개선 및 미량영양소
김매기 작업(제초 및 산소공급)		운동요법	
▼		▼	
다수확		건강체	

유기질 비료를 많이 사용하는 것이 토양에 좋다는 것을 모두 알고는 있지만, 적자 영농에서 더 적자를 감수해 가면서 농사를 지을 수는 없기 때문에 실천하지 못하고 있다.

이것은 농민들만 탓할 일이 아니다. 모든 국민이 이 문제를 깊이 인식하여 하나의 공감대를 형성해서 땅을 살리려는 운동이 일어나야 한다. 도시에서 버려지는 유기물질을 모아 퇴비로 만든 뒤 한곳에 수거하여 15~20kg 단위로 포장해 농촌에 저렴한 가격으로 공급하면 농민들의 수고도 덜고 화학비료만 가지고 농사를 지으려는 사람들의 사고방식을 바꿀 수도 있다. 영양소가 많은 쓰레기는 부패성이 강하여 하천을 오염시키는 데도 큰 역할을 하므로 이것을 퇴비로 활용한다는 것은 농민이나 도시인 모두에게 유익한 일이다.

토양에서 얻어지는 것 가운데 결실된 열매는 모두 얻되 거기에서 나오는 부산물은 다시 토양으로 환원하는 것이 농토를 아끼고 살리는 길이다.

벼를 수확하고 남은 짚들은 논에서 갖고 나오거나 그 자리에서 태울 것이 아니라, 탈곡한 뒤 절단해서 논에 뿌리고 흙속으로 들어가도록 땅을 깊이 갈아주는 것이 좋다. 짚이 땅속에서 썩을 때 유기질 퇴비가 되고 흙의 산소량을 높여 주므로 지력을 높이게 된다.

지금의 농촌은 80년대 이후 연탄이나 가스를 사용하고부터 산에 잡목과 소나무가 무성해졌다. 산의 나무를 경제림으로 키우려고 하면 간벌이나 가지치기를 해주어야 한다. 이것도 인건비 상승 때문에 극소수만이 실시하고 있고, 가지 칠 때 나오는 잔가지들은 그대로 방치해 버린다. 그러나 이것을 분쇄하여 톱밥으로 만든 뒤 발효시켜 퇴비로 사용하면 병든 토양을 살리는 지름길이 된다.

토양이 건강하면 거기에서 자라는 식물도 건강해져 병해도 적다. 병해가 적으면 농약의 사용량도 줄어든다. 그러면 자연히 농약 성분이 적게 든 식물을 섭취할 수 있게 되고 농약 때문에 날로 심각해져 가는 수질오염도 줄일 수 있다. 건강한 토양에서 생산된 식물을 영양 파손 없이 1차 식품으로 먹는다면 감기나 알레르기를 모르는 체질들이 될 수 있다. 60~70년대에는 없었던 알레르기, 류마티스 관절염이나 요통환자들이 왜 늘어났는지를 깊이 있게 생각하고, 생활환경을 바꾼다면 현재 늘어나고 있는 이런 환자들을 많이 줄일 수 있다.

매년 대형 종합병원들이 곳곳에 세워지고 있다. 그러나 병든 토양들이 옥토로 바뀌고 거기에서 생산된 식물들을 1차 식품으로 먹는다면 환자의 70~80%는 줄일 수 있음을 확신한다. 이것은 21년간 류마티스 관절염을 앓았던 사람이 토양의 원리를 인체에 적용시켜 건강을 되찾은 체험에서 우러나온 외침이다.

(녹색평론 1994년 12월호 기고문)

3. 산성토양과 체질개선

작물은 토양이 중성토질(pH7)일 때 잘 성장하지만, 토양이 산성화되면 잘 자라지 못한다. 어떤 농학자도 산성토양에서는 수확량을 높일 수 없다. 작물에 따라 견디는 힘이 다르지만, 보편적으로 산성토양에서는 수확량이 10~20% 정도 감소한다.

산성토양이 되는 원인으로서는 토양에 흡착력이 강한 칼슘 성분이 적어지고, 다양한 영양소가 들어 있는 유기질 성분이 부족하여 미생물이 감소하고, 거기에다 강한 산성성분을 가지고 있는 화학비료가 남용되면 토양은 자연히 산성화된다.

토양이 산성화되면 첫째 오는 것이 지력(地力)이 약해지고, 뿌리의 활착력이 떨어진다. 병에 대한 저항력이 약해지면서 여러 가지 병들이 발생하게 된다.

의료보험관리공단에서 발표한(95. 9.) 통계자료에서 성인의 40%가 건강하지 못하다고 조사된 것은 체질이 산성화되었다는 것을 의미한다. 병 발생의 90%는 산성체질이 되었을 때 오게 된다. 산성체질로 인해 오는 것은

첫째 혈액의 혼탁이다.

둘째 몸이 무거우면서 피로를 잘 느낀다.

셋째 병이 발생하였을 때 회복이 잘되지 않는다.

체질이 산성화되는 주요인은 식생활에 있다. 미량 영양소가 없어진 백미나 흰밀가루에 들어 있는 인(P)이 체내에 들어갔을 때는 인산으로 변하면서 산성물질을 만들어 낸다. 고기도 뼈째로 먹을 때는 알칼리성물질이지만, 육질(肉質)만을 먹을 때는 육질에 들어 있는 황(S)이 황산으로 변화되면서 산성물질이 된다.

짜게 먹는 것도 염소가 염산으로 변화되기 때문에 몸에 좋지 않다. 평소 식사할 때 알칼리성식품인 채소나 해조류를 적게 섭취하고, 염분을 많이 필요로 하는 백미식을 하고, 운동량이 적으면 대부분 산성체질이 된다.

운동으로써 산성체질을 막을 수 있는 것은 운동량이 많으면 많을수록 에너지 소모량이 많아져서 노폐물의 일부는 연소되고, 일부는 땀으로 배출되면서 산독성(酸毒性)을 없애기 때문이다. 그 예로서 땀을 적게 흘리는 현장소장과 목수들은 당뇨병이 발생해도 땀을 많이 흘리는 미장공과 근로자들은 당뇨병이 잘 발생하지 않는다. 이것은 산성체질이 되지 않은 것이 주원인이다.

산성체질과 알칼리성체질을 간단하게 구별할 수 있는 것은 리트머스 페이퍼(litmus paper)에 침을 묻혔을 때 색깔로서 쉽게 판별이 되지만, 그것보다 더 확실한 것은 아침에 자고 일어났을 때 몸이 날아가듯이 가벼운 사람은 건강체인 약알칼리성체질(pH7.2~7.4)이다. 몸이 몹시 무겁거나 안마를 받았을 때 시원한 사람은 모두 산성체질이라고 생각해도 괜찮다. 안마를 받았을 때 시원함을 느끼는 사람은 세포와 세포 사이에 피로물질인 젖산(강한 산성물질)이 단백질과 결합하면 딱딱해지면서 굳어진다. 이때에 지압을 해 주면 굳어진 젖산 단백질이 분해되면서 산소가 공급되기 때문에 시원해진다. 몸에 피로물질인 젖산이 없으면 아무리 안마를 해도 시원한 줄을 모른다. 체내에 노폐물이 없기 때문이다. 이런 사람은 1년 내내 감기를 모르고 생활하는 건강한 사람이다.

토양 속에 미량 영양소가 풍부하고 중성일 때 작물이 잘 되듯이 우리 인체도 미량 영양소가 풍부하고, 약알칼리성체질일 때 건강체가 될 수 있다.

산성토질을 비옥한 토양으로 바꾸는 데는 3년이 소요되지만, 산성체질을 약알칼리성체질로 바꾸는 데는 특별한 질병이 없는 한 4개월 정도가 소요된다. 체질을 바꾼다고 하면 일반인은 세포까지 바꾸는 것으로 생각하기 쉽지만, 세포를 바꾸는 것이 아니다. 체내의 노폐물을 배출시키고, 피를 맑게 함으로써 세포의 기능을 강화시키는 데 있다.

인체가 갖고 있는 60조의 세포가 활성화되면, 우리 몸은 최상의 컨디션을 갖게 된다. 최상의 컨디션은 최상의 저항력을 갖는다는 뜻이고, 이것이 곧 체질개선이다.

4. 영양학에도 허점이 많다

60~70년대 중·고등교육을 받으신 분들은 지금도 기억할 것이다. 우리가 균형 있는 영양식을 하기 위해서는 많은 단백질을 섭취해야 하고, 그러기 위해서는 매일 달걀 1개 이상, 육류는 100~200g 정도를 먹을 때 우리가 필요로 하는 80g의 단백질과 하루에 필요한 2,400kcal를 얻을 수 있다고 배워 왔다.

전문 영양학 관련 서적들을 보면 단백질이나 칼로리에 대해서는 너무 치중되어 있다. 그러나 5대 영양소 가운데 하나인 미네랄에 관해서는 수백 페이지의 책에서 1~2페이지밖에 서술되어 있지 않다.

오늘날 많아진 성인병이나 류마티스 관절염, 요통, 골다공증이 30~40대 연령층으로 낮아지고, 초등학생 중에서 소아 당뇨병 환자가 생겨나는 것도 우리가 배운 영양학과 무관하지 않다.

그때에 영양학에 관해서 글을 쓴 분들은 우리가 먹지 못해 배고프고, 헐벗던 50~60년대에 외국에 유학을 갔던 분들이다. 그때 우리가 먹는 음식물은 미국인들이 먹는 식생활에 비하면 너무나 열악했고, 그들이 키우는 동물 사료보다도 열량이 떨어지는 식생활이었다. 이것을 눈으로 보고, 피부로 느낀 그들이 고국으로 돌아와서는 단백질이나 칼로리 섭취를 높이는 것이 식생활의 급선무로 보고 이 방면에 치중하게 되었다. 이로 인한 편파적인 학설이 오늘날 질병이 많아진 요인이 되었지만, 그 대신 단백질 섭취로 인해 신장이 커지는 데는 큰 공헌을 했다.

50~60년대는 단백질이나 칼로리가 부족했던 것은 사실이다. 이것이 어느 정도 해결이 되자 70~80년대에는 비타민을 많이 섭취해야 한다고 매스컴에서는 야단법석이었다. 90년대에 들어와서 골다공증과 관절염, 요통환자들이 늘어나자 칼슘을 섭취해야 된다는 상업광고를 매일 TV에서 볼 수 있었다. 1일 칼슘 필요량은 미네랄 가운데 가장 많은 양인 700~800㎎이다. 그렇지만 칼슘이 전부만은 아니다.

60~70년대 우리가 배울 때 어느 한 쪽에 편중되지 않고 균형 있는 영양학 이론을 배웠더라면 성인병, 골다공증, 관절염 환자는 한결 줄었을 것이다.

비타민이나 열량에 관련된 자료나 전문서적은 쉽게 구할 수 있어도, 미네랄에 관계되는 전문서적이나 자료는 전무에 가깝다. 필자가 경험하였던 예를 하나 들어 보겠다.

필자가 관절염을 앓고 있을 때 온천을 하는 것보다는 모래찜질을 하고 나면 며칠간은 몸이 가볍고 통증도 완화되는 것을 느꼈다. 모래찜질을 하면 혈관을 팽창시키므로 통증이 완화되는 것이 아닐까? 그렇다면 한증탕에 들어가는 거나 목욕하는 것과도 별 차이가 없어야 하겠지만, 그것보다 효과가 더 높다. 그것은 땀구멍이 확대될 때 모래에 들어 있는 특수성분이 몸에 침투되므로 오는 효과가 아닐까? 모래에는 규산(silicic acid, 硅酸)이 많이 들어 있다. 규산이 주는 어떤 작용이 있지 않을까 하고 규산이 인체에 주는 작용을 알기 위해, 몇 개 대학 도서관과 국립도서관을 찾아다녔지만, 여기에 대한 자료는 얻을 수 없었다.

동물실험에 대한 임상자료가 없을까 하고 이 방면으로 찾았더니 여기에서는 많은 자료를 얻을 수 있었다. 닭이나 돼지의 관절에 이상이 있을 때 사료에 규산을 첨가했더니 그 증상들이 없어졌다는 연구논문도 얻을 수 있었다. 동물과 사람은 유사작용이 있는 것으로 보고, 규산이 많이 들어 있는 식물이나 패각류(貝殼類)를 구해 직접 섭취했으나 강한 제산작용으로 인한 위장장애 때문에 몇 번 시도해 보다가 포기하고 말았다. 여기에 대한 해결방법이 없을까 하고 2년간 매달려 필자 나름대로 연구하였지만, 해결방법을 찾지 못했다.

식물이나 동물에서도 얻을 수 있는 자료를 영양학이나 의학 쪽에서는 얻을 수 없다는 것은 이 방면에 대한 연구가 열악하다는 것을 단적으로 증명하는 예라고 본다.

우리는 그때 배운 얕은 지식을 가지고 누렇게 된 콩잎을 따서 찬을 만들어 주면 아무 영양가도 없는 콩잎으로 반찬을 만들었다고 배우지 못한 부모님을 공박(攻駁) 하기도 했다. 콩잎에는 아무 영양가가 없는 것은 사실이다. 그러나 식이섬유가 많아서 장의 연동운동을 활발하게 하고, 변을 긴 덩어리로 배출시키므로 장을 깨끗하게 한다. 이런 것이 체내 독소배출에도 크게 기여하여 당뇨와 암을 예방한다. 그렇지만, 식이섬유에 관해서는 1일 필요량이 영양학 서적에도 나오지 않았었다. 이것이 오늘날 변비가 많아진 요인이 되고 있다.

그러나 2000년대 들어와서 식이섬유에 관한 서적들이 많이 출간되었고, 식이섬유 섭취를 권장하고 있다. 한국영양학회가 설정한 1일 식이섬유 섭취권장량은 20~25g, 세계보건기구(WHO)의 1일 섭취권장량은 27~48g이다.

5. 만성병은 약만으로 고치지 못한다

병은 약으로만 고칠 수 있다는 것은 아주 잘못된 생각이다. 중국 고대로부터 '의식동원(醫食同源)'이라 하여 의학과 음식은 그 근원이 같으므로 음식이 질병을 예방하고 치료하는 약이 된다고 여겼고, 이를 식생활에 적용하였다. 또, 의학의 아버지라고 불리는 히포크라테스(Hippocrates)는 "음식으로 고치지 못하는 병은 의사도 고치지 못한다."는 유명한 말을 남기기도 했다.

현대에 와서 성인병 대부분이 식생활 잘못으로 오는 병이라는 것은 1977년 7월 미국 상원 영양문제특별위원회가 병의 근원과 식생활에 대한 영양문제 등을 다각적으로-2년간('75년~'77년)-조사하여 발표한 5,000여 페이지의 보고서에서 발표되었다. 이 보고서에서 '현대인의 식생활은 비자연적인 것으로 전락하였으며, 암, 당뇨병, 심근경색 등의 성인병은 물론 정신분열증까지도 잘못된 식생활에서 비롯된 식원병(食原病)이다.'는 결론을 내렸다.

이열치열(以熱治熱)이라 하여 열은 열로써 다스린다는 말이 있듯이 음식물의 잘못으로 온 병은 음식물로 고쳐야 한다. 그중에서 대표적인 병이 당뇨병이다. 당뇨병은 섬유질이 없는 고단위 영양소에서 얻어진 병이라는 것을 다 알기 때문에 약보다도 섬유질이 많은 보리밥이나 채소 등을 꾸준히 섭취해야 한다. 실제 당뇨병은 아무리 좋은 약을 복용한다 해도 식습관이 잘못되어 있으면 고치지 못하는 병이다. 약 먹는 것은 다소 소홀히 해도 식생활 조절과 운동만 잘하면 합병증은 오지 않는다. 당뇨병은 합병증만 오지 않으면 생활하는 데는 불편 없이 활동할 수 있는 병이다.

암, 고혈압, 동맥경화, 심장병, 알레르기는 말할 것도 없고 두통까지도 음식물과 밀접한 관계가 있다.

섬유질이 많으면서 열량이 적은 음식물을 먹었을 때는 암 발생이 거의 없었지만, 육류를 즐겨 먹는 풍요로운 생활로 바뀌고부터는 누가 죽었다 하면 암일 정도로 급증했다. 암은 채소와 과일류를 많이 섭취하고 보리 혼식이나 반현미식만 해도 오지 않는 병이다. 이런 식생활을 하는 사람의 변(便)은 변기에 앉는 즉시 나오는 쾌변이고, 모양은 황갈색의 바나나 변이다. 게다가 섬유질이 음식물의 장내 통과시간을 단축해 각종 유해물질과 노폐물을 몸 밖으로 배출시키므로 변에 냄새가 적다.

우리의 잘못된 식생활이 변비를 일으키고, 변비는 대장암을 일으킬 수 있다. 그 이유는 배설물의 장내 통과시간이 길게 되면 유해물질이 장에 정체하는 시간이 길어지므로 결과적으로 대장암의 발생 위험은 그만큼 커지게 된다.

1인당 육류 섭취량이 세계 1위인 뉴질랜드에서는 대장암 발병률이 세계적으로 높은 반면 섬유질, 탄수화물 섭취가 많고 육식을 거의 하지 않는 나이지리아에서는 대장암 발병률이 아주 낮다.

식이섬유가 암, 대장암 나아가서 심장병까지 예방한다는 연구보고도 있다. 미국암협회(ACS)는 '식이섬유가 대장암을 줄여준다.'고 발표했고, 미국 임상영양학회지(AJCN) 1999년 9월호에는 9만 명을 대상으로 한 연구에서 식이섬유를 하루 25g 이상 섭취한 집단은 9g 이하를 섭취한 집단에 비해 심장병에 걸릴 위험이 40%나 줄어든다고 발표하였다.

이 정도의 이야기로써 병과 음식물은 밀접한 관계가 있다는 것이 다소 해명이 되었을 것이다.

만성병이 약으로도 잘 낫지 않는 것은 약은 하나를 좋게 하면 반사작용에 의해 다른 부위를 나쁘게 할 수 있기 때문이다. 병이 없으면 아예 쓸 필요가 없는 것이 약이다.

강한 항생제로 한방에 병을 KO 시키면 증상은 없어진다. 하지만, 그렇다 해서 병이 다 나은 것은 아니다. 병기(病氣)는 다시 일어나려고 몸부림치는 것이 본능이다. 이것이 다시 일어났을 때는 재 다운을 못 시키는 것이 현대의학이다.

넘어진 병을 완전히 일어나지 못하게 하는 것은 약이 아니고, 각자가 가진 저항력 즉 면역력이다. 면역력이 강한 사람은 소량의 약을 써도 병이 잘 낫지만, 약한 사람은 대량요법으로도 잘 낫지 않는다. 병이 금세 낫는 것 같이 보였다가도 다시 재발하는 수가 많다. 재발 없이 완전히 낫게 하는 것은 약이 아닌 자연 치유력이 가진 힘이다. 이것은 약에서 얻어지는 것이 아니라 미량 영양소가 풍부한 음식물과 운동 그리고 강한 정신력에서 얻을 수 있다.

쌀에서 속껍질에 붙어 있는 겨(糠)와 쌀눈(배아, 胚芽)이 차지하는 비율은 8%에 불과하지만, 비타민과 미네랄이 쌀눈에 66%, 쌀겨에 29% 분포되어 있다. 그러나 백미에는 단 5%에 불과하다. 보암직하고 먹음직한 구·십분도의 흰쌀밥을 먹는 것은 이런 영양소를 모두 버리고 먹는 것이 된다. 현미에 들어 있는 미량영양소를 백미와 비교하면 비타민 B_1·비타민 E는 4배 이상, 비타민 B_2는 2배, 지방·철·인은 2배 이상, 섬유소는 무려 9배가 들어 있다. 백미(흰쌀밥)는 열량만 있는 2차 식품이다. 2차 식품을 장기적으로 먹으면 여러 가지 병을 유발할 수 있고, 만성병을 가져다주는 요인이 된다.

쌀눈을 매일 10g씩 섭취한다면 6개월 뒤에는 어지간한 만성병에서 벗어날 수 있다. 쌀눈이 없으면 식물의 생식세포인 화분(pollen)으로 대치할 수 있다. 벌이 채집한 화분은 쌀눈보다 몇 배나 더 큰 효과가 있다. 화분 10g은 벌 100마리를 키울 수 있는 양이다

머리가 아프고 빈혈이 있는 사람은 보리밥을 6개월만 먹으면 대부분 좋아진다. 보리에는 쌀보다 미네랄이 5배가 더 들어 있다. 두통, 빈혈은 미네랄의 부족에서 오기 때문에 보리밥으로도 이러한 증상은 낫는다. 철분제나 빈혈치료제로도 잘 낫지 않는 빈혈이나 어지럼증 등은 화분으로 쉽게 낫는다.

6. 황장엽 씨와 후두염

적대국가의 기밀을 탐지하기 위해서는 고도로 훈련된 간첩을 침투시킬 수도 있고, 그 나라 국민을 납치하거나 포섭하여 세뇌공작

을 시킨 뒤 공작원으로 활용할 수도 있다. 간첩이 들어가서 인명을 살상하지 않는 한 큰 증오심은 갖지 않는다. 자국의 이익을 위해서 그 정도의 일은 능히 할 수 있다고 보기 때문이다. 사전에 이를 감지하지 못한 자국의 수사기관을 도리어 원망할 수도 있다.

그러나 많은 사람들에게 인명피해를 주거나 국가원수를 암살하기 위해 특수 공작원을 대량 침투시킬 때는 전쟁도발 행위로 보게 된다.

단시간에 특공대 2~3천 명을 남파할 수 있는 땅굴을 팠다면 이는 엄연한 전쟁 도발이다.

북한은 해방 이후 50년간 국민의 민생은 외면하고 오로지 전쟁 준비를 위해 모든 전력을 다 여기에 기울여 왔다. 무력을 사용해서 어느 한 쪽이 승리했다 해도 수많은 사상자와 전쟁고아 그리고 폐허의 잔해만이 남게 될 것이고, 사상대립으로 인한 갈등과 분쟁도 끊이지 않을 것이다.

사상과 전과 조사 뒤에는 보복과 처형이 이어질 수밖에 없다. 이런 비극의 참화(慘禍)가 민족 간에 일어나지 않기 위해서는 무력침공은 어느 쪽에서도 없어야 한다. 그러나 어느 한 쪽은 전쟁 준비가 완료된 상태에서 도발의 기회만 노리고 있다면 이쪽에서도 한 치의 빈틈도 보여서는 안 될 것이고, 군사장비도 그들보다 항상 우위에 있다는 것을 보여주어야 한다. 선제 공격자는 약자에게는 한없이 강해도 강자에게는 또한 약한 것이 그들의 습성이다.

식자(識者)들 가운데 일부가 "식량해결도 하지 못하고 아사지경에 있는 그들은 전쟁을 일으킬 힘이 이미 없어졌다."고 단언하는 것도 그들에게 허점을 보여줄 수 있는 구실이 된다.

과도한 욕심이 오히려 불행을 자초하는 것처럼 남한을 무력침공하기 위해 전쟁준비에 모든 전력을 다한 것이 북한의 경제를 침몰로 몰아넣은 요인이 되었다. 그러나 그들은 모든 원인을 남한 쪽에 돌림으로써 증오심을 더욱 강화시키고 있다. 이러한 증오심의 표출로 이래 망하나 저래 망하나 매한가지라는 극단적인 선택을 하면 막판에는 전쟁도발도 가능해진다.

황장엽 전 북한 노동당 비서를 위장망명이라고 하는 사람도 있었지만, 앞으로 살아 보아야 10년 전후인데 안일한 삶이나 출세를 위해 망명했다고는 볼 수 없다. 학자에게는 순수한 양심이 살아 있다. 그 양심을 가지고 있을 때 진정한 학자다. 그런 양심이 있었기에 가족의 안위보다 민족의 안위를 더 걱정하였고, 결국 그러한 결단을 내릴 수 있었던 것이다.

학자의 모습이 풍기는 황장엽 씨가 10년간 만성후두염으로 고생한다고 할 때 그분에게 도울 수 있는 길이 열릴까 해서 국가안전기획부에 편지를 보내게 되었다.

국가안전기획부 담당자 귀하

지난 10일 황장엽 씨가 국가안전기획부에서 기자회견 때 "개인보다 가족이 중요하고, 가족보다 민족이 중요하기 때문에 가족을 버리고 망명했다."고 할 때 학자로서 살아있는 양심을 가지고 있다는 생각이 들어 뜨거운 박수를 보냈던 사람입니다.

그날, 황장엽 씨 기자회견으로 안일한 생각을 갖고 있던 사람에게 반공에 대한 인식을 더욱 높여 주었을 것으로 생각합니다.

외관상으로는 황장엽 씨가 아주 건강한 사람으로 보였습니다. 그러나 그분의 말씀으로는 10년째 만성후두염으로 고생하고 있다 하시므로 그분께 도움이 될 것으로 여겨 이 편지를 쓰게 되었습니다. 저의 저서가 없다면 이 편지를 쓰지 않았겠지만 저서가 있고, 책 속에는 인후염(咽喉炎)에 좋다는 내용도 나와 있기 때문에 쓰게 되었습니다.

부산 초읍교회(부산진구 초읍동 475)에서 음악을 하시는 분들 가운데 몇 분이 목이 안 좋아서 저희 제품을 드시고 모두 좋아졌습니다. 그 영향으로 성가대원들이 모두 드시게 되었으며 오늘도 반주자인 서은화(초읍교회) 씨가 대표로 와서 10박스를 갖고 갔습니다.

프로폴리스를 14년간 취급한 경험에 의하면 아무리 심한 인후염도 3개월이면 완치될 수 있습니다.

일본만 해도 프로폴리스를 연구하는 의사나 학자들이 많지만, 국내에서는 아직 프로폴리스를 연구하는 의학자는 없습니다.

프로폴리스(propolis)는 플라보노이드(flavonoid) 성분에 의해 피를 맑게 해줄 뿐 아니라 강한 소염, 항균작용까지 있어서 다양한 질환에 적용되고 있지만, 그래도 더욱 확실한 증상이 암, 위궤양, 위염, 인후염, 치은염, 관절염, 요통, 생리통, 심장질환입니다. 효능에 비해 부작용은 거의 없습니다.

황장엽 씨에게 도움이 될 것 같아서 먼저 책을 우송해 드립니다.

참고하여 주시면 고맙겠습니다. 감사합니다.

1997. 7. 14
김해용 드림

7. 피가 맑으면 만병을 다스린다

발라리킨(V. Balalykin) 박사의 프로폴리스 연구결과에 의하면 "프로폴리스는 식세포작용(食細胞作用, phagocytosis: 식세포가 세균이나 이물질을 잡아먹고 분해하는 작용)을 강화시켜 백혈구가 박테리아나 나쁜 물질을 잡아먹으므로 피를 청결케 한다."고 했다. 이 작용 외에 프로폴리스는 독성물질(毒性物質)들을 제거하여 피를 맑게 함으로써 병의 치유력을 높여준다고 했다.

『현대병에의 도전』이라는 책을 저술한 와타나베 쇼(渡邊 正) 박사가 "질병의 90%는 산성체질에서 온다."고 한 말을 역으로 해석하면 피를 맑게 하면 질병의 90%는 낫게 된다는 말과도 상통한다.

하나님께서는 "육체의 생명은 피에 있음이라······.너희는 어떤 육체의 피든지 먹지 말라······.(레위기17:11~14)"고 하였다. 피를 먹지 말라고 한 것은 영적인 문제만이 아니라 과학적으로도 피의 유해성을 이야기한 것이다. 죽어가는 동물의 핏속에는 강한 유독성분이 많이 함유되어 있다. 동물이 죽어가면서 내는 유독성 물질이 시체 내부와 핏속에 존재하므로 죽은 동물의 피는 대단히 유해하다. 이런 생피를 많이 마시는 사람들 가운데 장수하는 사람은 거의 없다. 산을 타면서 야생고기를 많이 먹는 사냥꾼이 오래 살 것 같지만 "동물 피를 즐겨 마시는 사냥꾼은 60세를 넘기지 못한다."는 말이 있는 것을 보면 동물의 피가 좋지 않은 것은 분명한 사실이다.

그런데도 녹혈(鹿血)이라고 하면 사족을 못 쓰고 뉴질랜드나 알래스카까지 찾아가 빈 그릇까지 핥는 사람들이 있다. 이런 사람들은 더 건강하기 위해 녹혈을 마신다지만 오히려 건강을 해치는 독약을 마시고 오는 꼴이다.

"사람이 식물을 해하려고 하면 식물이 먼저 알고 움츠린다."는 실험결과가 있다. 동물도 자기를 해치려고 하는 순간에는 독성물질을 분출한다. 벌은 침 속에 독을 채우고, 뱀은 송곳니에, 다른 동물들은 피 속에 간직한다. 사람들은 어리석게도 이것이 몸에 좋다고 먹고 있으니……. 동물들은 죽어서 사람에게 복수하는 셈이다.

순간적으로 내는 독성물질은 열에 약하다. 만약 이것을 끓여서 먹으면 인체에 해가 없지만, 그대로 먹으면 바로 독이 된다. 이것을 한두 번 먹을 때는 모른다. 그날 저녁에는 귀한 것을 먹었다는 심리작용 때문에 몸이 다소 좋아졌다는 것을 느낄 수도 있다. 그러나 이것을 계속해서 먹게 되면 일시적인 효능보다는 신경질형으로 변할 수 있다. 피를 즐겨 마시면 사람의 성격은 냉혹하고 잔인해지면서 쉽게 흥분하고 쉽게 자극을 받는다.

가축은 순하고, 아무것도 모르는 동물 같지만 죽을 때는 살려고 필사적으로 발버둥친다. 그 순간 독소를 내뿜는 동물의 피를 마시면서 건강을 바란다는 것은 큰 오산이다.

혈액도 사람의 성품과 습성에 따라 탁해지거나 맑아질 수 있다. 피가 맑아졌을 때 우리 몸에는 저항력이 생기면서 좋은 반응들이 나타난다.

영어학자이자 자연건강전문가였던 고(故) 안현필(安賢弼) 선생은 "피를 맑게 하면 세 시간의 수면으로도 피로를 못 느낀다."고 했다. 피가 맑으면 감기도 오지 않고 질병도 하지 않게 된다. 이것을 역으로 해석하면 모든 병을 고친다는 말도 된다.

혈액을 맑게 하고, 세포를 활성화하면 자연치유력에 의해 모든 병이 낫게 된다. 필자가 이것을 알기까지는 많은 시간과 노력이 필요했고, 스스로 연구하여 고침을 받은 뒤에야 이것을 깨닫게 되었다.

체험사례기

1. 아! 희망의 빛이

― 병상체험기 ―

서울특별시 용산구 용문동 136번지 17/3
임○○

　선생님께서 책을 쓰고 계신다기에 저의 체험기가 선생님과 독자들에게 작은 도움이나마 될까 해서 펜을 들었지만, 오래간만에 잡아보는 펜이라서 서툴기만 합니다.
　저는 4년 전만 해도 이름 있는 중소기업의 생산직 중견사원으로 열심히 일하던 모범사원이었습니다.
　평소 건강하던 제 몸에 어느 때인가부터 피로가 자주 왔습니다. 힘든 일을 하다 보니 피로가 오는 줄로 알고 피로회복제로 해결하려고 했지만, 잘 안 되었고 팔에 근육통까지 왔습니다. 이것이 심해져 며칠을 쉬면서 치료를 받았지만, 낫지 않고 급기야는 양쪽 어깨관절과 양 무릎관절, 발목관절 등 전신관절에 통증이 오기 시작했습니다.

병원에서는 급성 류마티스 관절염으로 진단이 나왔습니다. 입원해서 치료를 받으면 빨리 나을 것으로 생각했지만, 병세는 더욱 악화되어 갔습니다.

약물치료로는 완치가 어렵다고 하여 오른쪽 관절은 2차례, 왼쪽 관절은 1차례 수술까지 받았지만 통증은 해소되지 않고, 그 와중에 휠체어를 타게 되니 자연히 팔에 힘을 더 주게 되어 양 어깨관절의 고통은 전보다 더욱 심해졌습니다.

2~3년간 병원과 방안에서만 생활하다 보니 몸은 더욱 약해져서 관절염뿐만 아니라 여러 합병증까지 왔습니다. 독한 약을 복용하니 위장병이 와서 밥을 도저히 먹지 못하고 3개월간은 죽만 먹기도 했습니다. 여기에다 간염까지 걸렸습니다. 이것만이 아니라 심장까지 나빠져서 문을 꼭 닫아두면 심장이 터질 것 같은 기분이 들어서 언제나 문을 열어두어야 잠을 이룰 수 있었습니다.

"오래 누워 있으면 몸에 욕창(褥瘡)이 난다."라는 말을 듣긴 했지만, 설마 그럴까 했는데 양쪽 엉덩이에 주먹만 한 종기가 생겨 세 번이나 수술을 받으니 바로 누울 수도 없어서 옆으로 누워 있으면 그것도 몇 시간 지나면 불편해서 엎드려 자기도 했습니다. 거기에다 모든 관절까지 아프니 내 생명을 지금이라도 불러 가셨으면 하는 간절한 생각이 들 때도 있었습니다.

그러나 인간으로 태어나 꿈 한번 펴보지 못하고, 병으로 신음하다 죽는다는 것이 너무 슬픈 운명 같기도 했습니다. 그렇지만, 인간은 만물 가운데 가장 뛰어난 존재이기 때문에 쉽게 죽지 않는다는 생각도 들었습니다. 하나님께서 생명을 주셨을 때는 하나님의 귀한 섭리도 있다는 깨달음을 제게 주셨습니다.

병 있는 제게는 다른 병도 왜 그리 많이 오는지요? 누워 있게 된 탓인지 심한 치질이 있어 수술까지 받았지만, 지혈이 잘 안 돼 의사선생님이 애를 먹기도 했습니다. 또한, 그 이후 순간순간 얼굴에 열이 올라왔는데 그 모습이 흡사 술에 취한 얼굴같이 벌게져서 남에게 보일 수조차 없을 정도였습니다.

제가 제 몸을 생각할 때 어느 한 부위도 온전한 곳이 없을 정도로 고든 병을 다 가진 병의 백화점이라는 생각이 들기도 했습니다. 제 몸에는 뜸자리 흉터도 많습니다.

그러던 차에 서점에서 구입한 『건강으로 가는 길』이라는 책을 통해 김 선생님을 알게 되었습니다.

내 병의 증세를 이야기했을 때 병의 가짓수는 많아도 병을 낫게 하는 원리는 단순하다고 했습니다. "피를 맑게 하고 세포의 기능만 활성화하면 시일이 문제이지 병은 낫게 된다."는 선생님의 이론에 다소 의문이 생겼지만, 책을 다 읽고 나니 이해가 갔습니다. '나처럼 심했던 선생님의 관절염도 고쳤는데 내 병도 고칠 수 있지 않을까?' 하는 한 가닥 희망이 생겼습니다.

선생님이 권해주신 '등천료(현, 등다래)'와 '어성초 효소(현, 제정환)', '바이오폴렌' 이 세 가지를 먹기 시작했습니다.

2주 정도 섭취했을 때 통증이 더 심해지는 것 같기도 했습니다. 그것이 명현현상이라 하여 통증이 심할 때는 하루 2번으로 줄여서 섭취했습니다. 2개월 섭취했을 때는 몸이 가벼워지고 심장의 부담이 덜해짐을 느낄 수 있었습니다. 4개월째는 합병증도 오지 않고, 하나둘씩 좋아져 갔습니다. 얼굴이 확 오르는 것도 없어졌고, 팔, 다리관절의 통증도 한결 덜해졌습니다.

이전에는 바깥출입도 힘들었었는데 지금은 산책도 하고, 매일 새벽마다 교회에 나가는 것이 그렇게 즐거울 수가 없습니다.

저는 서울대학교병원에서 지체장애 2급까지 받은 사람입니다만, 얼마 전에는 부산까지 큰 어려움 없이 당일로 다녀오기도 했습니다. 제가 생각해도 너무 신기할 정도입니다.

"피를 맑게 하고 세포의 기능을 활성화하면 모든 병은 고칠 수 있다."고 한 선생님의 이론을 만성질환자들은 한 번쯤 깊이 음미해 볼 만하다고 생각됩니다.

2. 만성 십이지장궤양에서 해방

부산광역시 서구 서대신동 1가 239번지
이임호

"한 권의 책이 그 사람의 인생을 바꾼다."라는 이야기는 수없이 들어왔지만, 한 권의 책이 그 사람의 건강을 바꾸어 놓았다는 이야기는 별로 듣지 못했다. 그러나 내게는 이 한 권의 책이 기적과 같은 건강을 안겨 주었다.

『프로폴리스의 위력』이라는 책을 접한 것은 부산시립의료원에 입원해 있을 때였다.

　병원에 입원하게 된 것은 나 스스로 병원을 찾아가서 입원한 것이 아니라 세차장에서 갑자기 쓰러져 119구급차에 실려서 입원하게 되었다.

　나의 병명은 십이지장궤양에 위염까지 있었다. 그리고 혈압도 높았다. X-ray 상으로는 나타나지 않았지만, 무릎관절에 통증까지 있었다.

　택시기사들 가운데 위장병 환자가 많은 것은 제시간에 식사를 못할 뿐 아니라, 어느 직업보다 스트레스를 많이 받는 데도 원인이 될 수 있다. 특히 차가 잘 빠지지 않고 오랫동안 정체해 있으면 탔던 손님까지 짜증을 낸다. 그러면 손님의 짜증까지 플러스가 되어 더 짜증이 난다. 이것도 하루에 몇 번씩 되풀이되다 보니 기사들 가운데는 간혹 신경 안정제를 찾는 사람도 있다.

　택시기사 10년을 하면 누구나 위장병을 갖게 된다는 것이 기사들 사이에는 널리 알려진 사실이다. 나는 그 택시기사 생활을 27년간이나 하였고, 술도 즐기는 편이다. 일을 마친 뒤 술을 적당히 마셨다고 하면 소주 2병이 보통 주량이고, 마셨다고 하면 3병이다. 이것을 1주일에 2회 정도는 마셨으니 내 위장에 철판을 깔았다 해도 온전한 위장은 되지 못했을 것이다. 이것도 건강할 때는 몰랐고, 위장이 극도로 악화되었을 때 느낀 사실이다.

　위장이 나빠진 것은 5년 전이다. 그때부터 위가 가끔 쓰리면서 아프기 시작했다. 그때마다 약국에서 임시 진통제와 치료제를 구입해 복용했지만, 효과도 그때뿐이었다. 좋다는 것은 모두 사용해 왔다. 그중에서도 궤양치료제로서 효과가 높다는 파모티딘(famotidine)제를 2년간 사용했다. 그것도 나의 체질에 맞지 않아서인지 별 효과를 얻지 못했다.

1년 전부터는 콜타르 같은 검은 변(심한 출혈에 의한 것임. 주)을 이따금 보게 되었다. 양치질할 때는 구토가 나고 자줏빛이 나는 피가 올라오기도 했다.

종합병원에 가서 치료를 받으려고 하면 대기하는 시간이 너무 지루해서 집 가까이 있는 개인병원에 가서 2개월째 치료를 받아왔고 96년 7월 20일 연산동에 있는 세차장에서 쓰러지는 날 아침에도 병원에서 치료를 받고 나왔다. 세차장에서 쓰러진 것이 그래도 다행이었다. 만일 운전 중에 쓰러졌으면 어떻게 되었을까? 그때를 생각하면 아찔해진다.

병원에서는 "십이지장궤양에서 오는 출혈로 인해 적혈구의 수치부족(빈혈)으로 쓰러졌다."고 했다. 2일간은 계속 수혈을 받았고, 11일 만에 의료원에서 퇴원했다. 『프로폴리스의 위력』은 이때 읽었고, 프로폴리스에 대해서는 몇 개월 전 아침 시간에 라디오에서 들은 바 있었다.

프로폴리스제품인 '프로킹'을 섭취하게 되었는데 한 달까지는 양치질할 때마다 전보다 더 선명한 피가 나왔다. 1개월째는 심한 통증이 있었지만, 하나의 명현현상으로 생각하고 그대로 섭취하였는데 1주일쯤 지나니 통증이 멎으면서 올라오던 피도 없어졌고, 아프면서 쓰리던 증세도 없어졌다.

사용한지 3개월째는 그동안 금하였던 술도 가끔 마셔보았지만, 위장에는 아무 이상을 느끼지 못했다. 전에는 술 마신 다음 날은 일하기가 다소 불편함을 느꼈었는데 지금은 그런 증세도 없어졌다.

신장 168cm에 체중이 78kg나 나갔으므로 혈압도 높았다. 그 탓인지 머리가 항상 무겁고, 머리 위에 무거운 것을 올려놓았다는 기분이 들었는데 그 증세가 없어지면서 머리도 아주 맑아졌다.

운동부족 탓인지 무릎관절도 때로는 뻣뻣하고 약간의 통증까지도 있었다. 저녁에 일을 마치고 나면 몸이 너무 피곤해서 목욕탕에 들어가 따뜻한 물에 몸을 풀기도 했는데 그 증세도 없어졌다.

『프로폴리스의 위력』 저자이신 김해용 선생은 "책에서 소개하는 효능보다 실제 효능이 더 좋다고 여겨지는 것은 이 프로폴리스밖에 없다."고 했다. 나의 경험에 의하면 '프로킹(화분, 프로폴리스 혼합제품)'이 위장병에는 책에 소개된 효능보다 몇 배나 더 위력 있는 제품이라고 생각한다.

내 병의 차트가 부산시립의료원에 있으므로 3개월이 지난 지금의 나를 보면 프로폴리스의 위력에 모두 놀랄 정도다.

1996. 12. 20

3. 15가지 병마에서 벗어나다

부산광역시 서구 충무동 1가 41번지
이대연

지금과 같이 복잡한 사회생활을 하면서 교통사고 한번 당하지 않고, 종합병원에 입원 한 번 하지 않고 70~80년을 건강하게 살다가 죽는다면 그 사람의 삶은 복된 삶이라고 할 수 있다.

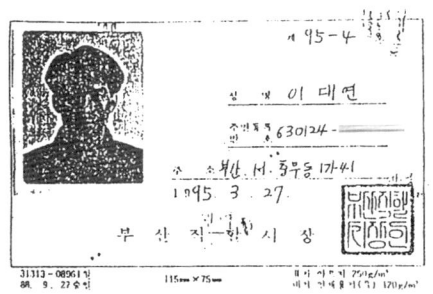

장애명	지체장애	장애등급	3급5호
중복장애명			
검사(진단)기관	부산대학교 병원		
보호자	주소	부산.서.충무1가41	
	성명	이대연	장애인과의 관계	본인

    나는 젊은 나이에 이 두 가지 일을 다 겪었으니 앞으로의 일이 어떻게 전개될지는 알 수 없지만, 행복한 삶이었다고 말할 수 없을 것 같다.

    고향(전북 무주) 친구의 결혼식(93년 11월 7일)에 참석하기 위해 부산친구와 같이 자가용으로 가다가 영동에서 교통사고를 당했다. 친구도 심하게 다쳤지만, 나 역시 좌측 갈비뼈 2개가 부러지고 요추 1~2번이 압박 골절되는 큰 사고를 당했다. 인근병원에서 응급치료를 받고 나서는 부산 대동병원으로 옮겼다.

    사채를 일부 쓰면서까지 개인사업을 하다 보니 휴가 갈 마음의 여유도 없었다. 몇 년간을 일에 집착하게 되었고, 인간에게는 일만이 전부가 아니라 때로는 휴식도 필요하다는 것을 느낄 즈음에 교통사고를 당했다.

 이것이 휴식을 위한 사고로 생각하고, 편안한 마음을 갖기로 했다. 그런 생각이 나마 하고 나니, 마음도 다소 차분해지고 적은 위안이나마 가질 수 있었다.

 며칠 뒤면 퇴원하게 될 것이라는 부푼 꿈을 안고 있을 때 갑자기 열이 40℃까지 올라갔다. 2시간 뒤에는 다행히 열이 내렸지만, 입 안이 헤어지고 몸은 추우면서 한기가 들었다.

 처음에는 병명도 알 수 없었지만, 곧 뇌막염(腦膜炎)에 의한 발열이었다는 것이 판명되었다. 큰 질환 뒤에는 합병증이 오게 되는지는 몰라도 폐렴이 왔고, 간 기능에도 이상이 오면서 황달도 왔다. 곧이어 뇌기능에 손상이 오면서 기억력 장애, 손발의 경련, 좌측 하지의 경직성 신경마비, 패혈증 등의 병들이 찾아왔다.

 학창시절에 운동을 했기 때문에 건강에 대해서는 누구에게나 자부심을 느낄 정도였고, 몸매도 남들이 부러워할 정도로 균형 잡혀 있었다. 수년간을 감기 한 번 앓아보지 않았는데, 나 자신이 여러 가지 병으로 폐인과도 같은 내 모습을 보고 있으니 젊은 패기는 온 데간데 없어지고, 의사들이 내 병을 고쳐낼 수 있을까 하는 나약한 생각도 하게 되었다.

 이런 좌절이 더 큰 병을 만들게 되었는지 모르지만, 심부정맥혈전증이라는 들어보지도 못한 생소한 병까지 앓게 되었다.

 이 병은 응고된 혈액이 혈관을 막아서 혈액순환을 못 하게 하는 병으로써 극단적일 때는 절단까지 해야 하는 무서운 병이다. 이것이 점점 악화되어 심장까지 올라가면 그때는 죽음이라는 미지의 세계가 기다릴 뿐이다. 그때까지만 살 수 있는 시한부 인생이다.

장 애 진 단 서

1994년 12월 30일

성   명: 이 대 연
주민등록: 630124-
번   호:
주   소: 부산시 서구 충무동 1-41번지

1. 병력요약
  상기환자는 1993년 11월 7일 교통사고로 좌측 6번 및 7번 늑골과 흉골골절 및 제1요추 압박골절을 입었으며, 좌측 상하지의 운동성 악화 증상이 있어 대전성모병원과 대동병원에서 치료받았음. 1994년 1월 10일 패혈증 증상이 있어 부산대학교병원 내과에 전원되어 내과적인 치료를 받았으며, 1994년 2월 5일 좌측 상하지의 강직성 반신마비로 인한 운동장애 및 보행장애 등에 대한 재활의학적인 치료받고 1994년 2월 21일 퇴원하였음. 사고 당시부터 있었던 좌측 경직성 반신마비와 연관된 우측 대뇌부의 다발성 극소경색이 확인되었음. 1994년 12월 5일 좌측 반신마비부의 하지에 심부혈관정맥혈전과 이로 인한 경직성의 심화와 보행장애의 악화로 본원 재활의학과에 재입원하여 치료후 1994년 12월 20일 퇴원하였음.

2. 현재의 장애상태
  1) 뇌경색으로 인한 경직성 좌측 편마비
  2) 보행장애 및 좌측 수지기능의 둔마
  3) 좌측 대퇴정맥 혈전증 후유증(정맥혈전 후 증후군)

3. 현 장애상태의 변화 여부(추정)
  위 기록된 2항의 장애상태는 영구장애로 판단됨. 단 2항의 3)의 장애는 약물치료 등에 따라 다소의 증상의 완화를 1)과 2)의 신경학적으로 유발된 장애에 대한 이차적인 영향은 다소 변화될 수 있음.

4. 맥브라이드 영구장애평가서에 의한 노동력상실 정도
  위 2항의 1)-3) 장애의 전신에 대한 노동력 상실정도는 맥브라이드의 영구장애평가서에 의거하여 다음과 같다.
  1)2) 두부, 뇌, 척수: III-B   32%
  3)   심혈관계: XIII-A-2   27%

              합계   50.36%(전신에 대한 도시일용노동자를 기준으로한 전신에
                         대한 노동력상실율임)

부산시 서구 아미동 1가 10
부산대학교병원 재활의학과
전문의(#51)

남들은 입원해서 링거주사를 맞으면 한 병의 액만이 혈관에 들어가지만, 내가 주사를 맞을 때는 4~5개의 주사액이 행거에 달렸다. 도중에 화장실에 갈 때는 이것을 다 들고 가야 한다. 형제들이 돌아가면서 매일 병간호를 해 주었지만, 내 병간호는 보통 사람의 배나 힘들었다.

이렇게 힘들게 주사를 맞아도 낫게 된다는 보장이 없는 병이고, 더 악화되지 않는 상태로만 유지한다고 할 때 현대의학에 한계점이 있다는 것을 느끼면서도 의지할 곳은 병원밖에 없었다.

교통사고를 당한 지 만 1년 만에 거기에서 얻어진 후유증과 복합적인 병 때문에 장애 3급을 받았다. 장애 3급이면 영구히 장애인이 된다는 확인 급수이기 때문에 정부로부터 여러 가지 혜택도 받을 수 있다. 건강하였던 나 자신이 장애인이 되었다는 그 자체만으로 내게는 큰 슬픔이었다.

심부정맥혈전증이 와 있는 부위는 많이 부었다. 이것을 인위적으로 막기 위해서 압박스타킹을 신었는데, 양쪽에 14만 원씩 주고 사도 3~4개월밖에는 사용하지 못했다. 지금까지 산 것만도 15개나 된다.

내가 다닌 병원은 부산대학교병원이었지만, 혹 다른 병원에는 더 나은 처방이 있을까 해서 서울에 있는 두 곳의 대학병원에서도 진찰을 받아 보았고, 부산에 있는 종합병원을 다 다녀보았지만, 병명은 동일하게 나왔고, 처방도 별다를 바 없었다.

1년 중 몇 달은 입원해 있어야 했고, 입원할 때는 언제나 응급실을 통해 입원할 정도로 중증이었다.

한 달에 들어가는 약값은 입원비를 제외하고도 71만 원이었다.

이 중에는 항혈전 주사제 '후락시파린(fraxiparine)'이 큰 비중을 차지했다.

주사 놓는 방법을 수간호사에게 배워서 아침, 저녁 내 손으로 직접 근육을 찾아 3년간을 하루도 빠짐없이 놓았다. 이것이 내가 할 수 있는 최선의 치료방법이라고 생각했기 때문이다.

큰 병을 앓게 되면 또 다른 큰 병이 찾아오는지 혈전증 진단을 받은 지 몇 달 뒤에는 베체트병(Behcet's disease)라는 난치병을 하나 더 갖게 되었다. 이 병은 혓바닥이 파이고, 핏줄이 빨개지면서 통증까지 수반하는 만성 염증성 질환으로 현대의학으로도 고치기 어려운 불치병에 속한다.

이러한 병들과 싸우려면 독한 약들을 매일 먹어야 했고, 먹으려고 약 봉투를 펴보면 너무나 많은 분량이었지만, 이것을 먹어야 병을 고칠 수 있다는 한 가닥 희망 때문에 끊지 못하고 계속 먹어왔다. 이렇게 열심히 약을 먹어 왔지만, 병이 호전되는 기색은 조금도 보이지 않았다.

병원에 입원해 있을 때 환자로부터 프로폴리스를 알게 되었다. 현대의학이 고도로 발달한 현실에 민간요법과도 같은 것을 실시한다는 것은 현대의학에 대한 역행이기 때문에 반신반의했다. 그러던 중에 『프로폴리스의 위력』이라는 책을 접했다.

"피를 맑게 하면 만병을 다스린다."라는 책 제목 위의 글이 마음에 들었다. 내 피가 혼탁해서 혈전증이 왔다면 이 피가 맑아지면 한 가닥의 희망이 있지 않을까? 하는 긍정적인 생각을 하고 섭취하기 시작했다. 10일 지나니 전에 느낄 수 없었던 다리의 가벼움도 약하게나마 느낄 수 있었다. 이것은 만 3년 만에 한 번도 느껴보지 못한 작은 변화였지만, 나에게는 새로운 희망이 비치는 듯했다.

현대의학에만 전적으로 의존하였던 내 몸을 자연의학 쪽으로 돌려보자는 뜻을 갖고, 아침, 저녁으로 열심히 맞던 주사제와 내복약은 모두 끊어버리고 프로폴리스와 화분에만 의존했다.

만 5개월을 섭취하고서 부산대학병원을 찾아갔더니 혈전 용해 주사제를 끊으면 죽을 환자가 전보다 더 건강해졌고, 조심해서 걸으면 표도 나지 않는 걸음걸이로 병원을 찾아왔으니 의사도 이상했는지 3년 전의 차트를 다 꺼내어 놓고 그때 오진이라도 있었을까? 하는 생각에서 다 찾아보았지만, 오진은 없었던 모양이다. 그때는 3급 장애인으로 진단을 내릴 수 있었지만, 지금은 내릴 수 없는 상황이라고 했다.

따로 먹는 것이 있느냐고 물을 때 프로폴리스를 먹고 있다고 했더니 "믿을 수 없다."는 이야기만 해 주었다.

발목뼈 위에 맑은 물이 약간씩 나왔다. 우둔한 내 생각으로 독소가 소변으로 배출되고 남은 것이 그쪽으로 배출되고 있는 것으로 생각해왔다. 그런데 병원에 가서 진찰을 받아 보니 골수염으로 판명이 나왔다. 뼈의 질병은 어느 질병보다 잘 낫지 않는다는 개념 때문에 다시 고생할 것으로 생각했다.

『프로폴리스의 위력』의 저자이신 김해용 선생님과 다시 상의를 했다. 프로폴리스제품은 피를 맑게 하고 바이러스 질환에는 강하지만, 세균성 질환에는 약하므로 세균성에 강한 '어성초 효소(현, 제정환)'를 권해 주었다. 거기에다 '생화분' 2개월분(다른 사람의 2배 용량)을 같이 먹었는데 1개월이 넘어서니 고름이 안 나오고 새살이 차고 전에 부어 있던 것도 완전히 빠졌다.

판 독 소 견 서

| 성명 | 이대연 | 나이 | 30 | 성별 | 남 | 외래의사 | |

MRI OF BRAIN:
1. Sequences and images
    T1W, proton density W ,and T2W axial images and T2*W coronal images and Gd-DTPA enhanced axial and sagittal images.

2. MRI findings
    Plaque and spots of high signal intensity lesion on T2W images(low signal on T1W images) at central and right side of ventral pons and medial lemniscus are noted.
    These lesion is not contrast enhanced with Gd-DTPA injection.
    Two high signal intensity on T2W images(low signal on T1W images) spots at mid portion of right corona radiata and left centrum semiovale. These lesions are not contrast enhanced too.
    No visible other abnormal signal intensity in brain parenhcyme.
    No visible abnormal contrast enhancing lesion in brain parenchyme and meningeal covering.
    No visible extreme low signal intensity spots suggesting old hemorrhagic product.
    No change in size, shape, position and signal intensity of midline structures, ventricle and cisternal spaces.
    No visible abnormal amout and abnormal signal intensity fluid collection in intracranial and extracerebral space.
    Cavernous sinuses and other dural venous sinuses are normal size, shape and signal intensity.
    (see the next page)

대학병원에 입원해 있을 때 내 몸에 있는 병의 가지 수는 모두 15가지였다. 그러나 지금 남아 있는 병은 심부정맥혈전증과 베체트병 두 가지이다. 그때 비하면 지금은 80%가 완치된 상태이다. 멀지 않아 남보다 더 건강인이 될 것으로 확신한다.

프로폴리스가 좋다 해도 전적으로 거기에만 의존하지 않는다. 1차 식품 위주의 식생활을 함으로써 몸의 독소 배출을 위해서도 노력하고 있다.

체험사례 원고 청탁을 받고 처음에는 사양했다. 내 몸이 건강해질 것은 확신하지만 아직은 100% 나은 상태는 아닌데다가, 이것이 활자화됨으로써 이익을 바라고 쓰게 된 것으로 오해받지 않을까 하는 우려도 있었다.

그러나 김 선생님의 생각은 달랐다. "현대의학으로는 고치지 못하는 여러 질환의 환자들에게 작은 희망이라도 줄 수 있다는 것이 중요하다."고 했다. 또 그것보다 더 큰 것은 의사 가운데 한 사람이라도 자연의학과 접목시킬 수 있는 의사가 나와 주기를 바라는 심정에서 나의 글을 싣고 싶다고 했다.

김 선생님의 순수한 마음에 감동되어 이 글을 썼지만, 혹 담당 의사의 명예에 손상이 있을까 해서 이름은 밝히지 않았다. 이 글을 통해 난치병에서 희망을 찾을 수 있는 사람들이 점점 많아졌으면 좋겠다.

1997. 8. 12

[참고문헌]

도 서 명	저 자	출판사명	출판연도
특수영양학(特殊營養學)	원재희, 유영희 공저	수학사	1980
양봉학(養蜂學)	최승윤	집현사	1982
월간 양봉계(養蜂界)		동아양봉원(東亞養蜂園)	1972~
건강과 식초	양정섭 역	청목사	1981
동의학 가정백과	강명호 外 6인 저 / 중앙과학기술통보사	푸른산	1990
동서의학백과	정희곤 저	세진사	1993
한국약품식물자원도감	육창수 저	진명출판사	1981
동의보감(東醫寶鑑)		여강출판사	1994
건강으로 가는 길	김해용 저	도서출판 두리원	1986
한국양봉총람	한국양봉협회	한국양봉협회	1983
실용동의약학	차진헌 저	일월서각	1990
약초의 성분과 이용	문관심 저 / 과학백과사전출판사 편	일월서각	1991
조선민족사상의학	장문서 外 6명 저 / 중국연변조선민족 의약연구소 편	여강출판사	1992
식물의 섹스	이와나미 요오조오 저 / 반옥 역	전파과학사	1986
환경과 건강	이창기 저	하서출판사	1993
환경백서(1998년)		환경처	1998
생리학(生理學)	채의업 저	배영출판사	1983
천연치료법	송숙자 저	삼육대학 영양학과	1990
생물과학	강신성 저	아카데미서적	2000
꿀벌의 활용과 고품질 양봉산물의 생산기술 개발	우건석 外 12명	농림부	1998
프로폴리스(Propolis)의 기능적 특성과 생산 이용방법	박형기	수원시농업기술센터	

도 서 명	저 자	출판사명	출판연도
천연항생물질 프로폴리스의 특성과 효용에 관한 고찰	박형기	한국양봉학회지 Vol.9 No.2	1994
신비의 물질 프로폴리스의 생산 및 이용현황과 전망	박형기	한국양봉학회지 Vol.11 No.2	1996
우리나라 양봉농가의 프로폴리스 민간요법에 관한 조사연구	박형기	한국양봉학회지 Vol. 15 No. 2-04	2000
건강보조식품의 안전성 실태 조사		한국소비자보호원 식의약안전팀	2001
납으로 유발된 생쥐 간 독성에 대한 활성탄의 보호효과	정민주, 노영복	한국전자현미경학회지 제36권 제4호	2006
칼슘, 키토산, 프로폴리스 건강보조식품 중 중금속 모니터링을 통한 납기준 제정	김창민 外 4명	한국식품과학회지 2001년 33권 5호	2001
국내에서 수집한 프로폴리스의 품질 특성에 관하여	방극승, 차용호	한국양봉학회지 Vol. 16 No. 1-04	2001
암정보(제2판)	국립암센터 편	국립암센터	2006
국산 프로폴리스를 이용한 무알콜 수용성의 기능성식품 개발과 임상실험을 통한 항산화 및 면역 증강효과의 검증	한국원자력연구소 外	농림부 농림기술개발사업 연구보고서	2006
한국 건강기능식품에 관한 법률과 일본 보건기능식품제도의 비교 연구	김경철	중앙대 의약식품대학원	2004

프로폴리스의 위력

1996년 5월 10일   초판 발행
2005년 9월 05일   13쇄 발행
2010년 5월 15일   2판 1쇄 발행

지 은 이 | 김해용
펴 낸 이 | 남두이
펴 낸 곳 | 도서출판 두리원
등록번호 | 제11-89호(1997년 3월 24일)
북디자인 | 김주영

주   소 | 부산광역시 금정구 남산동 51-14
전   화 | 051. 864. 6007~8
팩   스 | 051. 864. 5025
지 은 이 | 051. 864. 7766

값 **10,000원**

이 책의 내용 중 일부 또는 전부를 이용하시려면 반드시 저자의 동의를 얻어야 합니다.
잘못 만들어진 책은 구입처에서 교환하여 드립니다.
필자와의 협의에 따라 인지는 붙이지 않습니다.